밥 짓는 시인 박경자의

암을 이기는
행복한 항암밥상

밥 짓는 시인 박경자의

암을 이기는
행복한 항암밥상

• 박경자 지음 •

전나무숲

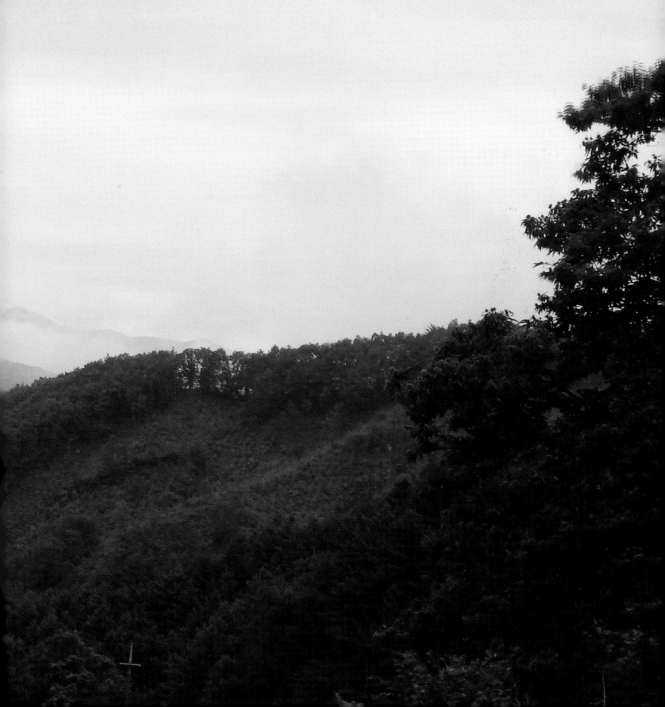

생명의 태동이 느껴지는 첩첩산중…
숨 쉬는 것만으로도
몸이 살아나는 생명의 기운을 느낀다.

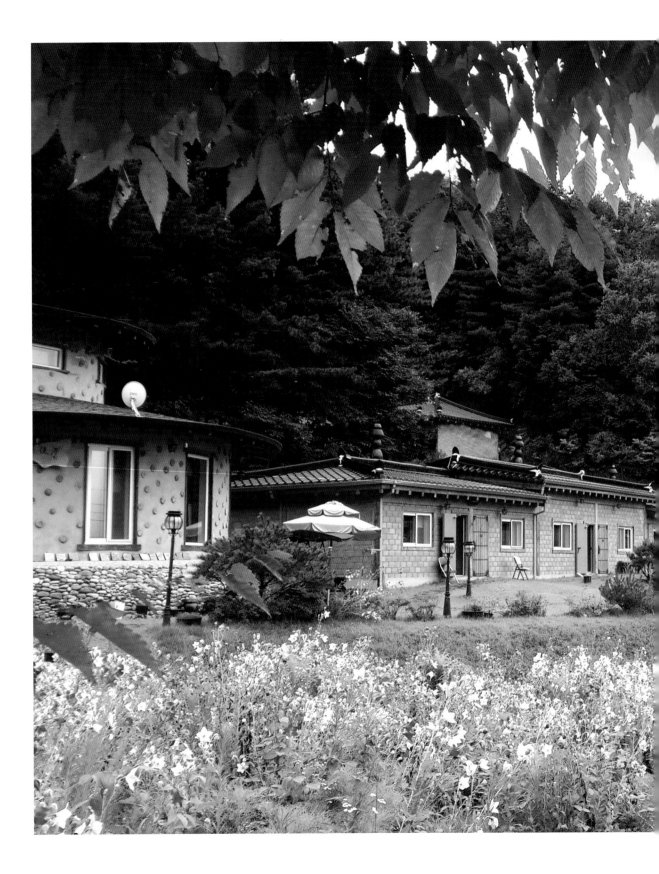

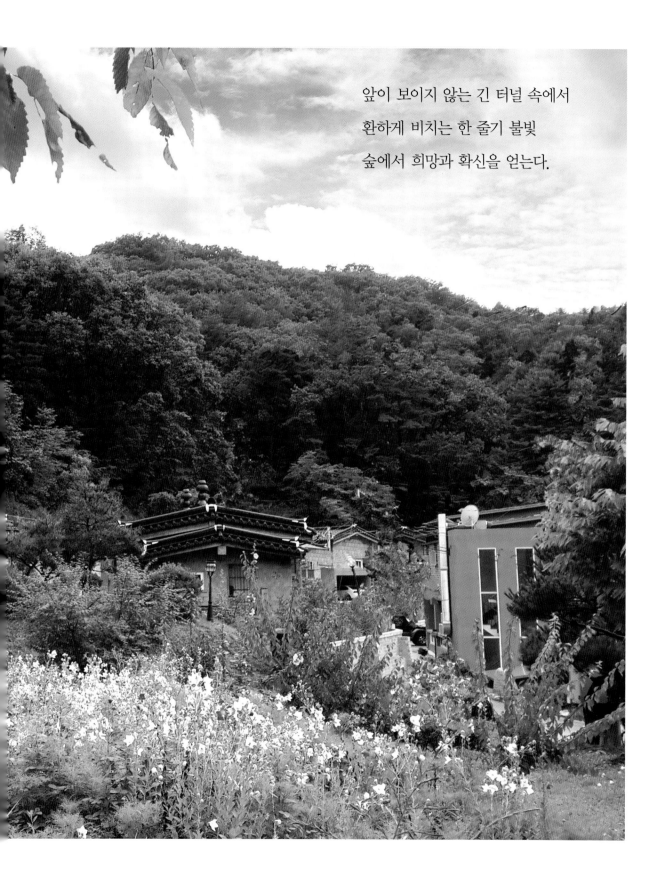

앞이 보이지 않는 긴 터널 속에서

환하게 비치는 한 줄기 불빛

숲에서 희망과 확신을 얻는다.

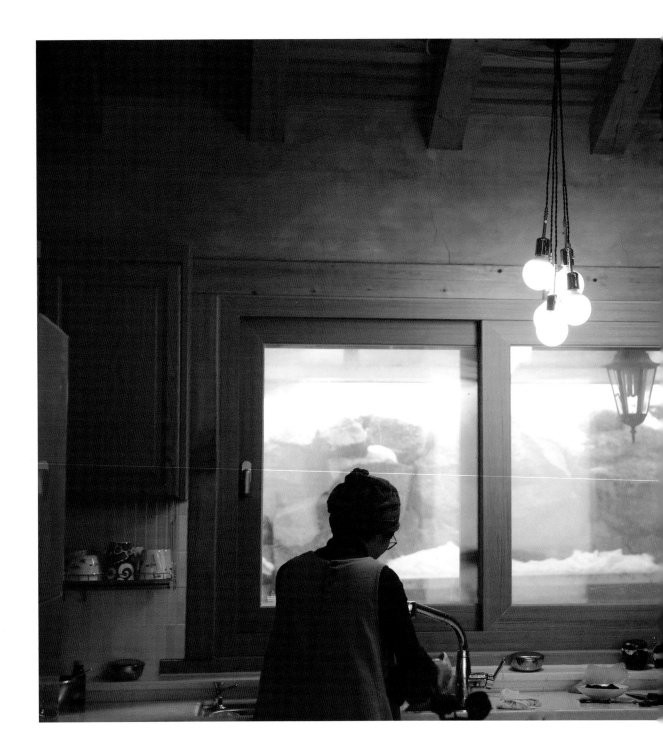

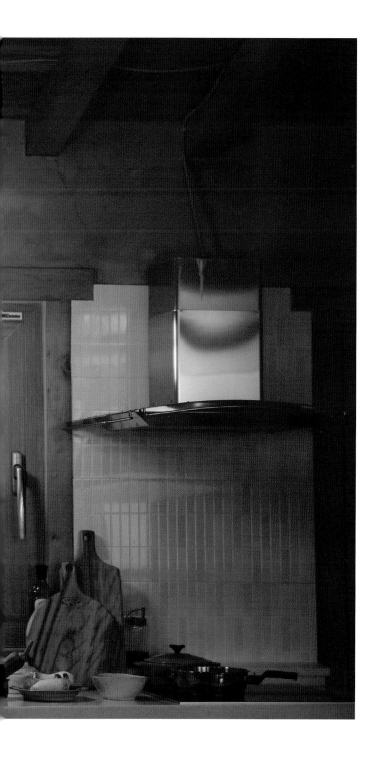

초대

박경자

당신을 위하여
땀과 노력이 담긴 진실한
식탁을 마련하겠습니다
지붕으로 걸어둔 하늘에는
구름 한 점 걸어두고
벽으로 세워둔 솔숲에는
지나가는 바람과 새소리도
잠시 걸어두겠습니다
당신이 지고 온 무거운 짐은
산문 앞에 벗어두고
빈 손 빈 몸으로 그냥
오시기만 하셔요.

당신이 오시는 날은
촉촉이 젖은 달빛을
명경처럼 걸어두겠습니다
당신은 새소리 속으로
달빛 속으로 그냥
스미기만 하셔요
오시기만 하셔요.

음식은 암 치유의 핵심이자 필수 요건입니다

"음식은 암 치유의 핵심이자 필수 요건입니다."

이 말은 한순간 '암'이라는 선고를 받고 망연자실, 절망과 좌절 속에서 참담한 나날을 보내고 계실 환우와 그 가족 모두에게 간절하게 드리고 싶은 말입니다. 암 치유는 '꿈'이나 '기적'이 아니라 누구나 이룰 수 있는 '논리정연한 현실'이며, 암 치유의 과학이 바로 우리가 매일 먹는 음식에 있다는 사실을 말입니다.

암 자연치유는 생명밥상으로 누구나 이룰 수 있음에도 불구하고, 암의 공포에 눌려 지칠 대로 지치고 무기력해진 환우들은 매일 먹는 음식으로 암을 치유한다는 사실을 막연해하고 믿기 어려워합니다. 그래서 암 자연치유라고 하면 '기적 같은 일'이라고 생각하지요.

암 진단을 받고 나면 대부분의 암 환우들은 되풀이되는 병원 치료(항암치료나 방사선치료)와 그 부작용의 영향으로 체력은 바닥으로 떨어지고 오심과 구토로 물조차 마시기 힘들어집니다. 그때가 돼서야 환우들은 자연치유와 음식을 생각하지만, 먹기조차 어려운 상황에서 음식으로 몸을 살리고, 살아난 내 몸이 나를 살리는 선순환의 고리로 접어들기란 낙타가 바늘구멍을 뚫고 지나가는 일만큼 어려운 일일 수도 있습니다. 이런 상황을 생각하면 어쩌면 '암 자연치유는 기적'이라는 말이 맞을 수도 있다는 생각이 듭니다. 그러나 다시 한번 강조하지만, 암 자연치유는 기적이 아닙니다. 누구나 이룰 수 있는 '생명밥상의 과학'입니다.

저 역시 갑작스러운 혈변과 복부 통증으로 병원을 찾은 적이 있습니다. 처음 병원을 찾았을 때 희귀난치성 질환인 궤양성 대장염이라는 진단을 받고 너무나 당연하게 아무 생각 없이 병원 치료를 수년간 계속했습니다. 하지만 혈변과 복부 통증이 좋아졌다 나빠지기를 반복하면서 증세는 점점 악화되었고, 오랜 약물치료의 부작용으로 결국 위까지 안 좋아져 응급실에 실려 가기를 수없이 반복했습니다. 그러는 과정에서 "이대로 죽을 수도 있겠구나" 하는 생각이 들었고, 병원 치료의 한계를 통감하고서야 자연치유와 음식을 생각하게 되었습니다.

음식은 어떤 질병을 어떻게 치료하든 모든 환우에게 빨리 적용되어야 하는 치유의 핵심이자 필수 요건입니다. 그래서 물조차 삼키기 어려운 암 환우들에게도 '무엇을' '어떻게' '왜' 먹어야 하는지에 대한 방향 제시는 암을 치유하는 데 꼭 필요한 핵심 포인트이자 동시에 가장 풀기 어려운 숙제가 아닐 수 없습니다.

저 역시 다른 선택의 길이 없었기에 풀 한 포기 뽑을 힘도 없는 몸을 이끌고 이곳 양평군 청운면 산골에 들어와 황토집을 짓고 살게 되었습니다. 처음 자연식을 시작할 때 '무엇을', '어떻게', '왜' 먹어야 하는지 방향조차 모르면서 우선 산과 들에 지천인 산나물과 직접 농사지은 싱싱한 채소를 상에 올렸습니다. 투박하지만 가공되지 않은 자연식을 수년 동안 꾸준히 먹고 나니 약의 부작용은 겪지 않으면서 조금씩 생기를 찾아가는 몸의 변화를 직접 느꼈고, "이젠 살았구나" 하는 안도와 함께 기적이 아닌 과학을 체험하게 되었습니다. 병원에선 본래 궤양성 대장염에는 완치가 없으니 '관해기(寬解期, remission)'라고 하지만, 제 몸은 '완치'되었다고 생각합니다.

　그렇게 몸이 좋아지면서 자연식에 깃들어 있는 생명력과 효능에 자연스럽게 매료되었고, 음식에 관해 깊이 있게 공부하게 되었습니다. '몸을 맑게 하는 음식이 정신도 맑아지게 한다'는 사실을 잊지 않으면서 음식에 깃들어 있는 음양의 조화, 자연에서 나는 모든 음식 재료는 약이면서 동시에 독이기에 이를 중화시키는 조리 방법 등을 연구하며 음식이라는 아름다운 종합예술에 빠져들었습니다.

　처음엔 살기 위해 마지못해 만들어야 했던 음식들이 보기만 해도 즐거워졌을 무렵, 생명력이 살아 있는 음식들을 아픔을 겪고 있는 많은 환우와 함께 나누고 싶다는 생각이 들었습니다. 그래서 황토집을 몇 채 더 짓고 50여 분의 환우들과 '생명이 깃든 음식'을 가족같이 나누며 9년째 지내고 있습니다.

　봄이면 얼음이 채 풀리지 않은 땅을 힘차게 뚫고 올라오는 봄기운 가득한 봄나물이 있고, 여름이면 뜨거운 태양 빛을 받고 자란 생명력 가득한 여름 채소들이 있어 마음이 흡족합니다. 가을과 겨울에는 수확한 열매채소, 뿌리채소의 생명력이 소실되지 않도록 삶고 말리고 저장하여 갈무리하느라 산골의 하루는 눈 코 뜰 새 없이 바쁩니다. 그렇게 정신없이 돌아가는 변화가 저에겐 계절의 순환이자 자연치유의 과정이며, 흘러가는 세월이었습니다.

음식만 생각하고 직접 음식을 만들면서 때론 새로운 발견에 환호하고 때론 재료의 한계에 부딪혀 실망하는 일도 있었지만, 생명밥상으로 건강을 찾아가는 환우들의 모습을 보면 힘들었던 모든 순간이 축복과 감사로 바뀝니다.

이 책은, 오랜 기간 제가 직접 경험했던 일들과 노하우를 바탕으로 저와 같은 어려움을 겪고 있는 많은 환우에게 자연치유의 올바른 방향을 제시하여 하루라도 빨리 건강을 되찾기를 바라는 마음으로 출간을 결심하게 되었습니다. 그러면서 약도 되고 맛도 있고 보기에도 좋은 음식, 또 조리하기도 쉬운 행복한 항암밥상이 되도록 최선을 다하였습니다.

지금 우리는 망설일 시간이 없습니다. 방향만 제대로 잡는다면 암은 확실히 치유됩니다. 먹고, 자고, 울고, 웃고, 숨 쉬고, 걷는 모든 일상이 치유의 연속이니 조급해하지 마시고 항암밥상과 함께 마음 편히 행복하게 하루하루를 맞이하시면 됩니다. 부디 이 책이 생명을 살리는 자연식의 길잡이가 되어 절망에 빠진 환우들에게 희망이 되어줄 것을 믿어 의심치 않으며, 꼭 그렇게 되기를 기원합니다.

항암밥상에 있어서 제철 식품의 중요성을 깨닫게 해주고, 전통 장의 중요성과 음식의 해독법, 더하기가 아닌 뺄셈의 조리법과 음식을 만드는 사람의 정갈한 마음자세와 염결성을 일깨워주신 선재 스님께 '자연과 나는 하나다(不二思想)'라는 가르침을 잊지 않을 것을 다짐하며 합장하여 감사드립니다.

끝으로, 숲속고요마을 넓은 뜨락에서 지천으로 놀고 있는 햇살, 바람, 새소리, 물소리에도 깊은 감사의 마음을 전합니다.

_ 숲속고요마을 넓은 뜨락에서 **박경자**

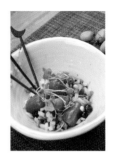

01

상큼한 약성이
입안 가득 퍼지는
샐러드

일러두기

계량은 재료에 따라 밥숟가락, 찻숟가락, 주방 저울, 계량컵을
활용했습니다.

- 1컵 → 200㎖
- 큰술 → 밥숟가락으로 계량
- 작은술 → 찻숟가락으로 계량
- g → 주방저울, 계량컵으로 계량
- ㎖, ℓ → 계량컵으로 계량

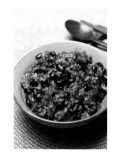

02

항암치료로 깔깔해진
입맛을 달래줄
죽과 수프

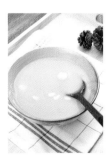

03

항암 성분을 섭취하는
간단한 한 상
국과 밥

생명력 넘치는 약이 되는 음식이 있고,
감성이 되살아나는 곳

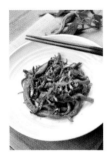

04

제철 나물로 만드는
항암반찬
무침, 볶음, 조림

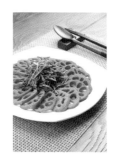

05

항암치료로 지친 몸에
영양의 균형을 맞춰줄
항암보양식

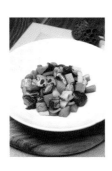

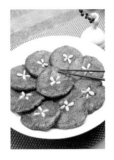

06

기나긴 암 치유의 터널에서
맛보는 별미
간식과 별식

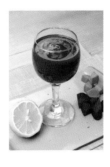

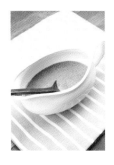

07

항암밥상에
맛과 풍미를 더하는
육수, 양념장, 소스

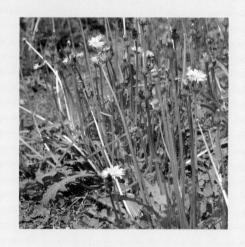

숲속고요마을의 사계,
몸 살리는 행복한 제철 밥상

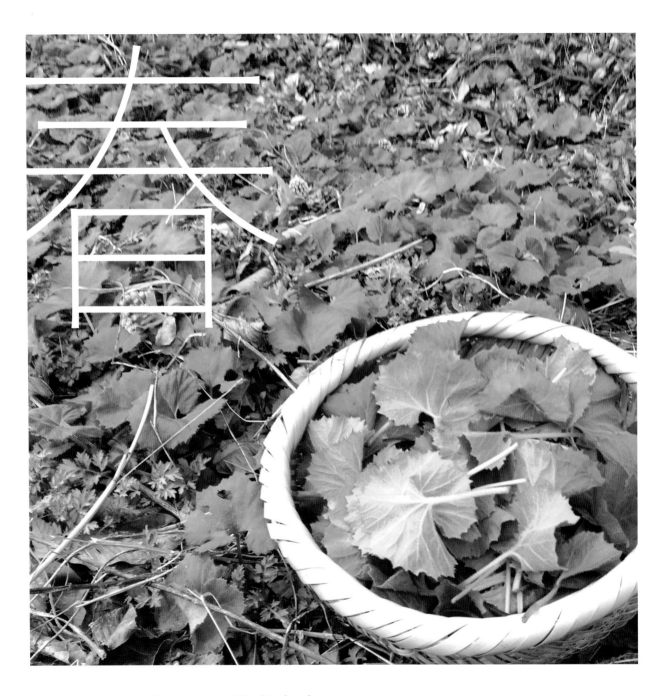

春日

봄기운이 가득한 생명밥상!

산골의 봄은 더디게 옵니다.

이마에 스치는 신선한 공기에서도 생명의 기운이 강하게 느껴지는 산골 마을!

그늘진 산자락에 남아 있던 춘설은 대지를 적시는 봄비에 녹아내리고

멀리 능선에서 연록의 구름이 뭉게뭉게 피어오릅니다.

산 중턱에서는 산벚꽃이 허연 꽃봉오리를 무더기로 터트립니다.

두릅, 다래, 취나물, 참나물도 발갛게 언 손을 꼬물꼬물 밀어 올립니다.

청정 자연에서 매서운 혹한을 견디고 언 땅을 뚫고 올라오는

강인한 생명들이 경이롭기만 합니다.

이렇게 약이 되는 산나물을 즉석에서 채취해 겨우내 움츠렸던 몸과 마음에

생동하는 봄의 기운을 불어넣습니다.

입안 가득 봄기운이 넘치는 행복한 항암밥상입니다.

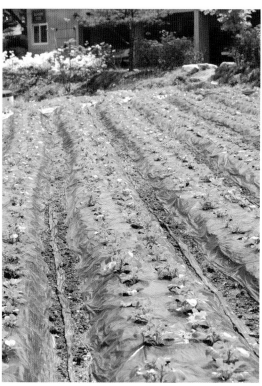
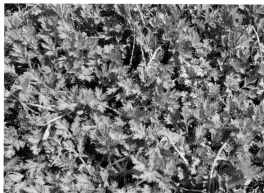
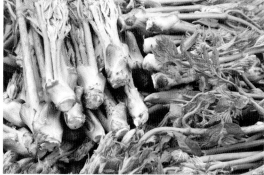

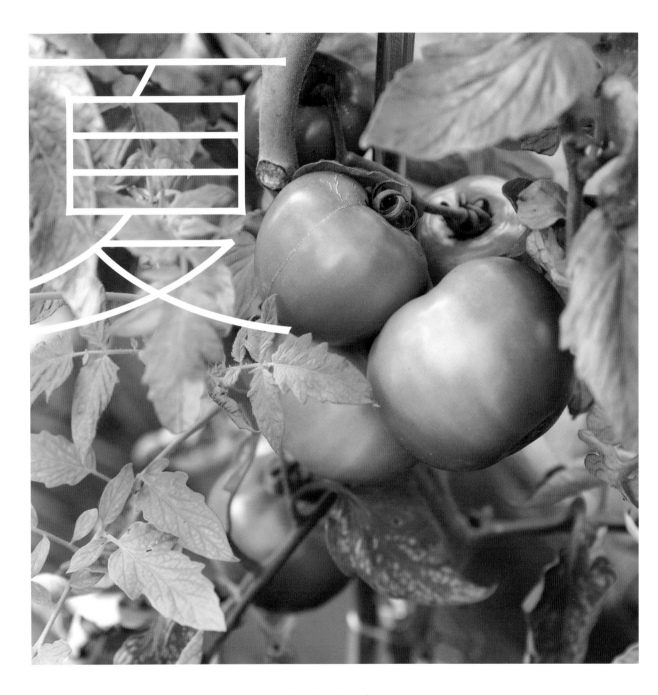

夏

여름의 생명력을 담은 항암밥상!

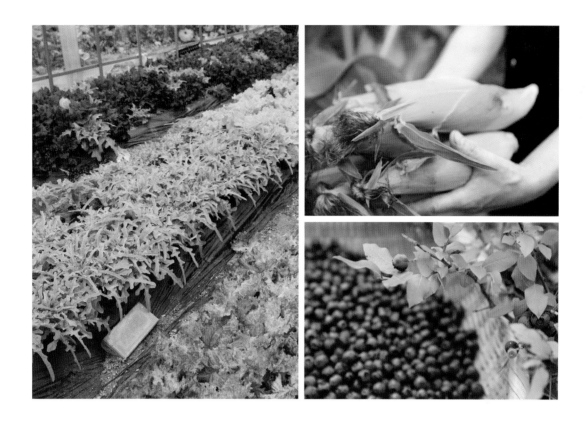

여름은 자연의 풍성함이 최고조에 달하는 축복의 계절입니다.

봄에 심어놓은 작물들은 자라 키가 허리까지 올라옵니다.

토마토는 벌써 주렁주렁 열매를 매달았고,

호박꽃은 탐스러운 노란 꽃잎을 벌려 벌을 유혹하고,

고추도 하얀 꽃을 별처럼 매달았습니다.

나풀나풀 잎이 무성하게 자란 상추, 깻잎, 치커리 등 쌈채소들은

언제라도 싱그러운 식탁에 오를 준비를 마쳤습니다.

날마다 수확하고 솎아내도 열매와 채소들은 경주하듯 빈자리를 채웁니다.

항암치료에 지친 환우들도 이곳 자연에서 하루가 다르게 생기가 돌고

풍성하고 행복한 항암밥상 앞에서 입맛을 찾아갑니다.

항암밥상은 제철 음식을 먹는 것에서 시작됩니다.

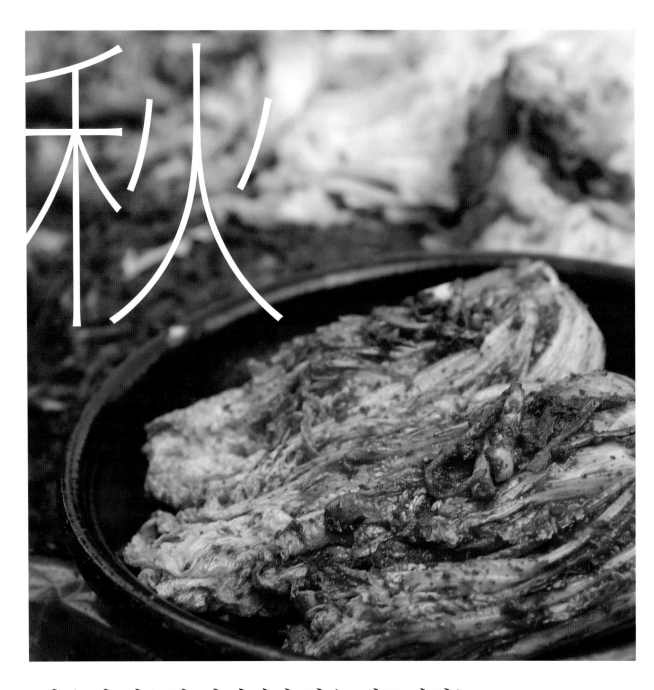

秋

가을의 원숙한 자연에서 얻은 행복밥상!

산골의 가을은 유난히도 빨리 옵니다.

갑자기 내리는 무서리에 피해를 보지 않으려면 가을걷이를 서둘러야 합니다.

늙은 호박, 들깨, 가지, 고추, 밤, 고구마 등도 겨우내 먹을 수 있게 갈무리해야 하고,

자연의 원숙한 기운을 듬뿍 담은 토란대, 고구마순, 무 등도 햇볕에 말려야 합니다.

항암 효과가 최고인 겨울 보양식 무청도 엮어 말려야 합니다.

배추밭, 무밭에서 수확한 김장거리로 겨우내 먹을 김장도 해야 합니다.

가을에는 지나가는 강아지라도 붙들고 일손을 빌리고 싶을 정도입니다.

이런 수고를 하지 않아도 시장에 나가면 싸고도 손쉬운 먹거리가 지천이지만

굳이 힘들고 고달픈 농사일을 고집하는 이유는 자연에서 직접 얻은 음식 재료라야

'사람 살리는 밥상'을 만들 수 있기 때문입니다.

어젯밤에는 쩍 벌어진 산밤나무 밤송이에서 툭 하고 우주 하나 떨어지는 소리를 들었습니다.

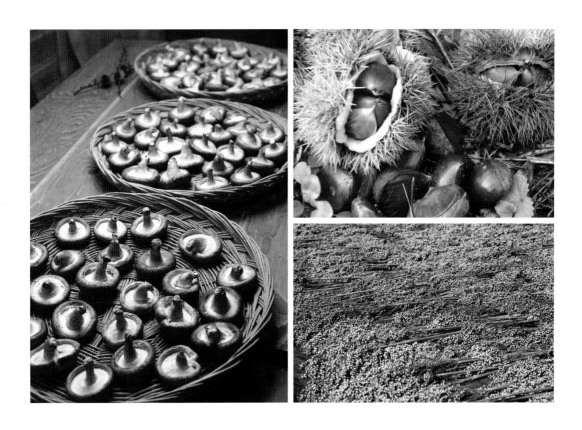

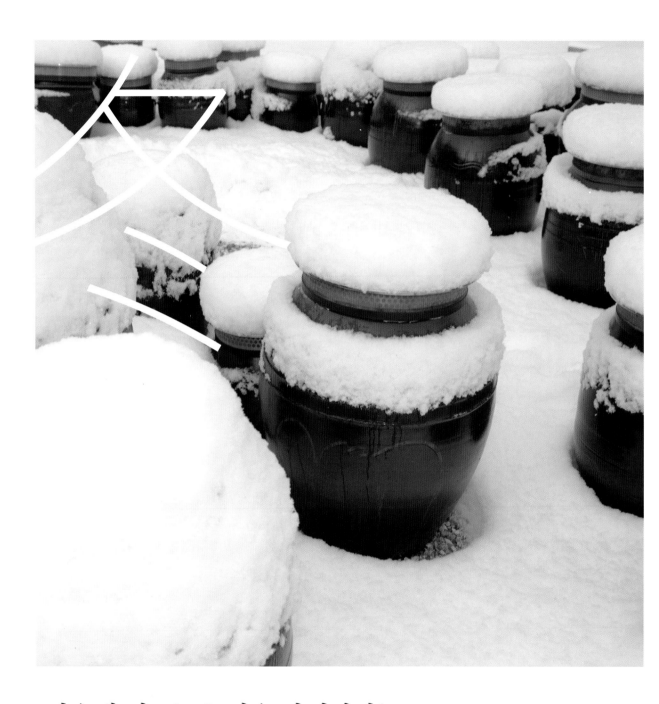

冬

겨울에 맛보는 농익은 자연밥상!

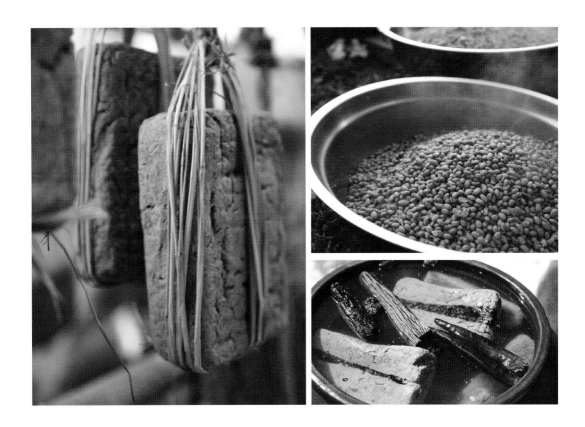

겨울은 자칫 영양의 균형을 잃기 쉬운 계절입니다.

그래서 겨울에는 여름과 가을에 잘 갈무리해두었던

묵나물과 뿌리채소, 바다의 해초로 영양의 균형을 맞춥니다.

잘 건조된 묵나물에는 햇볕에서 흡수한 비타민D와

건조되면서 그대로 농축된 살아 있는 영양 성분이 가득합니다.

소박해 보여도 봄과 여름 햇살, 흙, 물, 자연의 기운이 그대로 응축된 묵나물과 뿌리채소는

생명을 살리는 식품으로서 겨울철에 영양의 균형을 맞춰주는 보양식이 됩니다.

우수 경칩이 코앞인데 산골의 장독대엔 아직도 춘설이 수북합니다.

장은 정월 장이라야 하니 음력 정월 마지막 말의 날을 택하여 장을 담급니다.

직접 쑤고 띄운 메주로 담근 장은

생명을 살리는 자연밥상의 시작이자 기본입니다.

 '항암밥상'을 다른 말로 표현한다면 '생명밥상'이라 할 수 있습니다. 생명은 보이지도 들리지도 만져지지도 않지만 모든 것에 깃들어 있고 우리가 하는 모든 활동의 뿌리가 됩니다. 그렇기에 생명밥상을 만드는 일은 내 안의 생명을 인식하고, 그 생명의 힘으로 또 다른 생명을 살리는 일이나 다름없습니다. 그래서 저는 음식을 만드는 순간순간 생명을 살린다는 생각을 하며 아래의 원칙을 따라 조리합니다.

● 오염되지 않은 신선한 제철 식품을 사용합니다.
● 영양 흡수율을 높이는 방법으로 조리합니다.
● 화학적 요소가 가미되지 않은 천연 조미료를 사용합니다.
● 된장, 고추장, 간장 등 장류는 유전자조작(GMO)의 재앙으로부터 안전한 식단을 위하여 직접 담근 재래식 발효 장을 쓰고, 식초는 발효 식초를 사용합니다.
● GMO 재앙의 주범인 두부, 달걀 등은 엄선하여 친환경 제품만을 사용합니다.
● 항암보양식을 제외한 항암음식의 육수는 채소 육수를 사용합니다.
● 천연 식품이라 하더라도 깐 메추리알, 깐 도라지와 같이 반가공된 재료는 사용하지 않습니다.
● 식재료는 생명력을 최대한 보존하면서 영양소를 가장 적게 파괴하는 방식으로 손질합니다. 예를 들어 우엉, 연근은 껍질을 까지 않고 칼등으로 살살 문질러 씻어서 칼로 썬 후에 물에 담그지 않고 그대로 조리합니다.
● 자연 친화적인 조리 기구를 사용합니다.
● 사랑의 마음으로, 오로지 음식에만 전념하며 조리합니다.
● 음식의 정갈한 맛은 청결에서 비롯됩니다. 식재료와 조리 기구는 물론이고 조리 장소, 심지어 바닥까지 청결을 유지합니다.

모든 암 환우에겐 무엇을 먹느냐가 절실한 관심사입니다. 하지만 먹는 것의 핵심인 '어떻게 먹느냐'를 지나칠 수 없습니다. 암 환우들에게는 무엇을 먹느냐보다 어떻게 먹느냐가 더 중요할 수 있으니까요.

혈당 피크 없는 '거꾸로 식사'

사람들은 보통 밥상을 받으면 국을 한 술 떠먹고, 다음엔 밥에 반찬을 올려 먹든지 아니면 국에 밥을 말아 반찬과 함께 먹고, 마지막에 과일을 먹는 것으로 식사를 마무리합니다. 그런데 이 방식은 혈당 피크를 올리는 식사로, 암이 가장 좋아하는 식사 방식이기도 합니다.

그러면 암이 싫어하는 식사 방식은 무엇일까요? 음식 먹는 순서를 위의 방식과 반대로 하면 됩니다. 이미 많은 사람들이 알고 있는 '거꾸로 식사'입니다.

어떤 환우가 "거꾸로 식사가 어떻게 하는 거죠? 거꾸로 서서 먹는 건가요?"라고 물어서 크게 웃은 적이 있는데, 거꾸로 식사는 먹는 순서를 거꾸로 하라는 의미입니다. 채소(샐러드) → 나물반찬류 → 과일 → 단백질 식품(두부, 콩 등) → 탄수화물 식품(현미밥, 고구마 등) → 견과류 순서로 먹어야 합니다. 이 순서로 식사를 하되 많이, 꼭꼭 씹어 먹어야 합니다.

많이 씹기에 대해서는 일반적으로 30번 이상 씹으면 된다고 알려져 있지만 치유 효과를 원한다면 음식이 액체 상태가 되어서 저절로 삼켜질 정도로 더 많이, 철저히 씹어야 합니다. 그래야 타액이 충분히 분비되어 음식물에 포함된 발암물질의 독성을 제거하고, 자율신경이 균형을 이루고, 소화에 소화효소들을 낭비하지 않음으로써 몸의 에너지를 암과 싸우는 데 쓸 수 있으니까요.

좋아하는 음식만 드시는 분이 있는데, 한 가지 음식만 집중적으로 먹으면 영양의 균형이 깨지고 특히 그 음식이 탄수화물일 경우 자칫 혈당을 올릴 수 있습니다. 그러니 좋아하는 음식을 먹더라도 샐러드, 나물, 김치 등의 채소를 함께 먹어야 합니다.

간식을 먹을 때도 탄수화물 식품인 고구마, 감자, 떡 등을 샐러드 없이 먹으면 혈당이 올라갑니다. 그러니 간식은 토마토, 오이, 파프리카 등의 채소와 함께 먹어야 합니다. 탄수화물 식품을 꼭 먹어야 한다면 먼저 샐러드를 먹고 난 후 드세요. 그래야 자연치유의 핵심인 '혈당 피크 없는 식사'가 완성됩니다.

과식은 금기사항

"암 환우는 잘 먹어야 한다", "배가 터지도록 잘 먹어야 한다"는 게 통설입니다. 그런데 '잘 먹어야 한다'는 것은 항암치료 때문에 먹지 못하거나 입맛이 너무 없어 먹지 않으려고 하는 환우들에게 해당하는 말이지, 식사를 잘하는 분이라면 그럴 필요는 없습니다. 암 환우에게 과식은 금물입니다. 과식을 하면 내 몸의 모든 여력이 소화하는 데 다 소진되어 암과 싸울 힘이 남지 않아 암을 이길 수가 없습니다.

특히 자연치유를 택하신 분들에게 과식은 금기사항입니다. 배가 터지도록 먹어야 하는 것은 신선한 채소뿐입니다. 다만 녹즙을 1.8ℓ 이상 드시는 분이라면 채소를 배 터지게 먹지 않아도 됩니다. 적당량을 많이 씹어 흡수가 잘되는 상태로 먹으면 장기들이 과로하지 않고 효소도 낭비되지 않아 암과 싸워서 이길 여력이 생깁니다.

녹즙 섭취, 무염식, 꾸준한 운동 등 무엇 하나 나무랄 데 없이 암 자연치유를 철저히 실천하면서 '암 환우는 잘 먹어야 한다'는 중압감에 과식을 하는 분들을 종종 봅니다. 안타깝게도 그런 분들 대부분은 좋은 결과를 얻지 못합니다. 게다가 과식이 원인인 걸 깨닫지 못하고 다른 치료법을 찾아 떠납니다. 정말 안타깝습니다.

치유 효과를 높이는 감사의 마음

끝으로, 음식 앞에서 우리는 모두 감사하는 마음을 가져야 합니다. 이 음식이 우리에게 오기까지의 모든 인연을 생각하고 햇살, 바람, 흙, 물, 농부, 조리하는 모든 분의 노고를 생각하며 감사하는 마음으로 음식을 대할 때 내 몸의 세포가 변하고, 세포가 긍정적일 때 음식은 신묘한 약이 됩니다. 그렇기에 무엇을 먹느냐보다 어떻게 먹느냐가 더 중요하다고 말하는 것입니다.

사실 혈당 피크 없는 거꾸로 식사와 인슐린 분비의 상관관계, 간 수치 때문에 함부로 실천하지 못하는 녹즙의 적응법 등 식사 방식에 따라 인슐린 분비가 달라지고 인슐린 분비가 우리 몸에 어떻게 작용하고 어떤 득과 실이 있는지를 여기서 모두 설명하기엔 지면이 부족합니다. 하지만 숲속고요마을에서는 이 모든 설명이 생활로 실천됩니다. 부디 '무엇을 먹느냐'도 중요하지만 '어떻게 먹느냐'도 그에 못지않게 중요하다는 사실을 인식하고 실천해서 암 치유의 길로 영광스럽게 들어설 수 있기를 기원합니다.

인용 자료
• 《선재 스님의 이야기로 버무린 사찰음식》(선재 지음, 불광출판사, 2011. 05)
• 주마니아 자연치유 강의

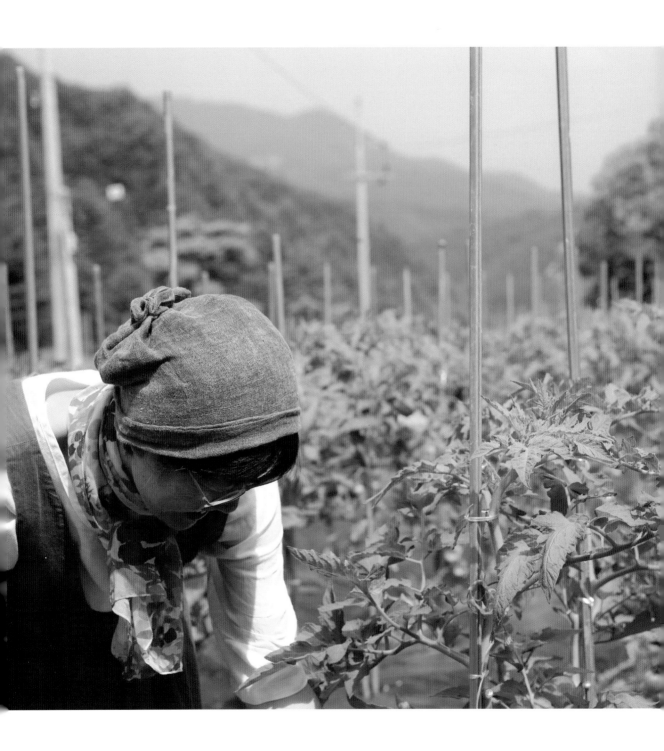

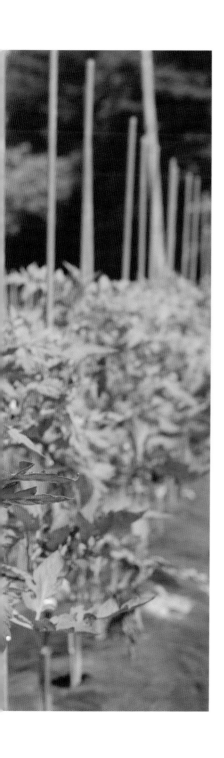

01

상큼한 약성이
입안 가득 퍼지는
샐러드

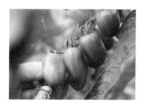

제철에 나는 푸른 잎채소는
암 치유 식단에 없어서는 안 될 최고의 식품입니다.
채소를 싱싱한 상태로 섭취할 수 있는 방법이 샐러드입니다.
특히 밭에서 따온 채소나 산골에 지천인 야생 산야초는
흐르는 물에 깨끗이 씻어 식탁에 올리기만 하면
생명 에너지가 가득한 훌륭한 요리가 되지요.
여기에 과일의 천연 단맛, 레몬즙, 압착 올리브유,
견과류, 들깨 등을 곁들여 내면 채소 본연의 맛과 영양이 배로 늘어납니다.
특히 수술 후나 항암치료로 먹는 것 자체가 고통인
환우들에게 샐러드를 추천합니다.
상큼하고 신선한 샐러드로
먹는 즐거움을 느끼고 서서히 입맛을 돋울 수 있어요.

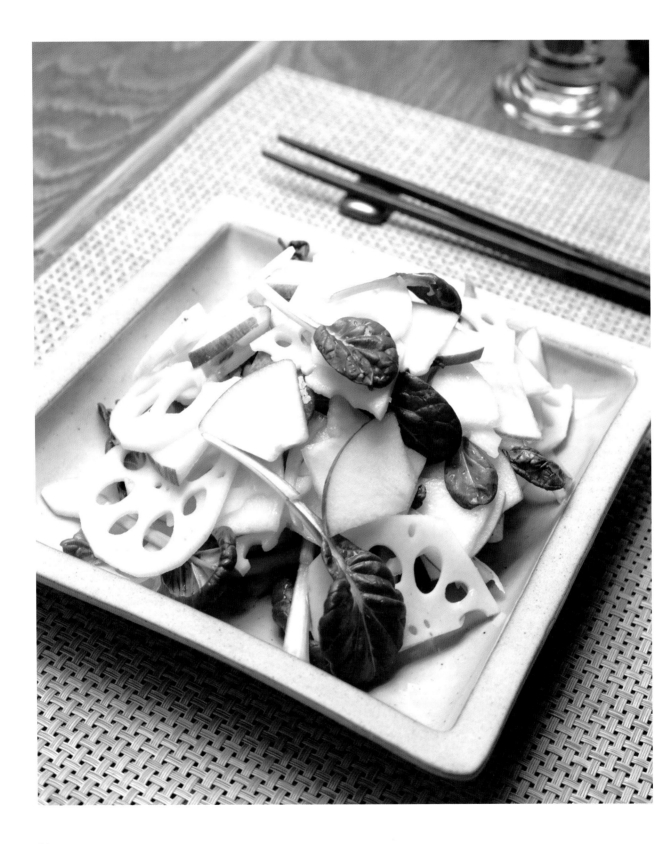

연근 사과 샐러드

연근에는 항산화물질인 파이토케미컬이 많이 함유되어 있어
암을 예방하고 치료하는 데 매우 효과적입니다.
게다가 성질이 따뜻하고 독이 없어 열독을 풀고 어혈을 삭히며 기력을 회복시킵니다.
연근에 함유된 뮤신은 당질과 결합된 복합단백질로 단백질의 소화를 촉진하며 강장 작용을 합니다.
위벽이 부식되지 않도록 보호하는 역할도 해서 위궤양을 예방할 수 있어요.

 재료(2~3인분)

연근 200g, 사과 100g, 양파 50g, 그린비타민 20g, 식초 1큰술,
구운 소금 1작은술, 식초물 적당량
유자 소스 : 유자청 1작은술, 압착 올리브유 2작은술, 구운 소금 약간, 식초 약간

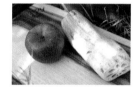

 만드는 법

1. 연근은 흐르는 물에 흙을 씻어준 후 껍질을 벗깁니다.

2. 손질한 연근을 얇게 슬라이스한 뒤 식초와 구운 소금을 넣고 삶아줍니다.

3. 사과는 4조각으로 잘라 씨를 빼고 껍질째 슬라이스한 다음 갈변되지 않도록 양파를 채 썰어
함께 버무려놓습니다.

4. 그린비타민은 식초물에 담갔다가 깨끗이 씻어서 물기가 빠지도록 건져놓습니다.

5. 유자청에 구운 소금과 압착 올리브유, 식초를 섞어 유자 소스를 만듭니다.

6. **2, 3, 4**를 볼에 넣고 **5**의 유자 소스를 붓고 살살 버무립니다.

 TIP
- 연근을 먹는 데 거부감이 없다면 껍질째 조리해도 무방합니다.
- 유자청은 당도가 높으니 기호에 맞추되 되도록 조금만 사용합니다.
- 사과의 갈변을 막기 위해 설탕보다는 양파를 사용합니다.

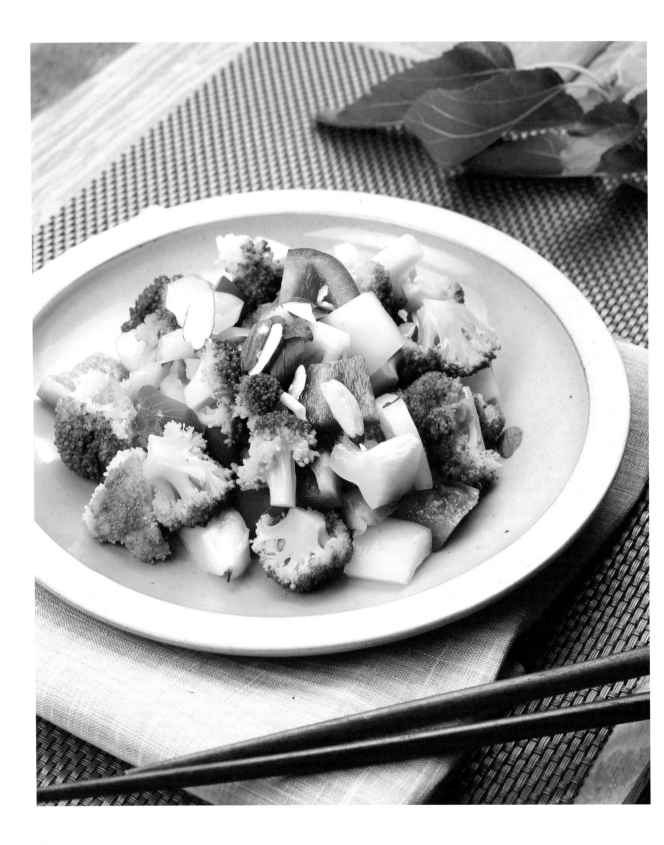

브로콜리 파프리카 샐러드

브로콜리는 '항암제'라고 해도 손색이 없을 정도로 항암 효과가 뛰어납니다.
미국에서 실시한 연구에 의하면, 브로콜리에 함유된 설포라판 성분은 암 예방은 물론 암세포 괴사에도
뛰어난 효과를 발휘합니다. 또 인돌-3-카비놀 성분은 에스트로겐으로 야기되는
유방암의 증식을 막고 암세포의 사멸을 유도하는 데 기여합니다.
뿐만 아니라 각종 발암물질이 인체에 해를 끼치기 전에 해독하는 역할도 합니다.

 재료(2~3인분)

브로콜리 200g, 홍파프리카 100g, 황파프리카 100g, 소금물 적당량
소스 : 매실효소 2큰술, 압착 올리브유 1큰술, 죽염 약간, 레몬 1/4쪽, 아몬드 슬라이스 약간

 만드는 법

1. 브로콜리는 소금물에 30분쯤 담갔다가 흐르는 물로 송이 속에 있
는 불순물과 먼지를 제거하며 깨끗이 씻은 뒤에 먹기 좋은 크기로
썰어놓습니다.

2. 파프리카도 먹기 좋은 크기로 썰어놓습니다.

3. 김이 오른 찜기에 브로콜리를 넣고 한 김 찐 다음에 파프리카를 넣
고 살짝 김이 오르면 꺼냅니다.

4. 찐 브로콜리와 파프리카를 볼에 담고 매실효소와 압착 올리브유,
죽염을 넣어 살살 버무린 다음 레몬즙을 짜 넣고 아몬드 슬라이스
를 뿌립니다.

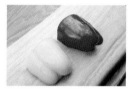
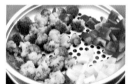

TIP 파프리카를 볶아서 조리할 때는 사과를 함께 볶아요. 파프리카는 볶으면 비타민C가 파괴되는데,
사과와 함께 볶으면 비타민C의 파괴가 억제됩니다.

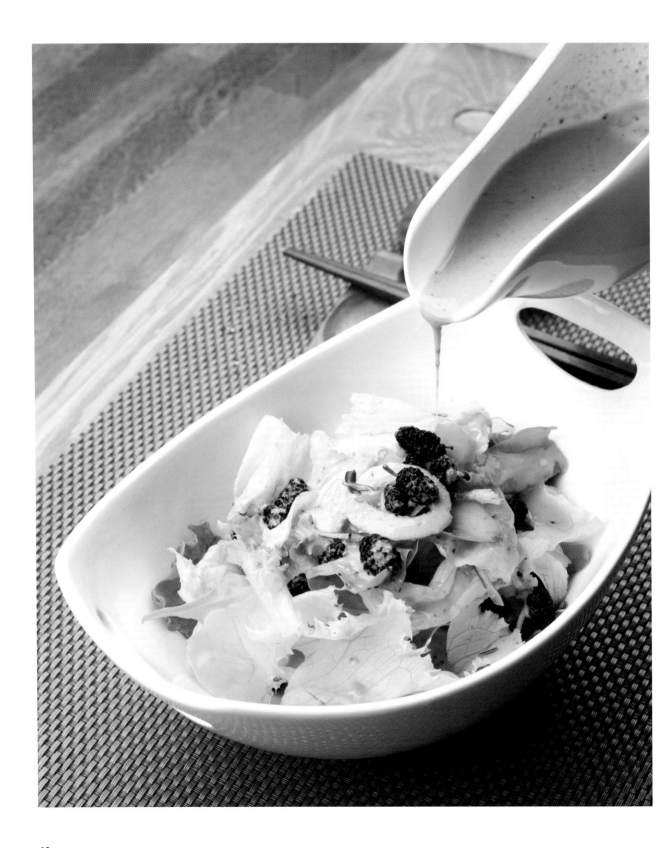

양상추 오디 샐러드

오디는 항암물질의 보고라고 불립니다. 농촌진흥청의 연구에 따르면
오디에는 항암, 항염증 작용을 하는 레스베라트롤이 100g당 78mg이나 함유되어 있다고 합니다.
이는 포도 및 땅콩과 비교했을 때 각각 156배, 780배 이상 높은 함량이지요.
또한 레스베라트롤은 혈당을 떨어뜨리는 역할을 하기 때문에 당뇨에도 좋습니다.
강력한 항염증 효과까지 있어서 암을 유발하는 활성산소를 제거하고 혈중 콜레스테롤의 함량도 떨어뜨려요.

 재료(2인분)

양상추 100g, 상추 잎 적당량, 자색양파 50g, 양파 50g, 오디 20알, 바질 잎 적당히
소스 : 오디 50g, 무가당 수제 요거트 100g, 캐슈너트 50g, 양파 20g, 매실효소 3큰술,
　　　사과식초 1큰술, 구운 소금 1/2작은술

 만드는 법

1. 양상추는 흐르는 물에 깨끗이 씻어 먹기 좋은 크기로 뜯어놓습니다.

2. 상추 잎도 씻어 먹기 좋은 크기로 뜯어놓습니다.

3. 자색양파와 양파는 슬라이스해서 찬물에 담가놓습니다.

4. 1, 2, 3을 냉장고에 잠깐 넣었다가 꺼내 물기를 뺀 뒤 그릇에 함께
담습니다.

5. 소스 재료를 한데 섞어 믹서에 간 다음 **4**에 뿌리고 오디와 바질 잎
을 올립니다.

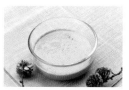

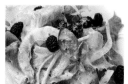

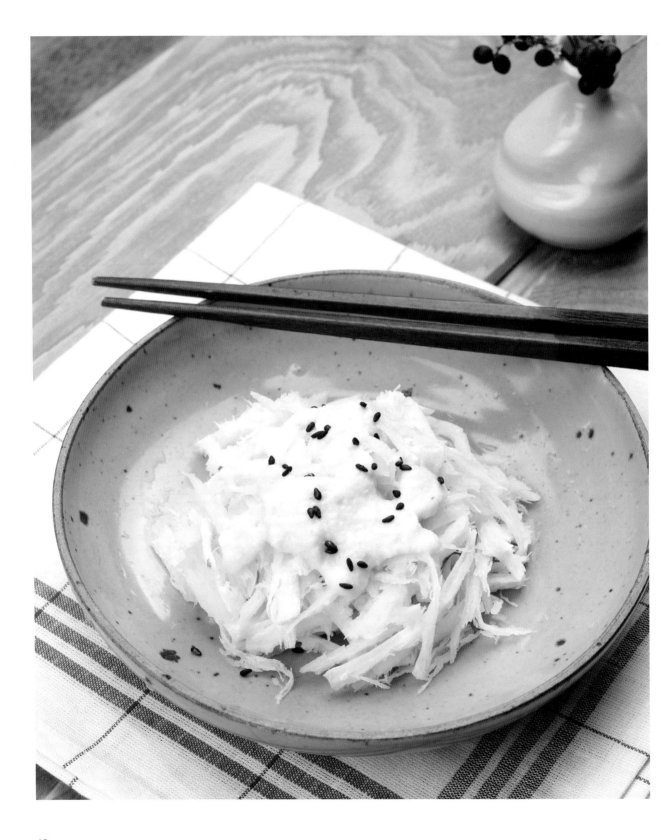

잣 소스 더덕 샐러드

더덕은 다량의 사포닌을 함유하고 있습니다.
사포닌은 면역력을 높여주는 대표적인 항암 성분이지요.
더덕은 항산화 작용도 강한데, 활성산소를 없애주어 노화 방지에 도움이 되고
피부 미용에도 효과가 뛰어납니다. 또 피로를 개선하는 효과도 있어요.

 재료(2인분)

더덕 350g, 검은 통깨 1/2작은술
잣 소스 : 배 60g, 잣 20g, 죽염 1꼬집

 만드는 법

1. 더덕은 흐르는 물에 깨끗이 씻어 물기를 뺀 뒤 머리 부분을 잘라내고 칼이나 감자칼로 껍질을 벗긴 뒤 길게 반으로 가릅니다.

2. 손질한 더덕을 도마 위에 올리고 섬유질이 끊어지지 않을 정도로 방망이로 두드린 뒤 북어포처럼 찢어놓습니다.

3. 배와 잣, 죽염을 믹서에 넣고 곱게 갈아 잣 소스를 만듭니다.

4. 찢어놓은 더덕을 접시에 담고 잣 소스를 뿌린 다음 검은 통깨를 뿌립니다.

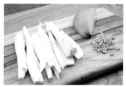

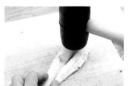

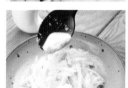

TIP 더덕 요리에는 죽염을 넣지 않아도 괜찮습니다. 꼭 넣는다면 더덕의 단맛이 올라오는 정도로 적은 양을 넣습니다.

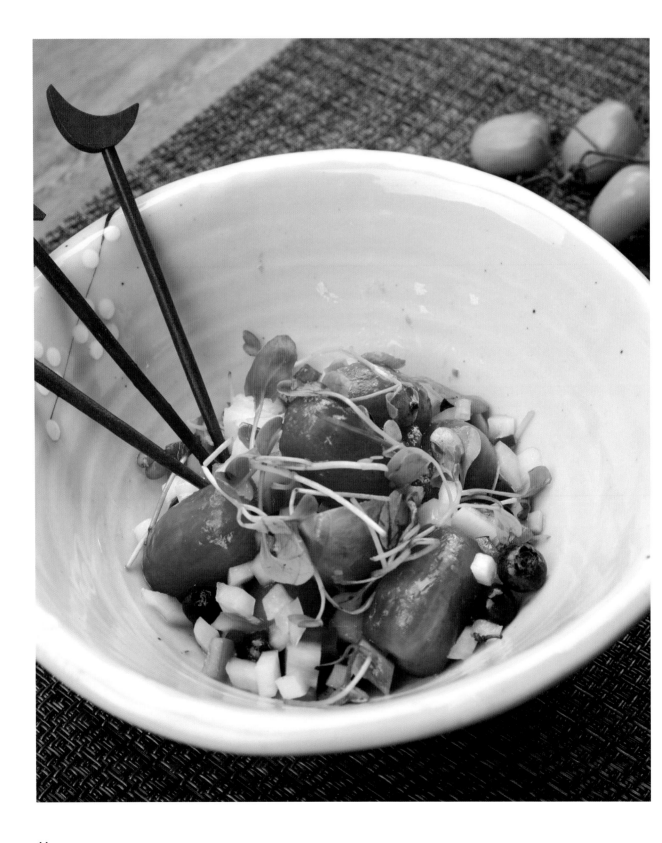

방울토마토 샐러드

'세계 10대 푸드'에 선정된 토마토는 칼륨, 라이코펜, 섬유질, 베타카로틴, 비타민C를 함유하고 있어
항산화 작용이 뛰어납니다. 특히 라이코펜은 활성산소를 제거하고 췌장을 튼튼히 하며
노화 방지, 항암 효과, 심장질환 예방에 도움이 됩니다.
일반 토마토보다 방울토마토가 당도는 물론 영양이 더 높다고 해요. 또 식이섬유가 매우 풍부하기 때문에
대장운동에 도움이 되며, 체내 염분을 배출하는 데도 탁월한 효능을 발휘합니다.

 재료(2~3인분)

방울토마토 200g, 파인애플 100g, 어린 잎채소 30g, 블루베리 10알, 천일염 약간
소스 : 다진 파프리카 1큰술, 다진 양파 1큰술, 식초 2큰술, 죽염 약간, 압착 올리브유 2큰술, 꿀 1작은술

 만드는 법

1. 방울토마토는 끓는 물에 천일염을 넣고 살짝 데친 뒤 껍질을 벗겨
놓습니다.

2. 파인애플은 방울토마토의 1/4 크기로 썰어줍니다.

3. 소스 재료를 모두 볼에 넣고 저어 소스를 만들어둡니다.

4. 방울토마토와 파인애플을 볼에 넣고 소스를 부어 살살 버무립니다.

5. 접시에 담고 어린 잎채소와 블루베리를 얹어 냅니다.

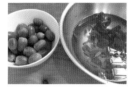
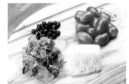
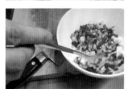

 TIP 어린 잎채소 대신 견과류를 얹으면 불포화지방산 섭취에 좋아요.

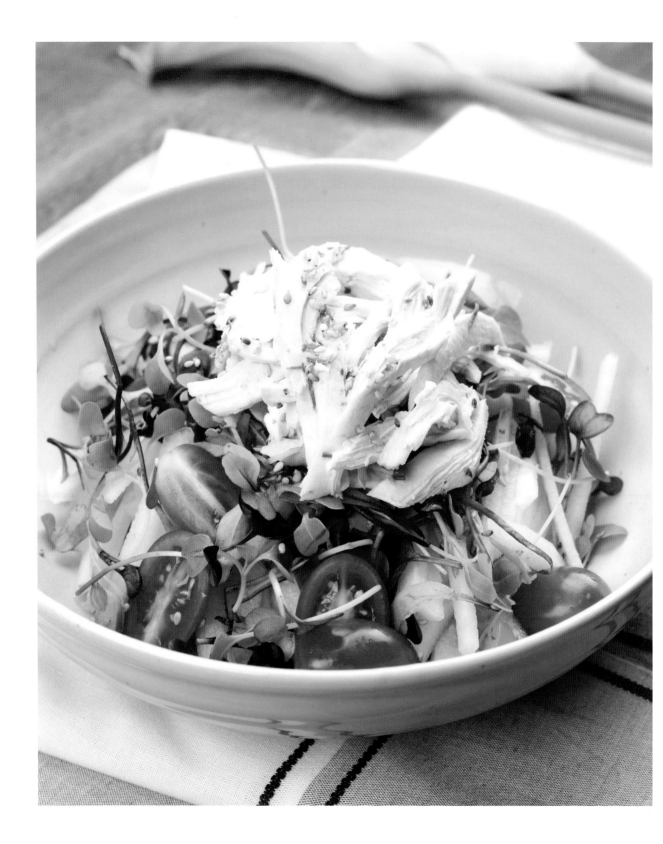

닭가슴살 샐러드

한 조사에 의하면 암 환우들의 3분의 2 정도는 영양결핍을 겪고 있다고 합니다.
이는 암 환우들이 고기를 너무 적게 먹기 때문이라고 해요. 암세포를 이겨내기 위해서는
단백질 식품을 어느 정도 먹어 건강을 유지해야 합니다. 이럴 때 닭가슴살이 매우 유용해요.
닭가슴살은 지방 함량이 적은 대표적인 고단백 식품이면서 우리 몸에 꼭 필요한 필수아미노산이
모두 함유되어 있기 때문이지요. 수술 후 회복이 필요한 환우들에게 좋은 식품입니다.

 재료(2~3인분)

닭가슴살 200g, 어린 잎채소 50g, 비트 20g, 방울토마토 10알, 양파 1/4개, 배 1/4개, 황파프리카 1/4개
밑간 양념 : 통후추·오레가노(혹은 허브 가루) 약간씩, 압착 올리브유 50㎖
오리엔탈 소스 : 다진 양파 1큰술, 맛간장(278쪽 참고) 1큰술, 발효식초 1큰술, 매실효소 1큰술,
통깨 2작은술, 압착 올리브유 1큰술,

 만드는 법

1. 닭가슴살을 얇게 펴 압착 올리브유를 골고루 발라준 뒤에 통후추와 오레가노를 뿌려줍니다.

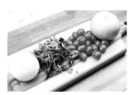

2. 밀폐용기 바닥에 압착 올리브유를 조금 뿌리고 **1**의 닭가슴살을 납작하게 펴 넣고 냉장고에 보관합니다.

3. 5시간 후 **2**의 닭가슴살을 냉장고에서 꺼내 찜기에 넣고 7분 정도 찝니다.

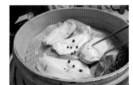

4. 닭가슴살이 익는 동안 어린 잎채소를 깨끗이 씻어 물기를 빼주고, 양파와 비트는 채 썰어 각각 찬물에 담갔다가 물기를 뺍니다. 방울토마토는 반으로 썰고, 황파프리카와 배는 채 썰어놓습니다.

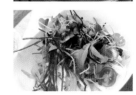

5. 소스 재료를 섞어 오리엔탈 소스를 만듭니다.

6. 닭가슴살이 익으면 잠깐 식혔다가 결대로 찢어놓습니다.

7. 그릇에 **4**를 섞어 담고 그 위에 닭가슴살을 올린 뒤 **5**의 오리엔탈 소스를 뿌립니다.

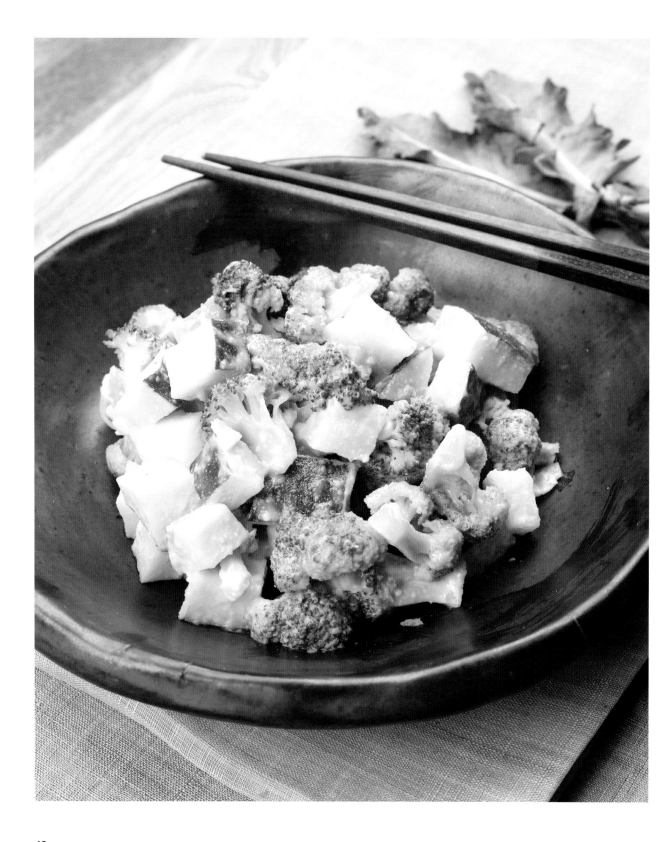

브로콜리 고구마 샐러드

브로콜리에는 칼슘은 물론 비타민C, 베타카로틴 등 항산화물질이 풍부합니다.
특히 브로콜리에 다량 함유된 설포라판 성분이 Nrf2라는 전사인자를 활성화시킴으로써
세포 내의 스트레스 요인을 감시하면서 면역력을 떨어뜨릴 위험요소가 발견되거나
암세포가 생길 기미가 보이면 즉각 치료에 들어갑니다. 또 칼슘과 비타민C는 골다공증 예방에 도움이 됩니다.
고구마는 일상에서 섭취할 수 있는 82종의 채소 중 항암 성분이 가장 많은 것으로 확인됐습니다.

 재료(2~3인분)

브로콜리 200g, 고구마 200g, 식초소금물 적당량
캐슈너트 소스 : 캐슈너트 50g, 양파 20g, 생수 3큰술, 압착 올리브유 1큰술, 매실효소 3큰술,
　　　　　　　　죽염 약간, 레몬 1쪽

 만드는 법

1. 브로콜리는 식초소금물에 30분쯤 담갔다가 꺼내 흐르는 물로 송이 속에 숨어 있는 먼지와 오염물질을 제거한 후 먹기 좋은 크기로 썰어둡니다.

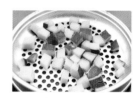

2. 가열된 냄비에 브로콜리를 넣고 유리뚜껑을 덮어 뚜껑에 땀이 흐를 때까지 두었다가 꺼내서 식힙니다.

3. 고구마는 적당한 크기로 깍둑썰어 김이 오른 찜기에 넣고 7~10분 정도 쪄냅니다.

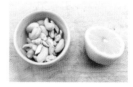

4. 캐슈너트 소스 재료를 믹서에 넣고 입자가 살아 있을 정도로 거칠게 갈아줍니다.

5. **2**의 브로콜리와 **3**의 고구마를 볼에 담고 **4**의 캐슈너트 소스를 붓고 살살 버무린 다음 접시에 담습니다.

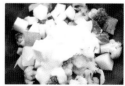

TIP 브로콜리를 끓는 물에 데치면 영양소가 모두 파괴되므로 물 없이 익혀(무수분 조리) 영양 손실을 줄여줍니다.
냄비가 탈까 봐 걱정되면 물을 1큰술 정도 넣고 끓인 뒤에 불을 끄고 냄비 열로 브로콜리를 익힙니다.

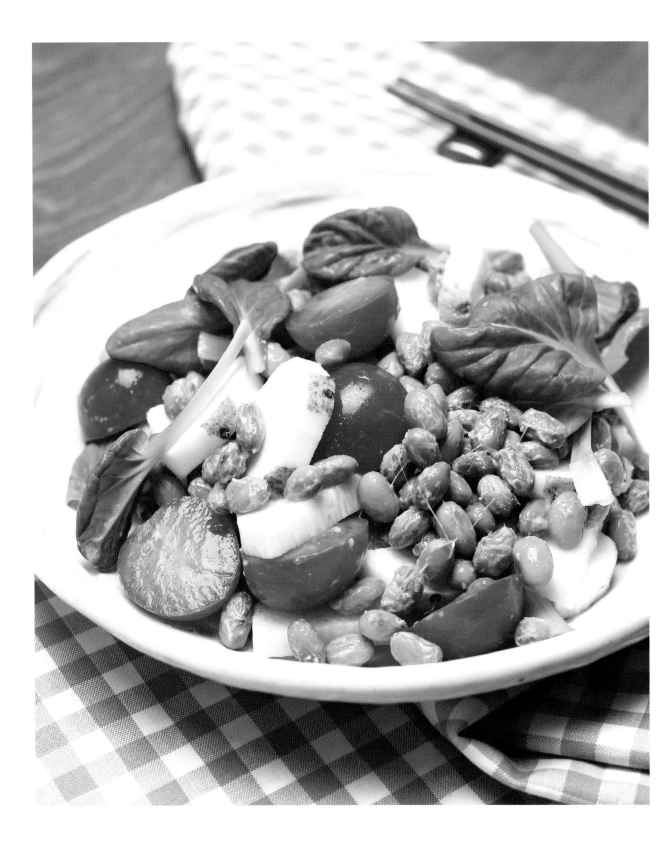

생청국장 샐러드

청국장은 암세포 억제 효과가 매우 뛰어납니다. 한 실험 결과에 의하면
위암세포 1㎖당 4mg의 농도로 청국장을 주입했더니 77%에 이르는 암세포가 억제되었다고 합니다.
또 청국장에 함유된 '고분자 다당'은 면역물질의 분비를 촉진하고 암세포를 죽이는 면역세포를 2배 이상
늘리는 것으로 밝혀졌습니다. 면역 효과도 시판되는 항암제의 절반 수준에 이를 정도로 강합니다.
물론 항암제와는 다르게 부작용은 전혀 없지요.

 재료(2인분)

생청국장 100g, 마 70g, 방울토마토 30g, 그린비타민 10g, 유자청 1/2큰술, 죽염 약간

 만드는 법

1. 마는 깨끗이 씻어 껍질을 중간중간 벗겨낸 뒤 나박김치 크기로 썰어줍니다.

2. 방울토마토는 반으로 썰어놓습니다.

3. 생청국장에 마와 방울토마토, 유자청, 죽염을 넣고 버무린 다음 그린비타민을 넣고 살짝 버무려 접시에 담습니다.

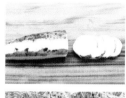
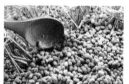

TIP 생청국장(**낫토**)이 건강에 좋은 건 알지만 밍밍한 맛과 식감 때문에 먹기가 쉽지 않지요.
하지만 방울토마토와 유자청을 넣으면 토마토의 맛과 생청국장의 맛이 묘하게 어우러져 생각보다 맛이 좋아요.
채소는 그린비타민도 좋지만 새싹채소나 무순을 넣으면 다양한 맛을 느끼며 먹을 수 있습니다.

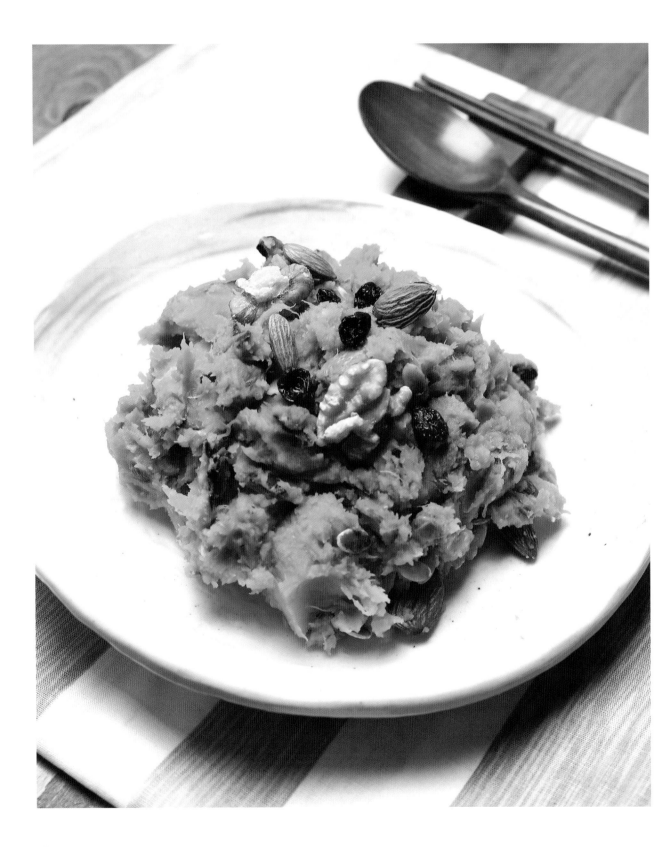

단호박 견과류 샐러드

단호박의 주황색 속살에 함유된 베타카로틴과 알파카로틴의 발암 억제 효과는 널리 알려져 있습니다.
활성산소의 작용을 억제해 항산화 작용을 하는 것은 물론 암세포의 세포분열 사이클을 멈추게 합니다.
또한 대식세포, 백혈구의 일종인 T세포, 내추럴킬러세포(NK세포)를 활성화해 면연력 증강에 도움을 줍니다.
베타카로틴과 함께 항암 성분으로 주목받는 알파카로틴은 오히려 베타카로틴보다
발암 억제 효과가 높다는 사실이 밝혀졌습니다.

 재료(2~3인분)

단호박 300g, 견과류(호박씨, 아몬드, 호두, 건포도 등) 종류별로 20g씩, 수제 요거트 4큰술, 구운 소금 약간

 만드는 법

1. 단호박을 씻은 다음 반을 갈라 수저로 속을 깨끗이 긁어냅니다.

2. **1**의 단호박을 적당히 썰어 김이 오른 찜솥에 넣고 15~20분 푹 찝니다.

3. 견과류는 마른 팬에 살짝 볶아 잡내를 없애줍니다.

4. 단호박을 찜솥에서 꺼내 껍질을 벗기고 적당히 으깬 다음 견과류(조금 남깁니다), 수제 요거트, 구운 소금을 넣고 섞어줍니다.

5. **4**를 접시에 담고 남겨둔 견과류를 살짝 뿌립니다.

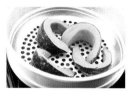
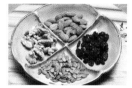
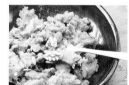

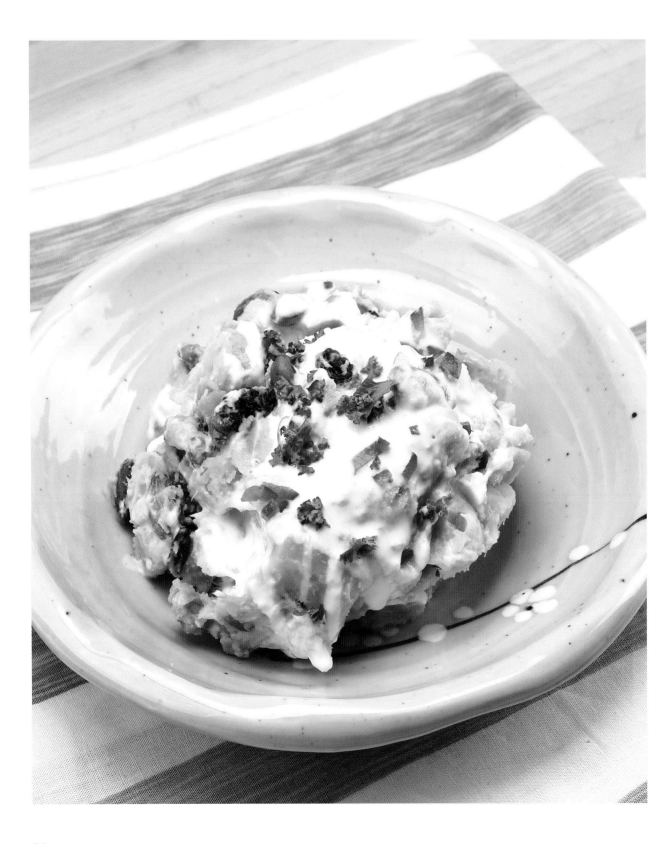

고구마 퓌레

고구마 퓌레에는 우유가 들어가는데, 우유는 암과 관련해 논란이 많은 식품입니다.
하지만 수많은 연구 결과에 의하면 우유는 과도하게 섭취하면 문제가 되지만,
그렇지 않은 경우에는 오히려 항암 작용을 한다고 합니다.
우유 내의 유단백 성분이 면역세포를 활성화하고, 암세포의 생성을 억제하거나 사멸을 촉진하거든요.
중년 이후에는 하루 2컵 이하로 섭취하기를 권장합니다.

 재료(2~3인분)

고구마 300g, 우유 5큰술, 캐슈너트 50g, 아몬드 20g, 호박씨 20g, 건포도 20g,
다진 홍파프리카 1작은술, 다진 파슬리 1작은술

 만드는 법

1. 고구마는 삶아서 껍질을 벗기고 으깹니다. 이때 너무 곱게 으깨지
   말고 적당히 씹히는 맛이 나도록 으깨줍니다.

2. 우유와 캐슈너트를 핸드블렌더로 살짝 갈아줍니다.

3. 으깬 고구마에 **2**의 절반과 아몬드, 호박씨, 건포도를 넣고 골고루
   버무려주면 고구마 퓌레 완성!

4. 고구마 퓌레를 그릇에 담고 남겨둔 **2**의 절반을 뿌린 뒤 다진 홍파
   프리카와 다진 파슬리를 살짝 뿌립니다.

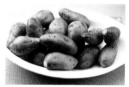

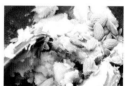

 TIP
• 항암치료의 부작용으로 입맛이 없을 때 식사 대신, 또는 간식으로 먹으면 훌륭한 영양식이 됩니다.
• 고구마는 견과류와 함께 먹으면 식감도 좋고 영양도 2배가 됩니다.

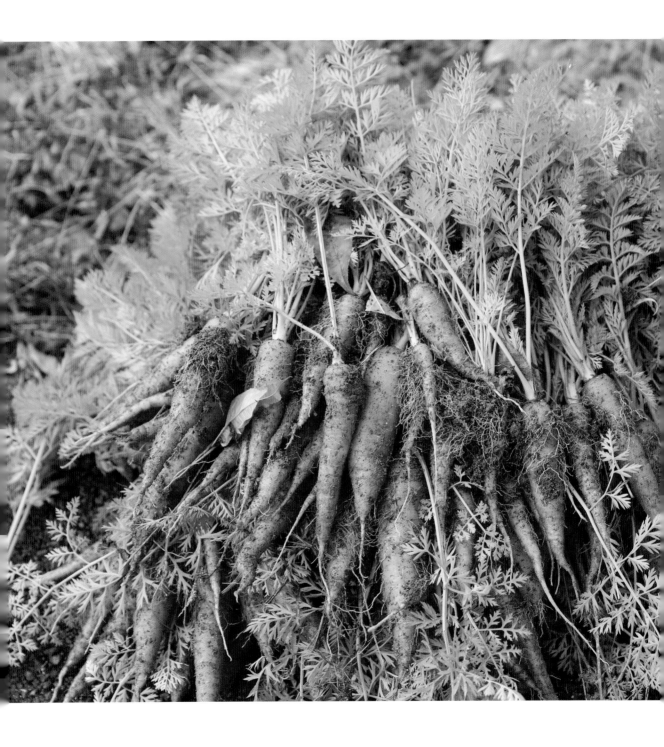

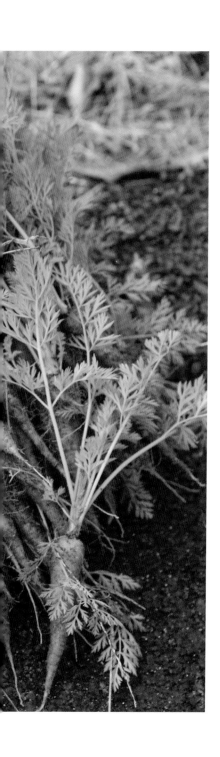

항암치료로 깔깔해진
입맛을 달래줄
죽과 수프

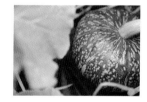

항암치료로 식욕이 떨어지고
입이 깔깔해 밥을 먹는 것조차 어려울 때
밥 대신 죽이나 수프를 먹는 것도 좋은 방법입니다.
암 환우들의 영양 흡수율은 아주 낮다고 합니다.
제대로 먹지도 못하지만,
먹어도 흡수가 안 되는 상황에서
부드럽고 영양가 있는 죽과 수프는
체내 흡수율을 높여
영양의 균형을 잡아주는 최고의 치유식입니다.

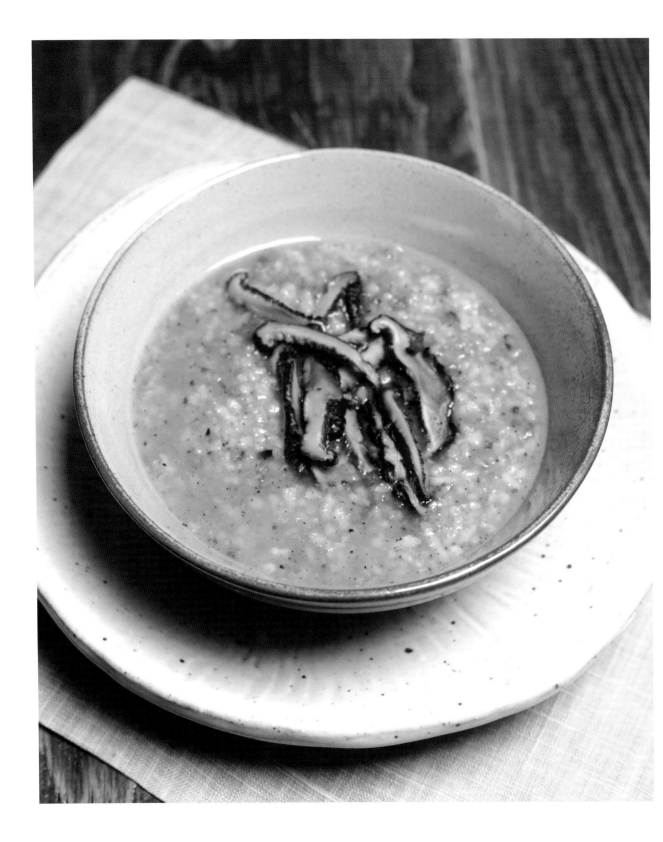

현미 누룽지탕

누룽지는 항암치료의 후유증에 시달리는 환우들에게 매우 좋은 음식입니다.
따끈하면서 식감이 부드럽고 소화도 잘되지요.
특히 잡곡이나 보리로 만든 누룽지는 고혈압, 고지혈증, 당뇨, 다이어트에 좋습니다.
밥이 타면서 생긴 탄소는 면역 강화와 해독 작용을 한다고 해요.
단, 콩밥으로 누룽지를 만들 때는 콩에서 발암물질이 나올 수 있으니 콩은 빼고 누룽지를 만들어야 합니다.

 재료(2인분)

현미 누룽지 1/2컵, 생수 5컵, 불린 표고버섯 5쪽, 들기름 약간, 맛간장(278쪽 참조) 약간

 만드는 법

1. 냄비에 누룽지와 생수를 넣고 센 불로 10분간 끓이다가 중간 불로 줄여 계속 끓입니다.

2. 보글보글 끓으면 불을 줄여 약한 불로 누룽지가 푹 익도록 45분 정도 끓여줍니다.

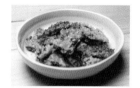

3. 표고버섯은 채 썰어 들기름에 볶습니다. 다 볶아지면 맛간장으로 간을 합니다.

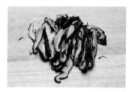

4. 2의 누룽지탕을 그릇에 담고 볶은 표고버섯을 고명으로 얹어 냅니다.

TIP 표고버섯을 넣어 영양까지 갖춘 누룽지탕은 몸이 허약해져 식사가 어려울 때 훌륭한 한 끼 식사가 됩니다.

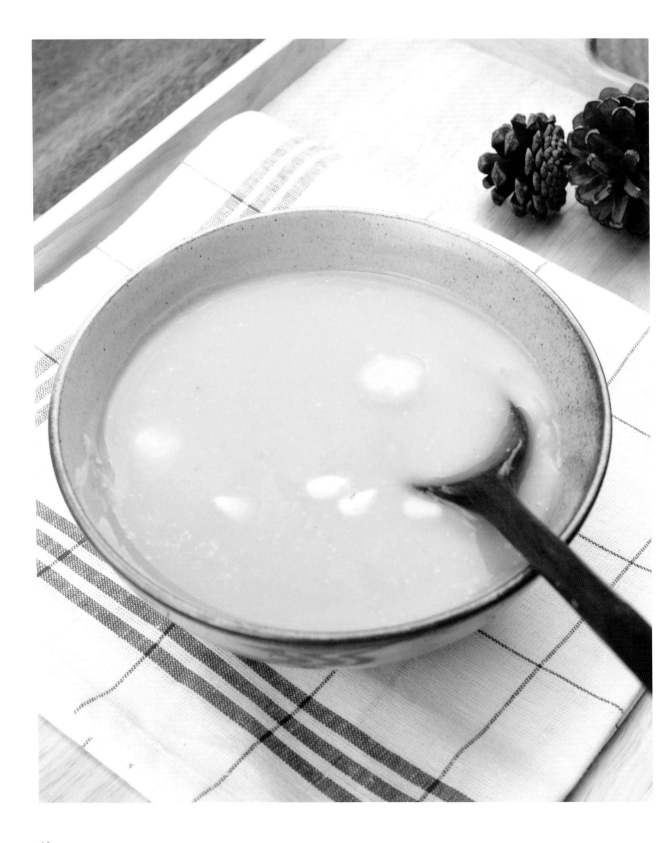

단호박죽

단호박죽은 맛도 좋고 영양도 풍부하기 때문에 암 환우들에게 매우 좋은 음식입니다.
루테인과 베타카로틴 성분은 노화 방지는 물론 암 예방에 좋고,
각종 미네랄과 비타민B군, 비타민C가 함유되어 있어 면역력 강화에도 도움을 줍니다.
또 혈관 속 혈전 생성을 막아주기 때문에 심근경색을 비롯한 각종 심혈관질환에도 좋은 작용을 합니다.

 재료(3~4인분)

단호박 1/2개, 찹쌀가루 1/2컵, 찹쌀풀(찹쌀가루 2큰술, 물 4큰술), 잣 12알, 물 4컵, 구운 소금 1/3큰술

 만드는 법

1. 단호박은 씨를 깨끗이 발라내고 껍질을 벗겨 납작납작하게 썰어놓습니다. (영양소를 생각하면 껍질을 벗기지 않는 게 좋으나 색깔을 생각해 껍질을 벗깁니다.)

2. 단호박을 냄비에 담고 물을 부어 센 불로 끓이다가 단호박이 무르게 익을 때까지 중약 불로 25분 정도 푹 끓여줍니다.

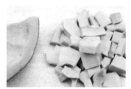

3. 찹쌀가루는 2큰술만 남기고 나머지는 익반죽하여 새알을 만들어놓습니다. 남긴 찹쌀가루는 물 4큰술과 섞어 찹쌀풀을 만듭니다.

4. 단호박이 충분히 익으면 구운 소금을 넣고 핸드블렌더로 갈아줍니다.

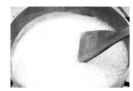

5. 찹쌀풀을 **4**에 조금씩 부으면서 걸쭉하게 농도를 맞추고, 투명한 느낌이 날 때까지 주걱으로 저으며 끓여줍니다.

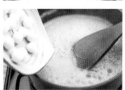

6. 새알을 넣고 한소끔 끓여 새알이 동동 떠오르면 불을 끕니다.
(새알이 익어 동동 떠오를 때까지 저어주지 않습니다.)

7. 완성된 단호박죽을 그릇에 담고 잣으로 고명을 얹어 냅니다.

TIP 새알을 넣지 않고 끓여도 무방하나 항암치료로 식사를 하지 못해 식사량이 부족할 때 새알을 넣어 끓이면
탄수화물을 보충할 수 있어요.

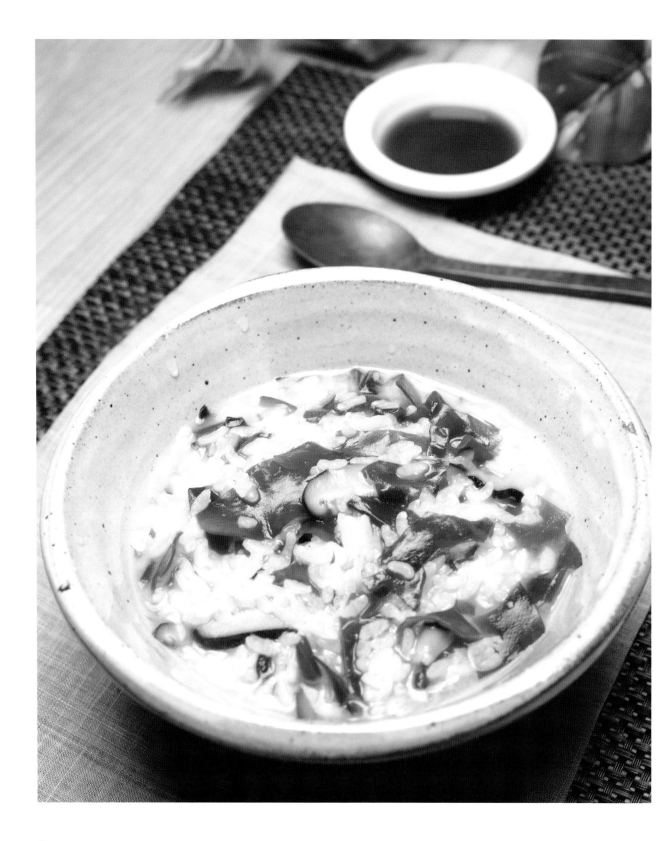

미역죽

미역의 거뭇거뭇한 색깔에는 후코키산틴이라는 물질이 함유되어 있습니다.
실험에 의하면 이 물질은 피부암, 십이지장암 등에 효능이 있으며 암세포의 활동을 억제합니다.
미역의 끈적한 성분인 후코이단은 암세포를 자연사하게 만들고 NK세포를 활성화합니다.
철분, 칼슘, 마그네슘, 단백질, 아이오딘(요오드) 등이 풍부하게 들어 있어
치아와 뼈를 튼튼하게 해주고, 갱년기 여성의 골다공증 예방에도 효과가 있습니다.

 재료(2~3인분)

불린 쌀 100g, 미역 10g, 마른 표고버섯 3개, 들기름 1큰술, 맛간장(278쪽 참조) 1큰술, 물 5~6컵

 만드는 법

1. 표고버섯은 깨끗이 씻어서 물에 불린 뒤 물기를 꼭 짜서 채 썰어놓습니다. (표고버섯 불린 물은 버리지 마세요.)

2. 미역은 물에 불리되 오래 불리지 않습니다. 미역이 어느 정도 불면 싹싹 문질러 씻어 잘게 썰어놓습니다.

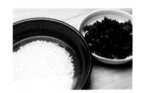

3. 달궈진 냄비에 들기름을 두르고 표고버섯을 넣어 볶다가 미역을 넣고 볶습니다.

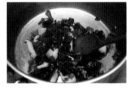

4. 3의 들기름이 없어지면 표고버섯 불린 물을 조금씩 부어가며 볶다가 불린 쌀을 넣고 물을 부어 센 불에서 10분, 중간 불에서 25분 끓입니다.

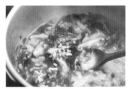

5. 쌀이 퍼지고 죽의 묽기가 적당해지면 맛간장을 넣어 간을 맞춥니다.

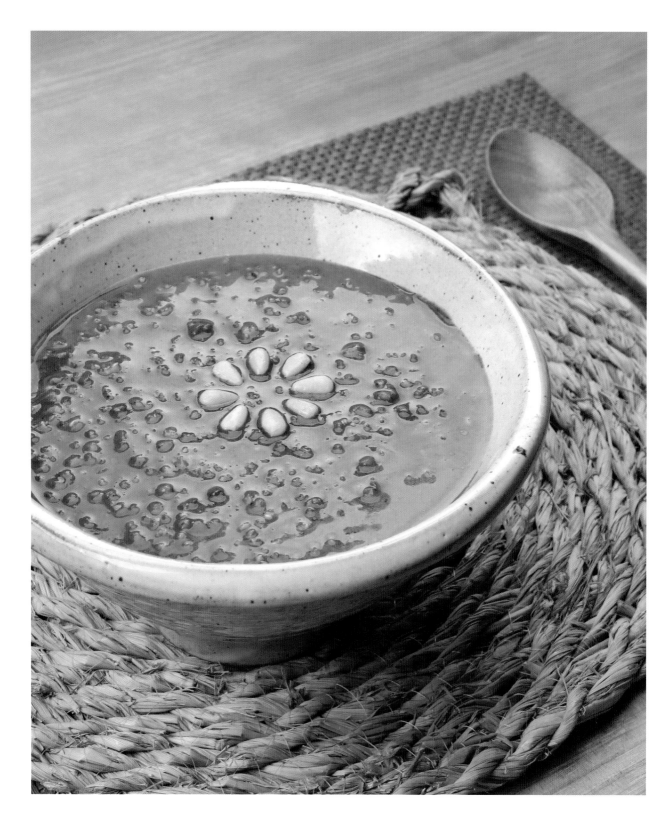

검은깨 현미죽

검은색 계열의 곡물에는 안토시아닌 성분이 풍부해 항산화 작용을 활성화하고,
콜레스테롤 저하, 혈관 보호, 항암, 궤양 예방의 효능이 탁월합니다.
특히 검은깨는 케라틴, 비타민E, 토코페롤, 칼슘, 리놀레산, 레시틴 등의 성분들이
모발 건강, 노화 방지, 면역력 강화, 변비 해소, 골다공증 예방, 콜레스테롤 배출,
두뇌 건강까지 도와주는 항암식품의 하나입니다.

 재료(2~3인분)

검은깨 1/2컵, 불린 현미 1/2컵, 물 5컵, 잣 8알, 함초소금 약간

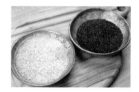

 만드는 법

1. 검은깨는 흐르는 물에 깨끗이 씻어 물기를 뺀 다음 마른 팬에 볶습니다.

2. 볶은 검은깨를 믹서로 갈아둡니다.

3. 믹서에 불린 현미와 물 1컵을 넣고 갈아줍니다. 이때 너무 곱게 갈지 말고 쌀알이 씹힐
   정도로 갈아줍니다.

4. 냄비에 **3**과 물 4컵을 넣고 센 불로 10분 정도 끓여줍니다.

5. 현미가 푹 익을 때까지 중간 불로 30분 정도 더 끓이다가 **2**의 검은깨를 넣고
   약한 불로 끓입니다. 이때 냄비에 눌러붙지 않도록 잘 저어줍니다.

6. 죽이 걸쭉해지면 그릇에 담고 잣을 올립니다. 먹기 전에 함초소금으로 간을 합니다.

 죽을 끓일 때 계속 저어주는 게 부담이 되면 이렇게 해보세요. 현미를 갈지 않고 그대로 40분간 끓인 다음에
다 익었다 싶으면 핸드블렌더로 갈아서 냄비에 넣고 현미가 적당히 퍼질 때까지 끓입니다. 거의 완성됐을 때
저어주면 됩니다.

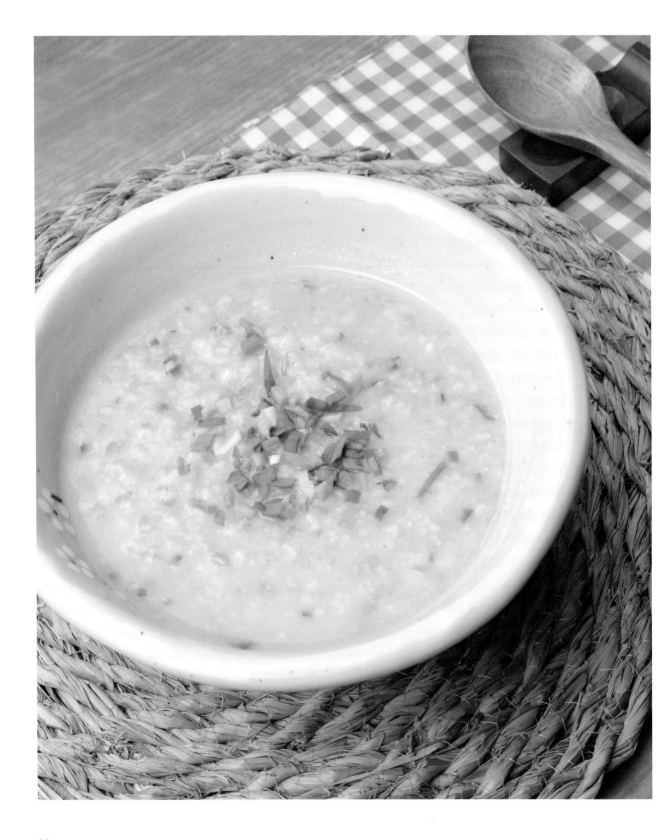

애호박 채소죽

애호박은 맛과 영양이 뛰어난 것은 물론 식이섬유와 미네랄, 탄수화물, 당질이 풍부하고
비타민A, 비타민B군, 비타민C, 비타민E 등을 골고루 함유한 '비타민의 보고'이지요.
노란색 부분에 함유된 베타카로틴은 비타민A의 전구체로서 항산화 작용을 해
암을 억제하고 세포의 노화와 질병의 확산을 막는 역할을 합니다.
익을수록 진해지는 단맛은 소화 흡수를 도와 음식 섭취에 어려움을 겪는 암 환우들에게 좋습니다.

 재료(2~3인분)

불린 현미 1/2컵, 애호박 1개, 당근 1/2개, 감자 1/2개, 양파 1/2개, 부추 1/2줌,
대파 약간, 참기름 약간, 채소 육수(276쪽 참조) 5컵, 구운 소금 약간

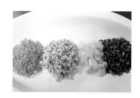

만드는 법

1. 애호박 1/2개, 당근, 감자, 양파는 다져놓습니다.

2. 불린 현미는 참기름으로 볶다가 채소 육수를 부어 센 불에 10분, 중간 불에 30분 끓입니다.

3. 현미가 적당히 익으면 핸드블렌더로 살짝 갈아줍니다.

4. 현미를 주걱으로 저으며 20분 정도 더 끓이다가 1을 넣고 저으며 끓여줍니다.

5. 채소가 어느 정도 익으면 남겨놓은 애호박 1/2개를 강판에 갈아서 넣고 한소끔 끓여줍니다.

6. 대파와 부추를 송송 썰어 넣고 그릇에 담아 냅니다. 먹기 전에 구운 소금으로 간을 합니다.

 TIP 애호박을 강판에 갈아서 넣으면 애호박의 상큼한 향과 연록의 빛깔이 입맛을 살아나게 합니다.

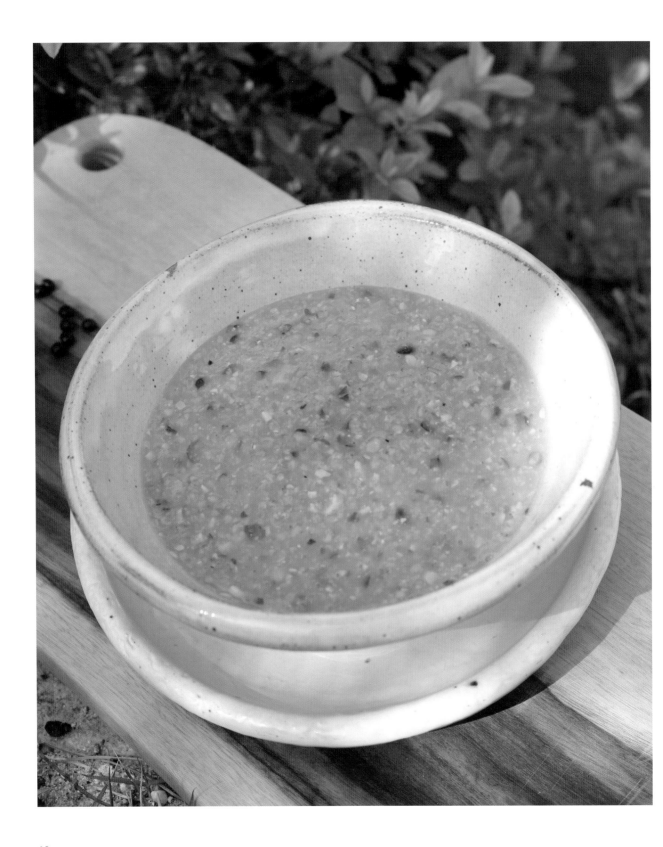

쥐눈이콩 현미죽

쥐눈이콩은 해독 능력이 탁월하기 때문에 체내에 들어가면 독소를 풀어주고, 파괴된 인체 조직을
빠른 속도로 회복시킵니다. 실제로 우리 선조들은 중독 증상이 있을 때면 쥐눈이콩을 해독제로 썼습니다.
해독력이 좋은 만큼 항암제의 독소를 해독해야 하는 암 환우들이 조식으로 이 죽을 먹으면
영양과 해독이라는 두 가지 숙제를 한꺼번에 해결할 수 있습니다.
당뇨, 고지혈증, 신장질환을 다스리고 혈액순환을 촉진하는 효능도 있습니다.

 재료(4~5인분)

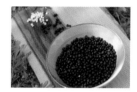

불린 쥐눈이콩 1/4컵, 불린 현미 1/2컵, 불린 율무 1/4컵, 쥐눈이콩 불린 물 8컵,
함초소금 약간

 만드는 법

1. 불린 현미와 율무를 기름을 두르지 않은 냄비에 넣고 살짝 볶은 다음 핸드블렌더로
   쌀알이 씹힐 정도로 갈아줍니다.

2. 쥐눈이콩 불린 물을 **1**에 붓고 센 불로 10분간 끓이다가 중간 불로 줄여 40분 정도
   더 끓입니다.

3. 불린 쥐눈이콩을 핸드블렌더로 살짝 갈아 **2**에 넣고 약한 불로 10분만 더 끓입니다.

4. 죽이 걸쭉해지면 그릇에 담아 냅니다. 먹기 전에 함초소금으로 간을 합니다.

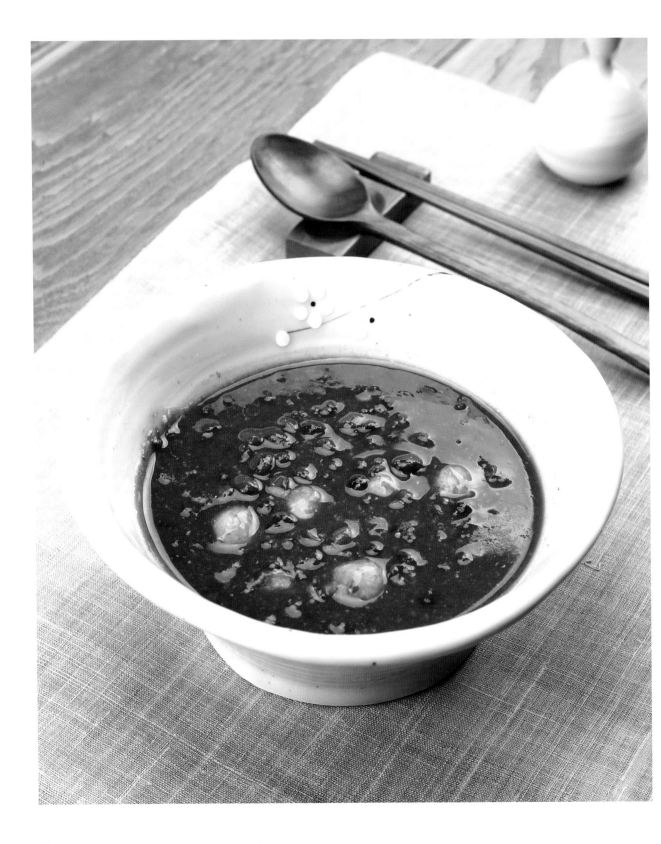

팥죽

팥에 함유된 폴리페놀과 사포닌은 암세포의 생성을 억제하는 성분입니다.
팥 껍질에는 안토시아닌, 식이섬유, 올리고당과 사포닌이 함유되어 있는데
이 성분들이 장운동을 원활하게 해주어 면역력 향상에 도움을 줍니다.
팥은 비타민, 단백질, 칼슘, 철 등이 풍부해 음식의 소화 흡수, 피로감 개선을 돕고
사포닌과 콜린의 함량이 많아 혈중 중성지방을 조절해줍니다.

 재료(4~5인분)

팥 1.5컵, 찰현미가루 2컵, 끓는 물 5큰술, 물 18컵, 함초소금 약간

 만드는 법

1. 팥을 문질러 씻어 1시간 정도 물에 불린 뒤 채반에 담아 물기를 뺍니다.

2. 냄비에 불린 팥을 넣고 물 3컵을 부은 뒤 뚜껑을 연 채 센 불로 끓입니다. 우르르 끓어오르면 물을 버리고 다시 물 10컵을 붓습니다. 팥이 터질 때까지 중간 불로 삶아줍니다(약 1시간 소요).

3. 팥이 삶아지는 동안 찰현미가루 1.5컵에 끓는 물 5큰술을 조금씩 넣어가며 익반죽을 한 후 양손으로 비벼 새알을 빚습니다.

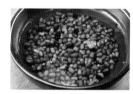

4. 팥죽의 물이 졸면 팥알을 나무주걱으로 대강 으깬 다음 물 5컵을 더 붓고 저으면서 중간 불로 10분간 더 끓입니다.

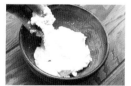

5. 팥죽이 걸쭉해지도록 찰현미가루 반 컵을 농도를 맞추며 넣어줍니다. 이때 주걱으로 저어가며 넣습니다.

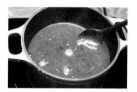

6. 끓는 죽에 새알을 살살 넣어줍니다. (이때는 저으면 안 돼요!)

7. 센 불로 끓여 새알이 동동 떠오르면 그릇에 담습니다. 먹기 전에 함초소금으로 간을 합니다.

TIP
- 팥을 삶을 때 초벌 끓인 물을 버리지 않으면 죽에서 쓴맛이 나요. 그러니 초벌 끓인 물은 반드시 버리세요.
- 삶은 팥을 체에 걸러 앙금을 내서 팥죽을 끓이는 방법도 있지만, 껍질째 팥이 뭉그러지도록 삶고 새알만 넣어주면 간단하게 영양 만점 팥죽을 끓일 수 있습니다.

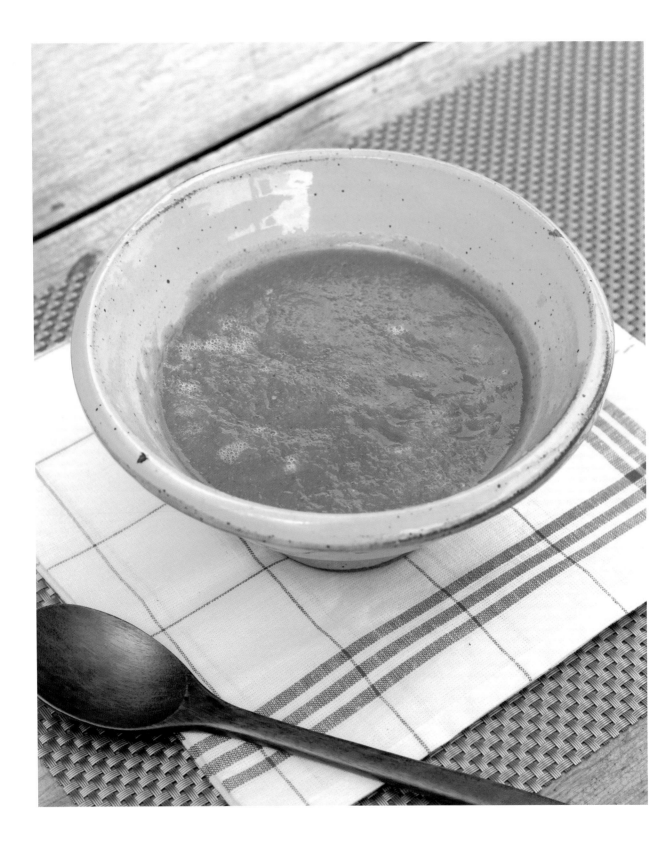

기적의 항암 수프

각종 채소는 우리 몸에 많은 도움을 주지만, 생으로 먹는 것보다 수프로 만들어 먹는 것이 효과가 더 좋습니다.
연구 결과, 생채소보다 채소 수프의 활성산소 억제 효과가 10배에서 100배까지 높다고 하네요.
그 효력의 80~90%가 채소 자체가 아닌 수프에 있다고 합니다.
이 기적의 항암 수프는 양파가 주재료이고 셀러리, 마늘, 당근, 토마토가 추가됩니다.
특히 마늘은 세계 10대 건강식품의 하나이며, 그 자체로 항암식품으로 알려져 있습니다.

 재료(2~3인분)

양파 1개(100~150g), 마늘 1쪽, 대파 1/2개, 셀러리 줄기 50g, 당근 90g,
토마토 100g, 버섯 우린 물 1컵

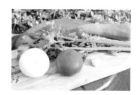

 만드는 법

1. 양파는 잘게 썰어 찬물에 담가 15분간 둡니다.

2. 마늘은 편으로 얇게 썰고, 대파는 잘게 썰어둡니다.

3. 셀러리 줄기는 결 반대 방향으로 얇게 썹니다.

4. 당근과 토마토는 듬성듬성 썹니다.

5. 버섯 우린 물과 **1, 2, 3, 4**를 모두 냄비에 넣고 센 불로 가열해 끓기 시작하면
   최대한 약한 불로 2시간 정도 더 끓여줍니다.

6. 식힌 후 핸드블렌더로 곱게 갈아 그릇에 담습니다.

 TIP 이 수프는 항암치료로 기력이 쇠하고 식사가 어려운 환우들을 위해 만든 영양 수프입니다.

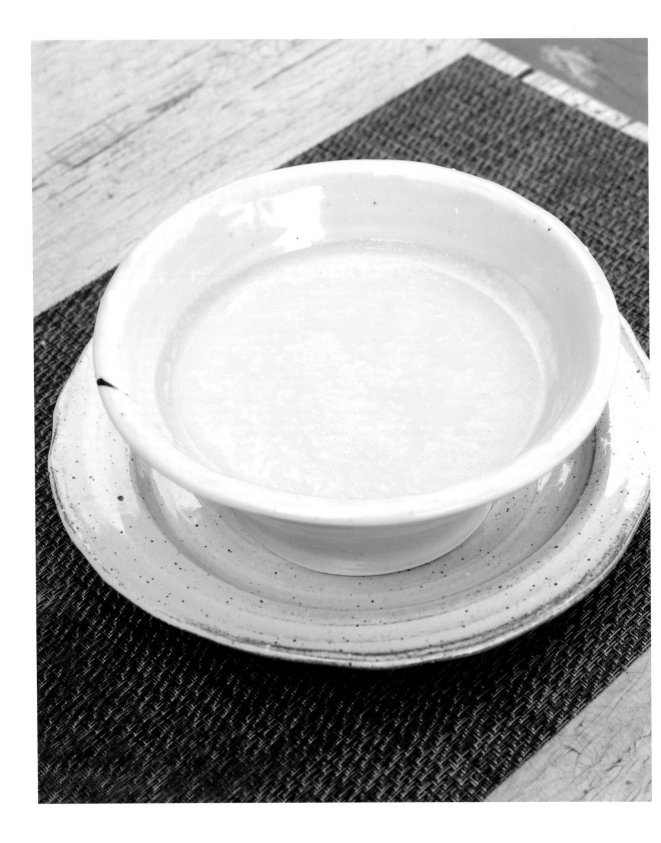

단호박 사과 수프

단호박에 포함된 파이토케미컬은 유해한 활성산소로부터 몸을 보호하고,
생리활성 작용을 활성화해 면역 기능이 정상화되도록 유도하는 효과가 있습니다.
풍부한 비타민C는 암세포가 더 이상 자라지 못하게 막아줍니다.
더불어 식이섬유와 미네랄, 탄수화물, 당질이 풍부하고
비타민A, 비타민B군, 비타민E 등도 함유되어 있습니다.

 재료(2~3인분)

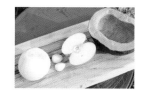

단호박 1/2개, 사과 1/2개, 양파 1/2개, 마늘 2쪽, 버섯 우린 물 2컵,
귤 1/2개, 물 적당량

 만드는 법

1. 단호박을 10분간 삶은 뒤에 적당한 크기로 자르고 껍질을 벗깁니다.

　　(단호박은 껍질째 넣어도 되지만 노란 색깔을 내기 위해 껍질을 벗깁니다.)

2. 사과는 껍질째 썰고, 양파와 마늘도 잘게 썹니다.

3. 두꺼운 냄비에 양파, 마늘을 넣고 물을 조금 부어 볶습니다.

4. 3에 단호박과 사과를 넣고 버섯 우린 물을 부은 후 40분간 중간 불로 익힙니다.

5. 재료가 다 익으면 불을 끄고 식힌 후 귤을 넣고 핸드블렌더로 갈아줍니다.

 TIP
- 항암치료의 영향으로 입맛이 떨어져 아무것도 먹을 수 없을 때 단호박의 단맛과 사과 맛이 어우러져
  입맛을 돋울 수 있는 항암 수프입니다.
- 귤은 선택 재료입니다.

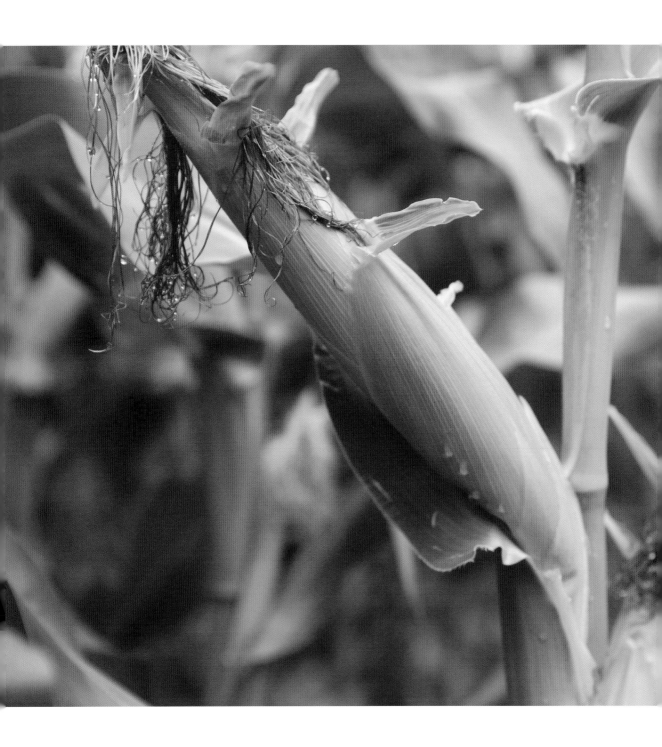

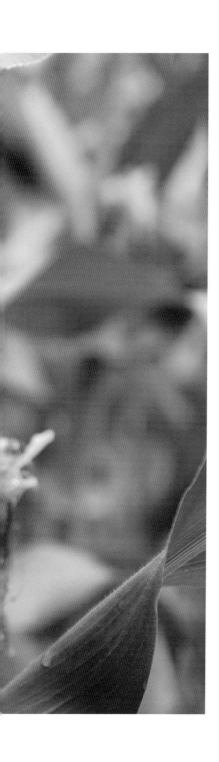

03

항암 성분을 섭취하는
간단한 한 상
국과 밥

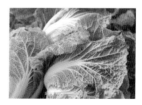

항암치료의 부작용으로 밥 한 술도 넘기기가 힘들 때
몸속의 독소를 해독하고 면역력을 높여주는 재료를 넣고
염분을 최소화해 국을 끓여 뜨끈하게 후루룩 넘기면
식욕이 없는 환우도 편안하게 먹을 수 있습니다.
유기농으로 직접 기른 채소와
직접 만든 채소 육수로 조리한 국물은
간을 하지 않아도 간을 느낄 수가 있지요.
나트륨 걱정 없는 국 한 그릇과 따뜻한 밥으로
영양의 균형을 맞출 수 있는 훌륭한 한 상 식사입니다.

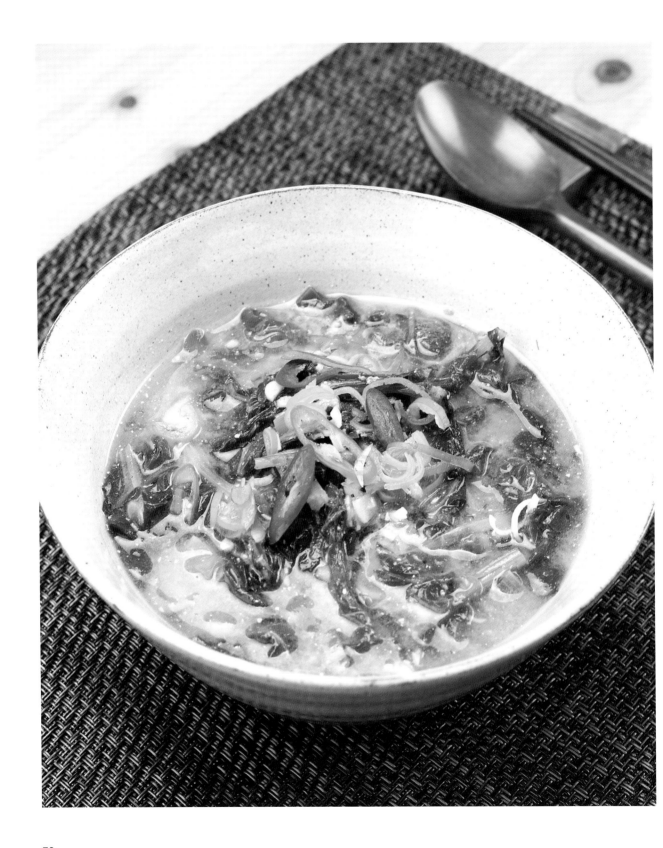

들깨 시래깃국

시래기에는 베타카로틴, 비타민C, 비타민E가 골고루 함유되어 있습니다.
이 세 가지 성분은 서로 상호작용을 하면서 탁월한 항산화 효과를 냅니다.
면역력을 높이기 위해서는 장 건강이 필수인데, 시래기는 장의 기능을 활성화시켜 소화가 잘되게 하고
변비를 개선해 해독력을 높입니다. 또 미네랄과 식이섬유가 골고루 들어 있어
포도당의 흡수율과 콜레스테롤 수치를 낮춰 당뇨와 동맥경화 등을 예방하는 효과가 있습니다.

 재료(2~3인분)

불린 시래기(미지근한 물에 2~3시간 담가서 불린 것) 250g, 채소 육수(276쪽 참조) 5컵,
들깨가루·양파·대파 적당량, 청양고추 1개, 어슷 썬 홍고추 약간
된장 양념 : 집된장 1큰술, 다진 마늘 1작은술, 들기름 1작은술

 만드는 법

1. 불린 시래기를 1시간 정도 푹 삶아 바로 찬물에 헹구지 말고 삶은 물에 그대로 4시간 정도 둡니다. 시래기가 부드러워지면 씻어서 물에 담가 1시간 정도 우려낸 뒤 물기를 꼭 짜서 쫑쫑 썰어놓습니다.

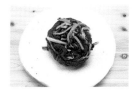

2. 썰어놓은 시래기를 된장 양념에 조물조물 무쳐서 50분간 숙성시킵니다.

3. 냄비에 **2**의 시래기와 채소 육수를 약간 넣고 볶습니다.

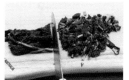

4. 자글자글 끓으면 채소 육수를 마저 붓고 30분 정도 더 끓여줍니다.

5. 다 끓으면 들깨가루, 대파, 양파, 청양고추를 썰어 넣고 한소끔 끓입니다.

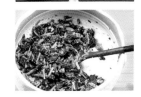

6. 홍고추를 고명으로 얹어 냅니다.

 TIP
- 시래기를 쫑쫑 썰어 된장 양념에 조무조물 무쳐서 숙성시킨 뒤에 끓여야 시래깃국의 참맛이 살아납니다.
- 간은 집에서 담근 된장으로만 하는 게 좋습니다.

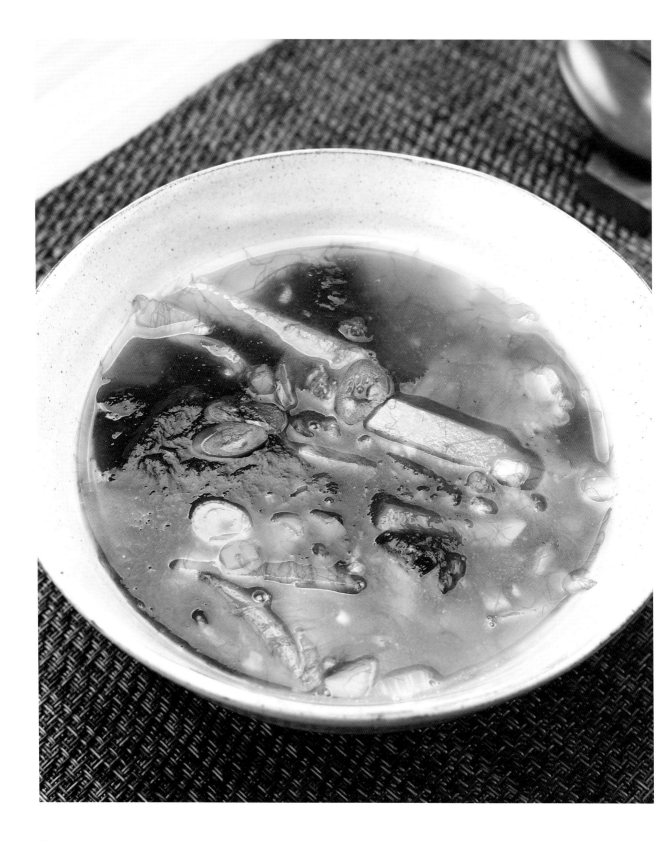

매생이 북엇국

매생이의 항암 효과는 연구 결과가 증명하고 있습니다. 생쥐에게 매생이를 투여하자
종양 성장 저지율이 최대 59%까지 향상되었다고 합니다.
매생이는 단백질 함량이 꽤 높고 철분과 칼슘도 다량 함유되어 있습니다.
매생이에 들어 있는 비타민A, 비타민C, 칼슘의 양은 우유의 5배, 철분의 40배나 됩니다.
각종 미네랄이 풍부해 골다공증에도 좋으며, 알긴산은 독소를 배출하는 역할도 합니다.

 재료(2~3인분)

매생이 70g, 북어채 20g, 무 20g, 채소 육수(276쪽 참조) 3컵, 소금물 적당량, 참기름 약간,
청주 1/2큰술, 집간장 약간, 다진 마늘 약간, 홍청양고추 약간

 만드는 법

1. 매생이는 소금물에 넣고 살살 흔들어 씻어둡니다. 무는 깨끗이 씻어 길게 채 썰어둡니다.

2. 북어채는 물에 살짝 씻어 물기를 짜고 참기름에 살짝 볶아줍니다.

3. 채소 육수, 볶은 북어채와 채 썬 무를 냄비에 넣고 한소끔 끓인 다음 중약 불로 뭉근히 20~30분간 더 끓여줍니다. 이때 청주와 집간장으로 간을 맞춥니다.

4. 다 끓었다 싶으면 다진 마늘, 홍청양고추, 매생이를 넣고 살짝 끓입니다.

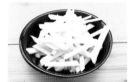
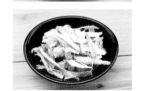

TIP 매생이는 오래 끓이지 말고 살짝만 끓여내야 해요.

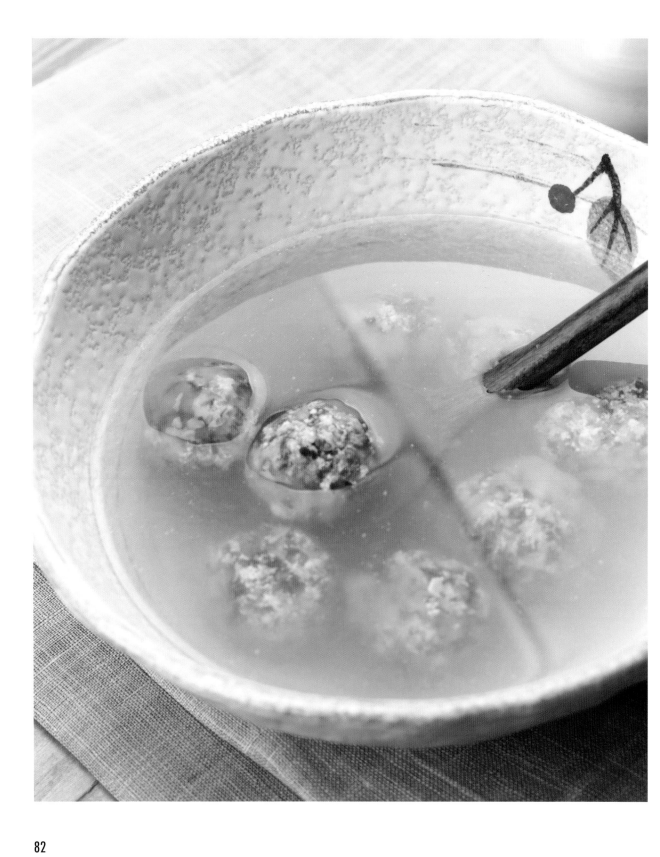

쑥 애탕국

쑥에는 베타카로틴, 미네랄, 비타민이 풍부해 세균과 바이러스에 대한 저항력을 높여 면역력을 강화하고
암을 예방해줍니다. 또 간의 해독과 알코올 및 지방 분해 작용으로 간 기능 개선에도 많은 도움을 줍니다.
쑥은 특히 여성 암 환우들에게 좋은 음식입니다. 여성 암 환우들은 각종 부인병에 시달리는 경우가
많은데 쑥의 따뜻한 성질이 몸의 냉기와 습기를 해소하기 때문에 생리통을 줄이고
생리불순을 효과적으로 개선하며, 여성의 몸을 전반적으로 좋아지게 합니다.

 재료(2~3인분)

쑥 100g, 두부 100g, 연근 100g, 다진 소고기(살코기만) 100g, 녹말가루 20g, 구운 소금 1꼬집,
천일염 약간, 채소 육수(276쪽 참조) 5컵, 맛간장(278쪽 참조) 1큰술

 만드는 법

1. 쑥은 검불을 털어내며 깨끗이 다듬고 씻은 뒤에 천일염을 약간 넣고 끓인 물에 살짝 데칩니다. 찬물에 헹궈 물기를 짜내고 잘게 다집니다.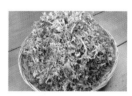

2. 두부는 눌러서 물기를 짠 후 으깨고, 연근은 껍질을 벗겨 강판에 갈아 베 보자기에 넣고 짜서 건더기와 녹말을 분리합니다.

3. 다진 소고기, 다진 쑥, 으깬 두부, 가라앉은 연근 녹말, 구운 소금을 섞고 반죽해 완자를 빚습니다.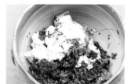

4. 완자를 녹말가루에 살짝 굴려서 끓는 물에 삶아냅니다.

5. 냄비에 채소 육수를 붓고 끓입니다. 보글보글 끓으면 **4**의 완자를 넣고 중약 불로 20~30분 더 끓입니다.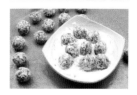

6. 맛간장을 넣어 저염으로 간을 맞춥니다.

TIP 쑥 애탕국은 쑥의 풍미를 느끼기 위해 파, 마늘 등 오신채를 넣지 않고 담백하게 끓입니다.

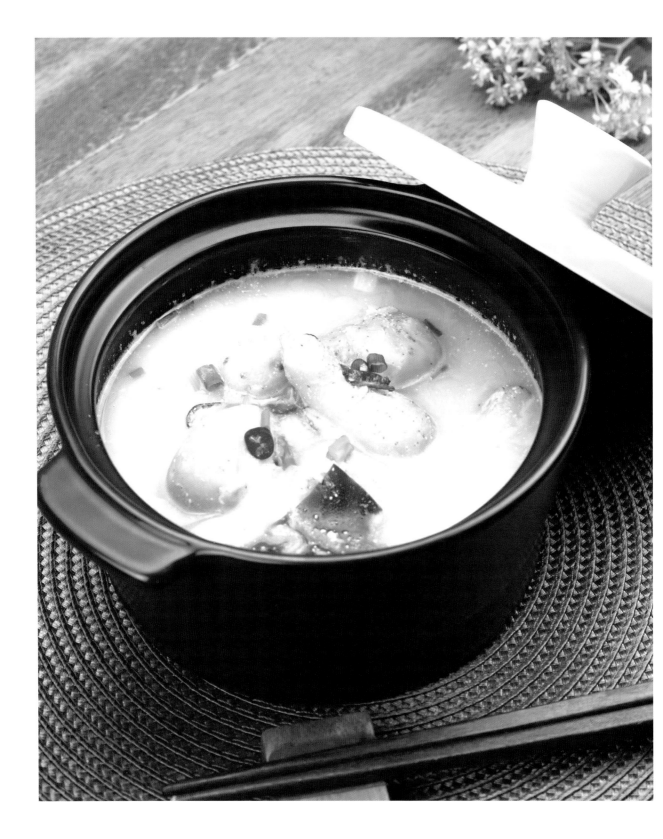

들깨 토란탕

암과 당뇨 등의 질병은 몸이 산성화되었을 때 잘 생깁니다. 따라서 알칼리성 식품을 보충해주면
우리 몸은 균형을 잡아가지요. 그런 점에서 토란은 매우 훌륭한 알칼리성 식품으로 단백질, 칼슘, 인, 철, 칼륨,
마그네슘, 나트륨, 카로틴, 나이아신, 비타민C와 B군, 사포닌 등 다양한 영양 성분들이 골고루 함유되어 있습니다.
또 뮤신이라는 점액 단백질은 질병에 대한 저항력을 길러주고 독소를 해독하는 작용을 합니다.
그러므로 암 수술을 하기 전이나 방사선치료를 받은 후 체력을 회복할 때 먹으면 많은 도움이 됩니다.

 재료(2인분)

토란 200g, 무 20g, 껍질째 간 들깨가루 15g, 쌀가루 약간, 천일염 적당량, 쌀뜨물 적당량,
들기름 약간, 맛간장(278쪽 참조) 1작은술, 채소 육수(276쪽 참조) 5컵, 다시마 2장,
다진 마늘 1작은술, 양파 1/4개, 대파 1/2개, 홍고추 약간

 만드는 법

1. 토란은 껍질을 벗겨내고 천일염으로 문질러 씻은 후 끓는 쌀뜨물에
2~3분 데쳐서 건져놓습니다. 그렇게 해야 미끈거림과 독성을 없앨
수 있습니다. (토란을 손질할 때는 꼭 비닐장갑을 끼세요.)

2. 무는 얇게 삐집니다.

3. 적당히 달궈진 냄비에 들기름을 두르고 무를 넣고 볶다가 토란을
넣고 맛간장으로 간을 하며 볶습니다. (큰 토란은 잘라서 넣습니다.)

4. 토란이 어느 정도 익으면 채소 육수를 붓고 30분 정도 더 끓이다
맛간장으로 마저 간을 합니다.

5. 토란이 푹 익으면 껍질째 간 들깨가루와 쌀가루, 다시마를 넣고 10
분 정도만 더 끓입니다. (너무 끓이면 맛이 떨어져요.)

6. 다진 마늘, 채 썬 양파를 넣고 한소끔 끓여준 다음 어슷 썬 대파와
홍고추를 넣고 그릇에 담아 냅니다.

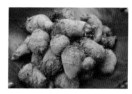
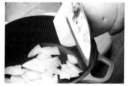
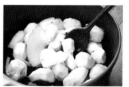

 TIP
- 토란에는 알레르기 성분이 있으니 손질을 할 때는 반드시 비닐장갑을 끼고 합니다. 특히 토란에 푸른색 부분이
있으면 껍질을 두껍게 벗겨내세요. 그렇지 않으면 알레르기나 구토, 식중독이 생길 수 있으며 심할 경우
호흡 곤란을 일으켜 상당히 위험해질 수 있습니다.
- 껍질을 벗겨놓은 들깨보다는 통들깨를 쓰면 항암 효과가 훨씬 높아집니다.

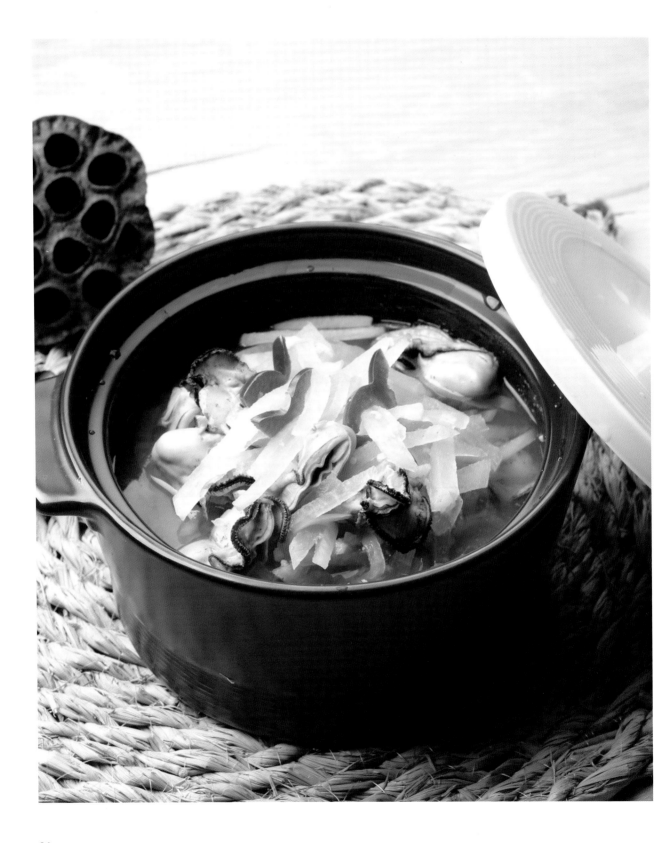

무 굴국

굴에 함유된 셀레늄은 대장암의 세포를 억제한다는 연구 결과가 있습니다.
특히 굴에는 아미노산, 아연, 철분이 많이 들어 있어 활력 증진을 유도하고 빈혈을 예방합니다.
타우린 성분은 체내 독소를 배출시켜 간 기능을 좋게 하며,
'바다의 우유'라고 할 만큼 칼슘 성분도 많이 함유되어 있어 뼈 건강에 좋고,
DHA가 참치의 2배나 들어 있어 두뇌 활동도 돕습니다.

 재료(3~4인분)

굴 500g, 무 1토막(300g), 물 1ℓ, 다진 마늘 1큰술, 소금물(짭짜름하게) 적당량,
천일염 조금, 대파 1대, 홍고추 1개

 만드는 법

1. 무는 깨끗이 씻어 채를 썰어놓습니다. 대파는 송송 썰고, 홍고추는 어슷 썰어둡니다.

2. 굴은 짭짜름한 소금물에 살살 흔들어 씻으며 껍질과 불순물을 제거한 뒤 체에 밭쳐둡니다.

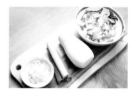

3. 냄비에 채 썬 무를 넣고 물을 부어 한소끔 끓입니다. 이때 다진 마늘도 함께 넣고 끓입니다.

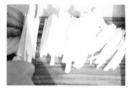

4. 무가 투명하게 익었다 싶으면 굴을 넣고 한소끔 더 끓여줍니다. (오래 끓이면 굴이 질겨지니 한소끔만 끓여주세요.)

5. 천일염으로 간을 하고(굴이 간간하니 아주 조금만 넣어요) 송송 썬 대파를 넣습니다.

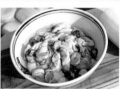

6. 한소끔 끓으면 국그릇에 담고 어슷 썬 홍고추를 고명으로 올립니다.

TIP 굴국을 끓일 때 멸치와 다시마로 육수를 내기도 하지만 가을무의 시원한 맛과 굴의 향기를 있는 그대로 느끼려면 육수를 쓰지 않고 맹물로 국을 끓이는 것도 좋습니다.

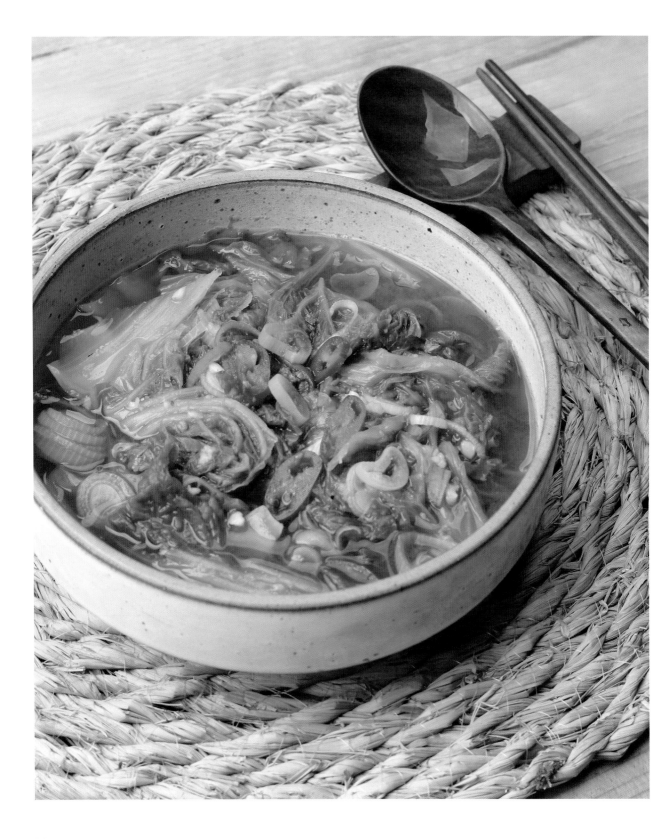

배추시래깃국

배추시래깃국의 기본 국물은 된장으로 만듭니다. 연구에 의하면
된장은 위암을 강력하게 억제하며, 소화 기능을 돕고, 숙취 해소에도 효과가 있습니다.
또한 체내 독소를 배출해 혈액순환이 잘되도록 돕고, 만성질환과 암을 예방합니다.
히로시마 피폭자 중에서 후유증을 보이지 않고 평생 건강하게 산 사람들은
된장을 일상적으로 섭취한 이들이었다고 합니다.

 재료(2~3인분)

삶은 배추시래기 250g, 집된장 1큰술, 채소 육수(276쪽 참조) 5컵, 다진 파 적당량,
다진 마늘 1큰술, 홍고추 1개

 만드는 법

1. 삶은 배추시래기를 깨끗이 씻어 물기를 꼭 짜둡니다.

2. 시래기는 칼로 자르지 말고 죽죽 찢어서 집된장에 조물조물 치대놓
   습니다. (조리 직전에 치대는 것보다는 한 끼 전에 치대놓으면 숙성되어
   감칠맛이 더해집니다.)

3. 냄비에 **2**의 배추시래기를 넣고 채소 육수를 부어 20분간 푹 끓인
   다음 다진 파와 다진 마늘을 넣고 한소끔 더 끓입니다.

4. 대접에 담고 홍고추를 어슷 썰어 고명으로 얹어 냅니다.

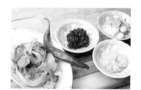
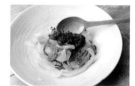
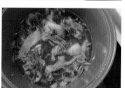

TIP 된장은 배추와 맛의 궁합이 좋아 시원한 국물 맛을 냅니다.

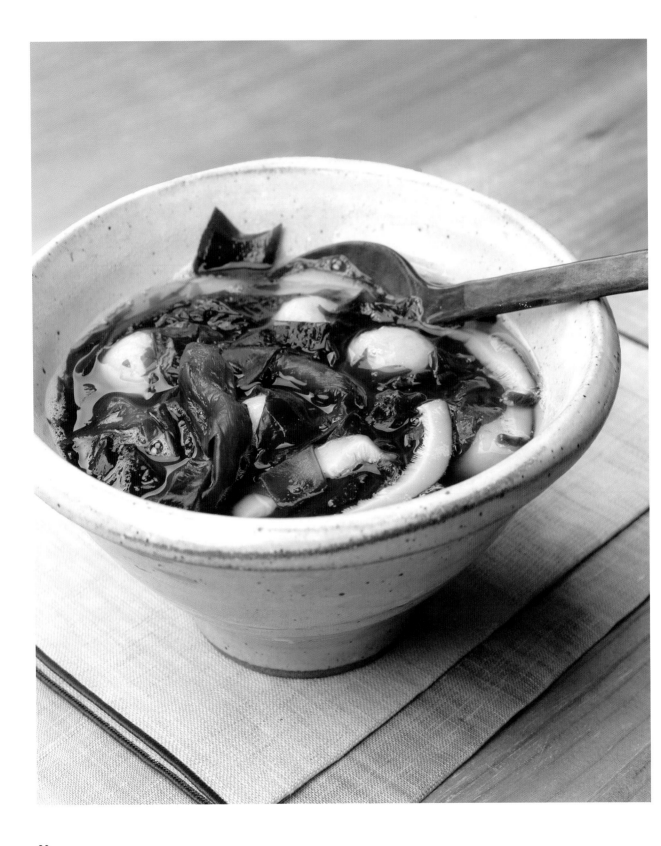

오이옹심이 미역국

미역은 생리활성물질인 후코이단과 후코산틴이 함유되어 있어 뛰어난 항암, 항종양 효과를 발휘합니다.
즉 암세포를 자살로 유도하고 종양이 새로운 혈관을 만드는 것을 방해함으로써
암이 더는 자라지 못하도록 만듭니다. 미역에는 철분, 칼슘, 마그네슘, 단백질,
아이오딘(요오드) 등도 풍부해 갱년기 여성의 골다공증 예방에 효과가 있습니다.
또한 미역의 끈적거림을 유발하는 알긴산은 체내 독소를 외부로 배출하는 데 도움을 줍니다.

 재료(2~3인분)

마른 미역 30g, 마른 표고버섯 5개, 생수 5컵, 오이 1개, 찹쌀가루 1컵, 녹말가루 약간,
맛간장(278쪽 참조) 1큰술, 들기름 1큰술

 만드는 법

1. 마른 미역은 물에 10분간 불린 뒤 2번 정도 찬물에 살살 흔들어 헹굽니다. 다 헹구면 물기를 꼭 짠 다음 적당한 크기로 썰어 맛간장과 들기름을 넣고 조물조물 무칩니다.

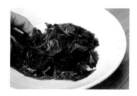

2. 마른 표고버섯은 깨끗이 씻은 뒤 생수에 불립니다. 표고버섯이 말랑말랑해지면 물기를 꼭 짜서 채 썬 다음 은근한 불에 기름 없이 볶아줍니다. (표고버섯 불린 물은 버리지 마세요.)

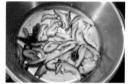

3. 오이는 강판에 갈아 찹쌀가루와 섞어 반죽해 옹심이를 만든 뒤 녹말가루에 한번 굴립니다.

4. 표고버섯 불린 물을 냄비에 넣고 끓입니다. 물이 끓기 시작하면 **1**의 미역과 **2**의 표고버섯을 넣어 20분 정도 더 끓인 후 오이옹심이를 넣고 옹심이가 익을 때까지 끓여줍니다.

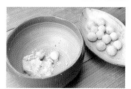

5. 옹심이가 동동 떠오르면 맛간장으로 간을 하고 그릇에 담습니다.

 찹쌀가루와 섞어 만든 오이옹심이는 씹을 때마다 상큼한 오이 향이 나서 메스꺼운 속을 달래고
입맛을 되찾는 데 도움이 됩니다.

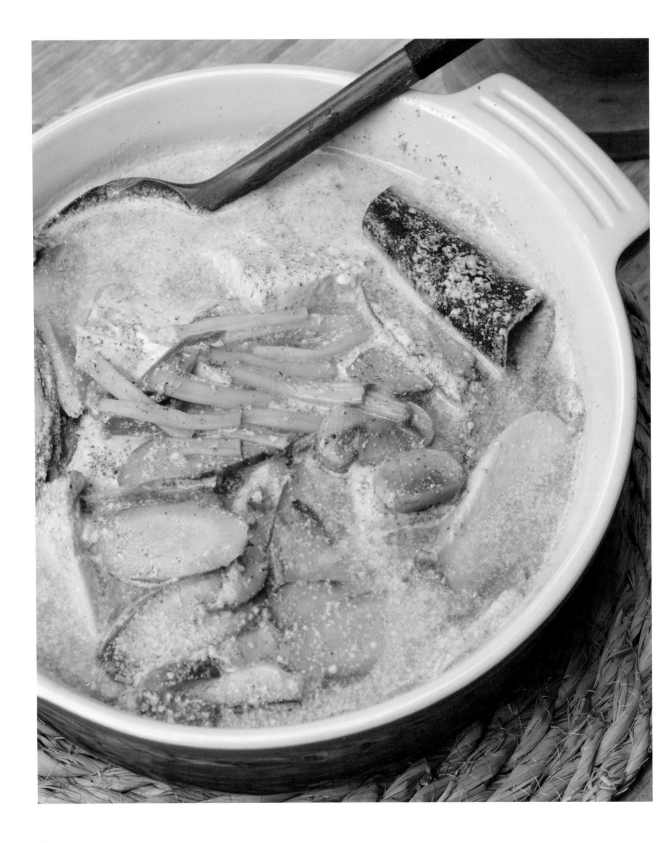

우엉 들깨탕

우엉의 끈적거림을 유발하는 리그닌이라는 식이섬유는 항암 성분으로 알려져 있는데,
조리할 때 얇게 썰면 이 성분이 더 많이 나옵니다.
또 이눌린이라는 성분은 혈당 조절력이 뛰어나 천연 인슐린의 역할을 하며
위장장애를 완화하고 신장 기능을 높여주는 효과가 있습니다. 식이섬유가 많기 때문에
빠르게 포만감을 주는 것은 물론 혈액 속의 콜레스테롤을 체외로 배출시키는 작용도 합니다.

 재료(3~4인분)

우엉 150g, 마른 표고버섯 5개, 두부 50g, 양송이버섯 50g, 새송이버섯 50g, 들깨 50g,
들기름 1큰술, 채소 육수(276쪽 참조) 800㎖, 다시마 2장, 죽염 1작은술, 미나리 3줄기, 홍고추 1개

 만드는 법

1. 우엉은 껍질을 칼등으로 살살 문지른 뒤 깨끗이 씻어 껍질째 얇게 어슷 썰고, 표고버섯은 물에 불려서 물기를 꼭 짠 후 먹기 좋은 크기로 썰어둡니다.

2. 두부는 얄팍하게 썰어 소금을 살짝 뿌려 노릇하게 구워줍니다. 양송이버섯은 납작하게, 새송이버섯은 길게 썹니다.

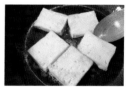

3. 달궈진 냄비에 들기름을 두르고 우엉을 볶다가 어느 정도 볶아지면 표고버섯을 넣고 우엉이 투명하게 익을 때까지 볶아줍니다.

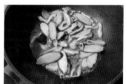

4. 3에 채소 육수를 조금 붓고 볶아 뽀얗게 국물이 우러나면 채소 육수를 마저 붓고 다시마를 넣고 20분간 끓입니다.

5. 우엉이 무르면 2를 넣고 끓입니다.

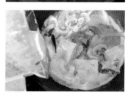

6. 5의 국물이 끓으면 불을 끄고 살짝 식힌 후 들깨를 갈아 넣고 죽염으로 간을 합니다. 여기에 홍고추와 미나리를 썰어 넣고 한번 더 살짝 끓입니다.

TIP 항암치료로 속이 메스꺼울 때는 양념 냄새가 역하게 느껴지는데, 우엉 들깨탕은 파와 마늘을 넣지 않아 담백한 맛을 즐길 수 있습니다.

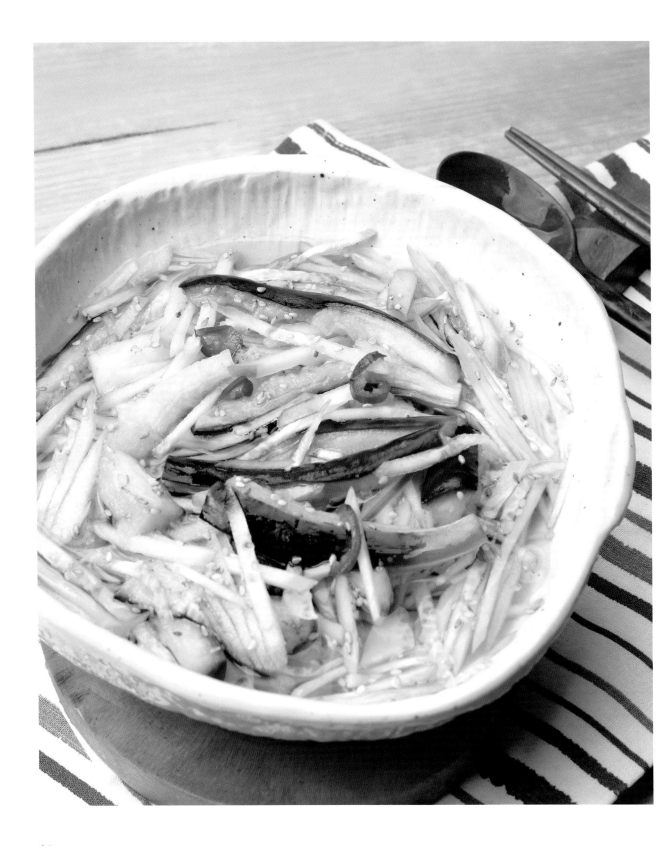

가지 오이냉국

세포 속의 DNA가 손상되면 돌연변이 세포가 발생하고, 이것이 곧 암으로 발전합니다.
가지 속에 함유된 파이토케미컬은 이러한 돌연변이 세포에 있는 악성 종양에 달라붙어
암세포의 성장을 차단하고 스스로 사멸하도록 유도합니다. 특히 가지는 장내에 있는 기름기를 씻어내
대장암과 위암, 후두암 등 소화기계통 암의 발생률을 20~30% 정도 억제하는 것으로 알려져 있지요.
가열해도 암 억제율은 80% 이상 남아 있습니다.

 재료(3~4인분)

가지 3개, 오이 1/2개, 맛간장 1/2큰술, 통깨 약간, 생수 300㎖, 식초 2큰술, 매실효소 2큰술, 홍고추 약간

 만드는 법

1. 가지는 깨끗이 씻어 2등분해 배를 갈라 김이 오른 찜통에 넣어 충분히 찝니다. (충분히 찌지 않으면 색이 검게 변해요.)

2. 오이는 깨끗이 씻어 가늘게 채 썰어둡니다.

3. 가지가 식으면 적당한 크기로 찢어 맛간장, 통깨를 넣어 살짝 무칩니다.

4. 무친 가지와 채 썬 오이를 볼에 함께 담고 생수를 자박하게 붓습니다. 식초와 매실효소로 간을 하고, 홍고추를 어슷 썰어 고명으로 얹어 냅니다.

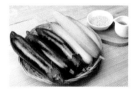
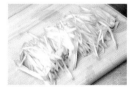
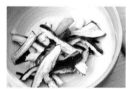

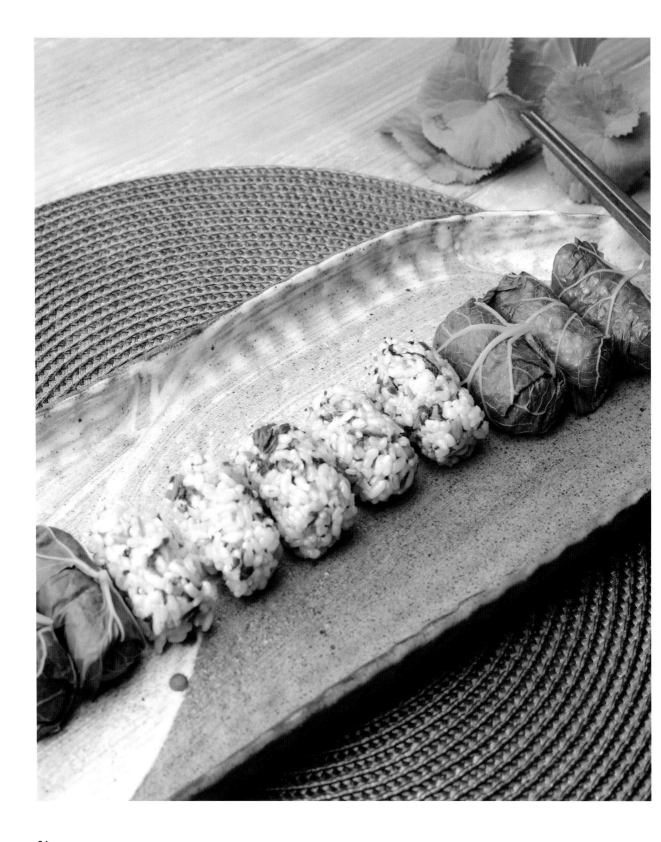

봄나물 쌈밥

곰취는 베타카로틴, 비타민C 등이 많이 함유되어 있어 암을 예방하는 항암식품입니다.
간 건강에도 효능이 있으며, 칼슘과 식이섬유도 풍부해 뼈 건강에 도움을 주고
체내 나트륨이나 중금속 배출에도 효과가 뛰어납니다.

 재료(2인분)

고슬고슬한 현미밥 1공기, 곰취 20g, 취나물 20g, 집간장 1/2작은술, 참기름 1작은술,
천일염 적당량, 함초소금 1/2작은술, 통깨 1작은술

 만드는 법

1. 곰취는 천일염을 넣은 끓는 물에 살짝 데쳐서 물기를 짠 뒤 집간장
   과 참기름에 조물조물 무칩니다.

2. 취나물도 천일염을 넣은 끓는 물에 살짝 데쳐서 체에 밭쳐 어느 정
   도 물기가 빠지면 손으로 살짝 짜서 밥알 정도의 크기로 쫑쫑 썰어
   줍니다.

3. 현미밥에 쫑쫑 썬 취나물, 함초소금, 참기름, 통깨를 넣고 섞은 뒤
   한 입 크기로 주먹밥을 만들어 양념한 곰취에 하나씩 쌉니다.

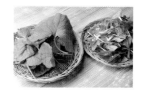

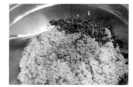

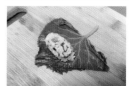

TIP
- 봄나물은 데친 후 손으로 꾹 짜지 말고 체에 밭쳐 물기를 빼주어야 봄의 향기를 살릴 수 있어요.
- 마늘, 파와 같은 양념을 넣지 않고 최소한의 양념을 하여 곰취와 취나물 고유의 쌉싸름한 맛과 향을 살렸습니다.
  메스꺼운 속을 가라앉히는 데 더없이 좋은 음식입니다.

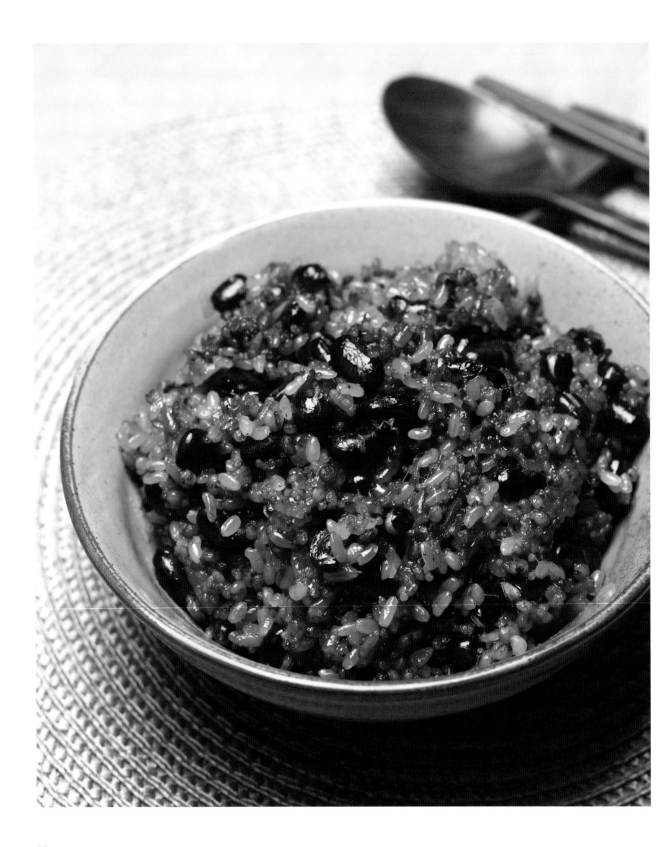

현미 오곡밥

오곡밥의 재료인 수수와 기장은 항암 효과가 탁월합니다. 이 두 곡물의 추출물로 암세포를 치료했더니
암세포 제거율이 무려 70%에 달했다는 연구 결과가 있습니다.
오곡밥은 쌀밥에 비해 단백질은 2배, 식이섬유는 5배, 빈혈 예방에 좋은 엽산은 20배가량 많다고 밝혀졌어요.
특히 팥은 이뇨 작용과 해독 작용, 찹쌀은 변비와 대장암 예방에 효과가 있습니다. 또 차조는 소화 기능을 도와
구역질이나 설사에 도움이 되며, 검은콩은 안토시아닌을 함유하고 있어 시력 회복과 항암 작용에 효능이 있습니다.

 재료(4인분)

찰현미 1컵, 찹쌀 1컵, 콩·수수 1/4컵씩, 차조 1/4컵, 팥 1/4컵, 소금물(물 3컵, 구운 소금 1/2작은술)

 만드는 법

1. 찰현미와 찹쌀, 콩, 수수, 차조는 깨끗이 씻어 따뜻한 물에 3시간 정도 불립니다.

2. 팥은 깨끗이 씻은 후 물을 많이 붓고 삶습니다. 초벌 끓인 물을 버린 뒤 다시 물을 부어 은근한 불로 끓이다가 우르르 끓어오르면 5분 정도 더 삶아 건져놓습니다.

3. 불린 찰현미와 찹쌀, 삶은 팥, 콩을 압력밥솥에 담고 그 위에 수수와 차조를 얹습니다. 여기에 소금물을 붓고 뚜껑을 덮은 뒤 불을 켭니다. (압력밥솥으로 오곡밥을 지을 때는 곡식이 잠길 듯 말 듯 밥물을 잡습니다.)

4. 압력추가 소리를 내며 다 올라오면 불을 끄고 5분 정도 뜸을 들인 후 솥을 열어 밥을 저어줍니다. (압력밥솥에서 다 된 밥을 너무 오래 뜸을 들이면 밥이 고슬고슬하지 않고 떡밥이 되므로 시간에 맞춰 뚜껑을 열고 밥을 저어주세요.)

5. 다 된 밥은 보기 좋게 그릇에 담습니다.

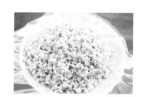
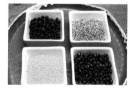
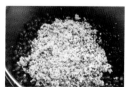

TIP 오곡밥은 정월대보름에 청색, 적색, 황색, 백색, 흑색의 기운이 도는 곡물로 밥을 지어 오행의 기운을 골고루 받아
몸을 건강하게 한다는 것에서 유래되었습니다. 수술 후 식욕이 떨어져 식사를 하지 못할 때 별식으로 좋으며,
수술로 저하된 체력 보강에도 좋은 균형 잡힌 영양식입니다.

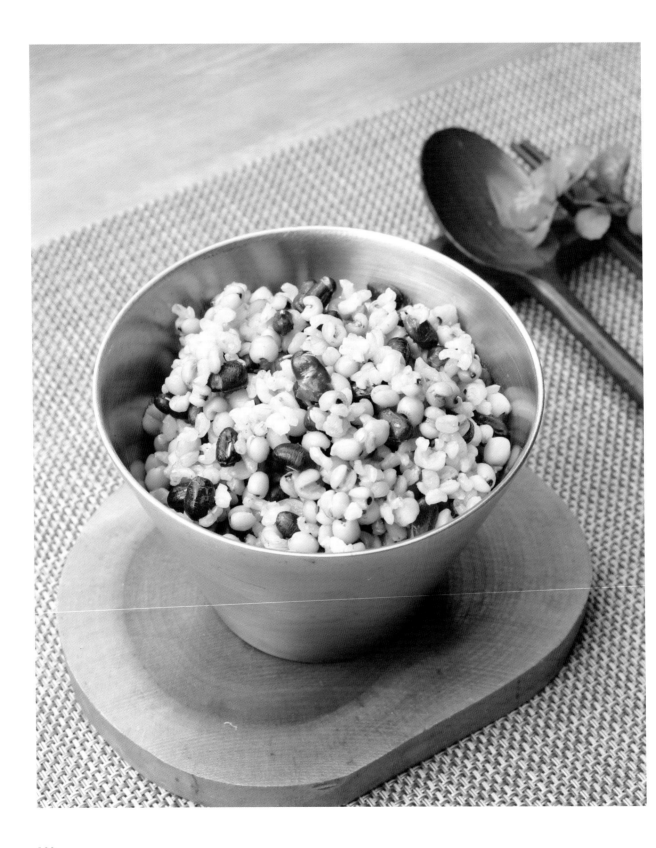

율무밥

율무는 예부터 기력을 회복하기 위한 보양식으로 많이 먹었습니다. 연구 결과에 따르면,
율무에 함유된 코익세놀라이드는 항산화, 항염증, 중추신경계 진정, 면역 증강, 진통 작용이 있다고 합니다.
특히 코익세놀라이드는 중요한 항암 활성물질로 암 생성을 억제하는 결과를 보였고,
α-모노리놀레인 성분 역시 종양 생성을 억제하는 효과가 있습니다.
또 이뇨 작용이 있어서 부종에 좋고 노폐물을 배출해 혈관을 깨끗하게 만드는 데 도움을 줍니다.

 재료(2인분)

율무 1컵, 현미 1/3컵, 팥 1줌, 밥물 5.5컵

 만드는 법

1. 율무는 깨끗이 씻어 물에 4~5시간 정도 불립니다.

2. 현미도 깨끗이 씻어 물에 4~5시간 정도 불립니다.

3. 팥은 깨끗이 씻어 삶습니다. 초벌 끓인 물은 버리고 다시 물을 부어 팥이 익을 때까지 삶습니다.

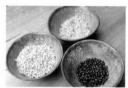

4. 솥에 **1**의 율무를 넣고 밥물 4컵을 붓고 센 불에 10분, 약한 불에 40분간 푹 삶습니다. 어느 정도 율무가 익으면 **2**의 현미, **3**의 팥을 넣어 섞은 후 밥물 1.5컵을 붓고 밥을 짓습니다.

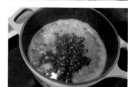

5. 밥이 다 되면 뜸을 10분 정도 들인 뒤에 잘 저어 풉니다.

TIP 압력솥이 아닌 그냥 솥에 밥을 지을 때는 밥물을 더 부어야 합니다.

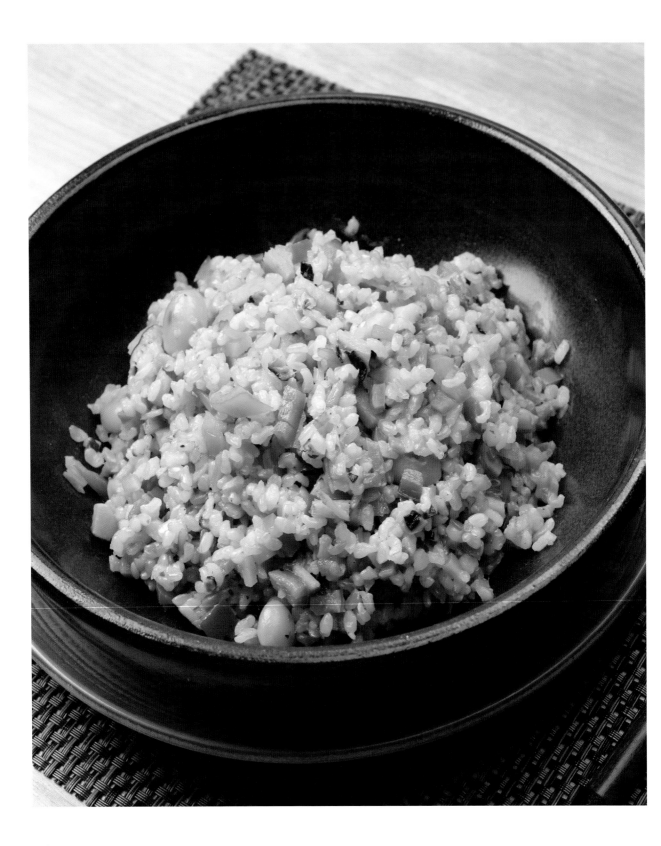

표고버섯 채소밥

표고버섯에 함유된 베타글루칸 성분은 몸속 면역계에 작용하는 천연 방어물질인
인터페론의 생성을 촉진합니다. 이를 통해 암은 물론 바이러스성 질병도 치료하지요.
렌티난 성분은 장 건강을 돕고 대장암 예방에 효과가 있습니다.
실제 이 성분들을 추출해 항암 관련 의약품과 건강보조식품에 사용합니다. 또한 표고버섯을 자주 먹으면
고혈압과 당뇨를 예방할 수 있으며, 콜레스테롤을 낮춰 각종 만성질환이 예방됩니다.

 재료(3~4인분)

불린 현미 1컵, 마른 표고버섯 약간, 우엉 약간, 당근 약간, 감자 약간, 청피망 약간, 홍피망 약간, 은행 20알,
집간장 1작은술, 들기름 약간, 현미 불린 물 2.5컵
양념장 : 맛간장(278쪽 참조) 1/2컵, 다진 청·홍고추 1큰술씩, 통깨·고춧가루·참기름 1큰술씩

 만드는 법

1. 표고버섯은 물에 불린 뒤 꼭 짜서 잘게 다져 집간장과 들기름에 무쳐 볶습니다.

2. 우엉은 껍질을 칼등으로 살살 문질러 씻은 후 잘게 다져 들기름에 볶습니다.

3. 당근, 감자, 청피망, 홍피망도 깨끗이 씻어 잘게 다져둡니다.

4. 은행은 팬에 볶아 껍질을 깝니다.

5. 불린 현미에 **1, 2,** 현미 불린 물을 부어 밥을 짓습니다. (밥물은 평소보다 약간 적게 잡습니다.)

6. 밥이 되는 동안 양념장 재료를 섞어 양념장을 만듭니다.

7. 밥이 끓으면 당근, 감자, 은행을 넣고 뜸을 들이고 청피망과 홍피망은 밥을 푸기 직전에 섞어줍니다. 양념장과 곁들여 먹습니다.

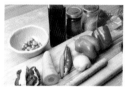
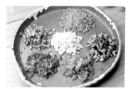
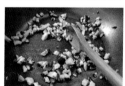

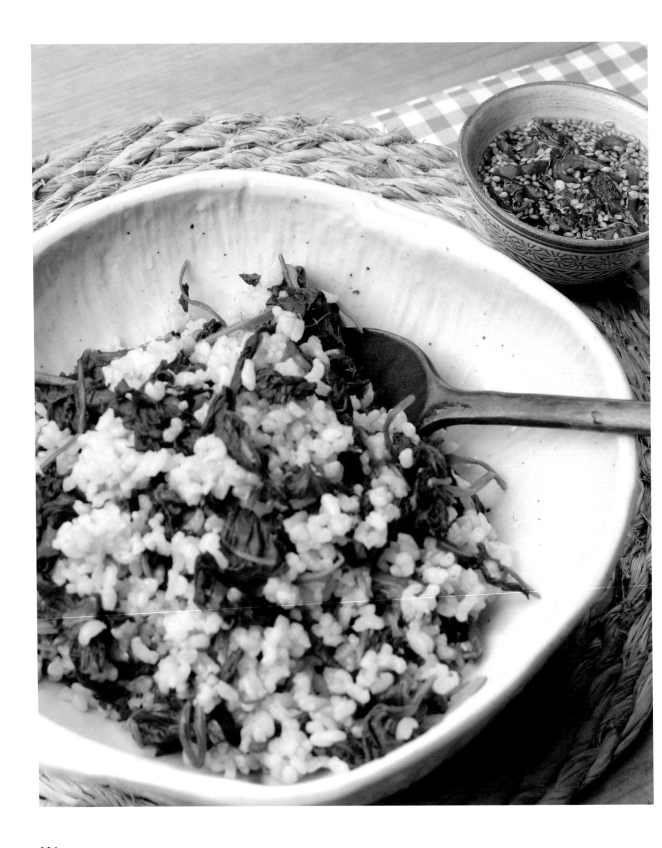

곤드레나물밥

곤드레에 함유된 베타카로틴은 체내의 활성산소를 제거하기 때문에 암세포가 생기는 것을 막아줍니다.
소화 흡수가 잘되기 때문에 소화 기능이 약해진 암 환우들이 섭취하기에 좋은 음식이며,
풍부한 식이섬유가 장운동을 원활하게 해주기 때문에 변비도 개선되고 간 기능도 향상됩니다.
또한 혈중 콜레스테롤 수치를 낮춰줌으로써 혈관 건강에 뛰어난 효과가 있습니다.
그래서 곤드레를 꾸준히 섭취하면 혈액이 맑게 유지되지요.

 재료(3~4인분)

삶아서 불린 곤드레(방법은 아래 팁 참조) 200g, 불린 현미 300g, 밥물 1.5컵(일반 밥보다 적게),
맛간장(278쪽 참조) 1큰술, 들기름 1큰술
양념장 : 맛간장 5큰술, 청·홍고추 1개씩, 다진 파와 다진 마늘 1작은술씩, 고춧가루·참기름·깨소금 약간씩

 만드는 법

1. 곤드레는 물에 헹군 뒤 체에 밭쳐 물기를 쪽 뺀 다음 맛간장, 들기름에 조물조물 무칩니다.

2. 불린 현미를 솥에 안치고 그 위에 양념한 곤드레를 얹고 밥물을 붓고 밥을 합니다. (일반 밥보다 밥물을 적게 넣어주세요.)

3. 밥이 되는 동안 양념장을 만듭니다. 청고추, 홍고추는 잘게 다져 볼에 담고 맛간장을 자작할 만큼 넣은 다음 다진 파, 다진 마늘, 고춧가루, 참기름, 깨소금을 넣고 잘 섞어줍니다.

4. 밥이 다 되면 그릇에 담아 양념장과 함께 냅니다.

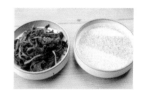
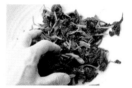
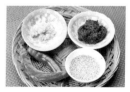

TIP 곤드레는 하루 정도 따뜻한 물에 불렸다가 다음날에 40~50분 정도 삶습니다. 삶은 뒤에 바로 물에 헹구지 말고
그대로 뚜껑을 닫아 2시간 정도 불렸다가 찬물에 헹굽니다. 그래야 곤드레가 질기지 않고 식감이 부드러워집니다.

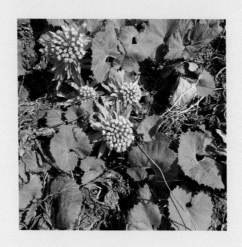

생명력 넘치는 약이 되는 음식이 있고,
감성이 되살아나는 곳

암 치유에 균형 잡힌 식사만큼 중요한 것은 없습니다

우리 인체에는 신비하게도 자기진단, 자기회복, 재생의 메커니즘이 존재합니다. 감기에 걸렸을 때는 열이 오르고 콧물이 나오면서 치유가 됩니다. 칼에 손을 베면 우리 몸은 몇 분 내로 지혈을 시작하면서 백혈구가 상처 부위에서 세균의 침입을 막고 죽은 세포를 없애고 새로운 혈관을 만듭니다. 이 모든 것은 놀랍게도 우리 몸이 스스로를 치유하는 체계를 가지고 있어 가능한 일입니다. 내 몸은 내 몸이 알아서 낫게 하는 것이지요.

하지만 이런 메커니즘이 작동하지 않을 때가 있습니다. 바로 교감신경과 부교감신경의 균형이 깨지면서 면역력이 최저치로 떨어졌을 때이지요. 이런 경우에 우리 몸은 스스로 치유하는 능력을 발휘하지 못합니다. 암도 이럴 때 찾아오지요. 그럴 때는 적당한 휴식과 긍정적인 마음으로 교감신경과 부교감신경의 균형을 맞추고, 넘치지도 모자라지도 않는 균형 잡힌 식사로 몸과 마음을 건강하게 바로잡아야 합니다. 그러면 몸은 다시 치유 능력을 발휘하는데, 이것이 자연치유의 과학적 원리입니다.

그중에서도 균형 잡힌 식사는 암을 이겨나가는 과정에서 매우 중요한 역할을 합니다. 하루에 세 번 음식을 씹고, 소화하고, 배설하는 과정에서 생기는 건강한 에너지는 우리 몸에 강한 생명력을 부여하고, 이것이 우리 몸을 살리게 됩니다. 숲속고요마을에서 매끼 차리는 모든 음식은 바로 '생명력'에 초점이 맞춰진 천연 항암음식입니다. 제철의 햇볕을 충분히 쐰 곡물, 채소, 과일 등의 식품은 방사선보다 더 강한 생명의 빛을 품고 있으며, 제철의 온도와 바람으로 키워진 곡물, 채소, 과일 등의 식품은 항암치료에 쓰이는 약물보다 더 강한 약성으로 우리 몸을 치유합니다.

그런데 아무리 음식을 조심해서 먹어야 하는 암 환우라지만 삼시 세끼 맛없는 음식을 먹을 수는 없습니다. 그래서 숲속고요마을에서는 '약과 같은 음식이지만 행복하게 먹을 수 있도록 맛있게 만들자'는 생각으로 음식을 준비합니다.

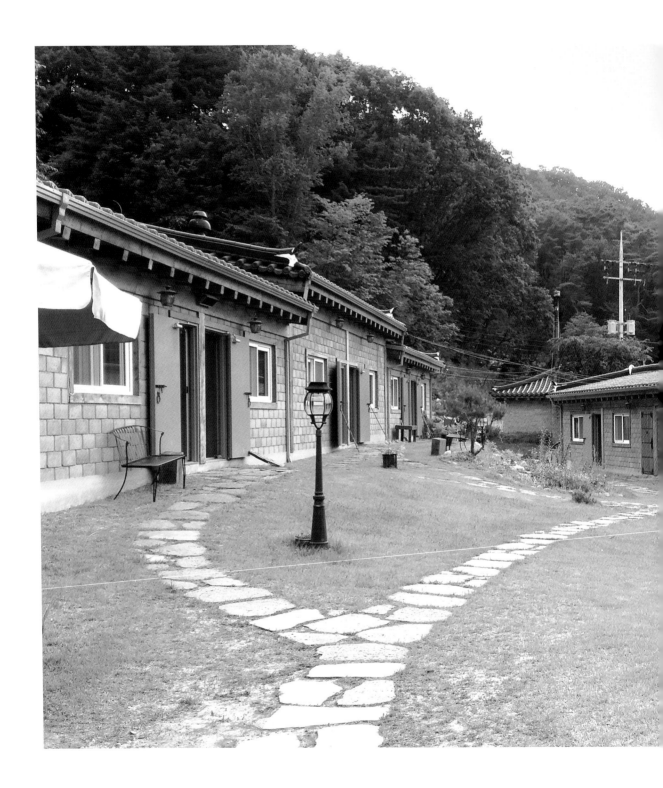

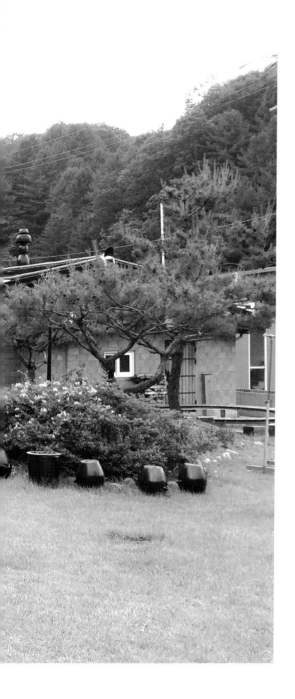

제철 식품에는 풍부한 영양소가 농축되어 있습니다

사실 모든 식품은 수확되는 순간부터 영양소가 조금씩 소실되어갑니다. 하물며 비닐하우스에서 재배되고 오염된 토양에서 화학비료를 써가며 키운 식품으로 만든 음식에 영양소가 충분할 리 없습니다. 하지만 자연에서 자란 식품은 다릅니다. 겉모습은 똑같이 두릅이고 쑥이어도 영양 측면에서는 챔피언과 아마추어처럼 차이가 납니다. 청정 환경에서 자라 순수하게 농축된 영양소를 생각하면 자연 속에서 자란 제철 식품이 얼마나 중요한지를 새삼 깨닫습니다.

제철 식품의 생명력을 음식에 담아내기 위해 저는 8년 전부터 이곳에 거주하며 직접 농사를 짓고 있습니다. 들깨, 배추, 토마토, 고추, 도라지, 무, 고구마, 오이, 옥수수, 상추, 곤드레, 쑥갓, 아욱, 근대… 봄부터 가을까지 열심히 농사를 짓고, 가을의 막바지에 수확한 것은 따자마자 햇볕에 말리고 갈무리를 해서 대형 저장고에 넣어두고 겨우내 먹습니다.

그러다 보니 유기농 농법으로 직접 농사를 지어 제공하는 음식 재료가 전체의 70%를 넘습니다. 우리 음식의 기본이 되는 된장, 고추장, 간장도 직접 담급니다. 특히 음식을 만들 때는 3년 이상 묵힌 장을 사용하기 때문에 음식 그 자체가 몸에 좋은 약이라고 해도 과언이 아닙니다. 장의 경우에는 직접 농사지은 콩이나 농가에서 산 국산 콩을 가마솥에 넣고 장작불로 끓여 메주를 쑤고 황토방에서 직접 띄워서 담급니다.

8년 전에 문을 연 숲속고요마을은 처음에는 암 환우들이 9~10명이었지만 지금은 많을 때는 50여 명이 거주합니다. 그분들에게 매끼 다른 메뉴의 항암밥상을 차려드리면서 환우들 스스로 자기 몸을 다스릴 수 있도록 도움을 드리고 있습니다.

아침식사에는 부담스럽지 않은 간단 메뉴로 해독주스와 함께 고구마, 현미 떡, 옥수수 등을 내고, 점심과 저녁식사에는 영양의 균형을 위해 식물성 단백질류, 해초류, 채소류, 버섯류 등을 골고루 활용해 밥상을 차립니다. 또한 항암치료를 받고 있는 환우를 위해서는 단백질 보충을 위해 육류와 생선으로 만든 보양식을 곁들여 몸의 빠른 회복을 돕고 있습니다. 매일 식단이 달라지기 때문에 한 달 내내 지루할 틈 없이 식사 시간이 기다려진다는 환우도 계십니다. 맛이 있고 몸도 나아지니 이곳에서의 생활이 시간 가는 줄 모를 정도로 즐겁다고 하십니다.

항암밥상은 자연과 사람의 공동 작업입니다

그동안 숲속고요마을의 음식을 통해서 건강을 되찾은 암 환우들이 적지 않습니다. 대장암 말기에 수술을 하려고 복막을 열었지만 도저히 수술할 수 없었던 고령의 남성 환우가 기억납니다. 가족들은 그를 안심시키기 위해 "수술이 잘 끝났다"라고 말했고, 그분은 요양 차 이곳으로 입주하셨습니다. 처음엔 증상이 너무 심해서 완치는 생각하지도 못할 지경이었는데 4개월 만에 암세포가 보이지 않는다는 병원의 진단을 받고 웃으며 이곳을 떠나셨습니다.

8년째 이곳을 자신의 집처럼 살고 계신 분도 있습니다. 그분 역시 대장암 판정을 받고

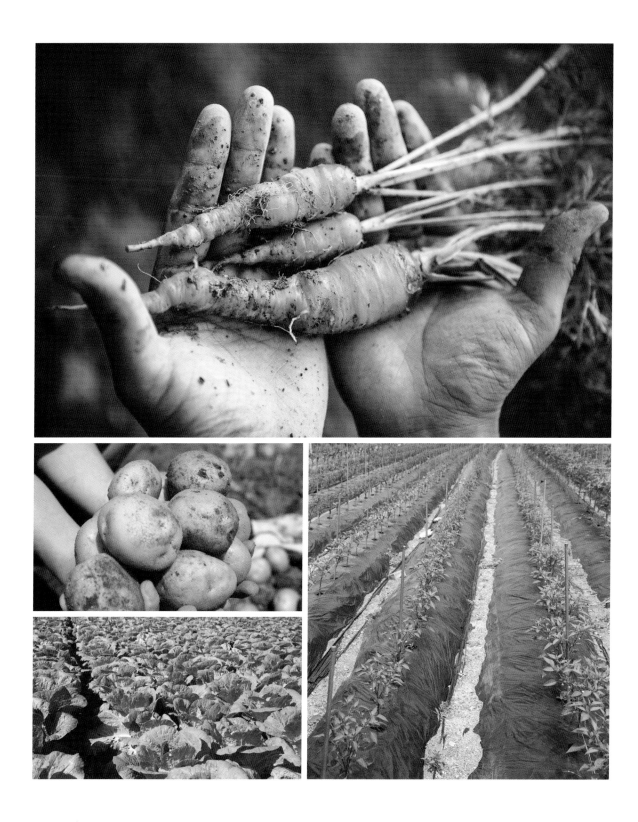

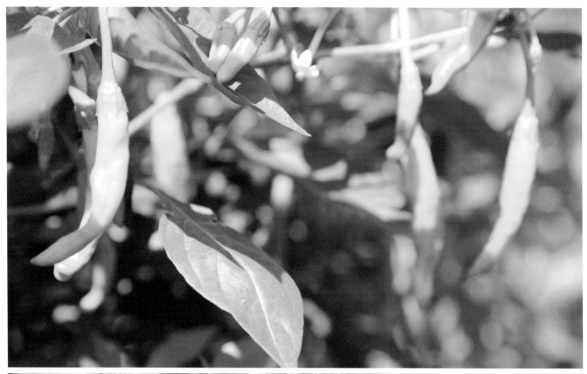

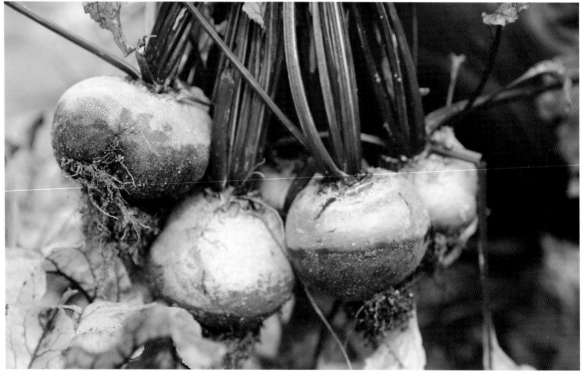

6개월 항암치료를 하고 어느 정도 낫는다 싶었는데, 폐로 전이되었고 다시 항암치료를 받는 사이에 또 간으로 전이되는 불행을 겪으셨습니다. 현대의학으로 암과 싸우는 방법을 더 이상 신뢰하지 못하게 된 그분은 숲속고요마을에 들어온 후 8년째 거주하고 계십니다. 최근에는 가족들과 해외여행을 즐길 정도로 건강이 좋아졌습니다.

사실 항암밥상은 제가 만들었다기보다는 자연과의 공동 작업이라고 보는 것이 맞을 것입니다. 자연 속에서 바람, 햇빛, 공기와 흙이 생명력을 만들어내고 정성스럽게 가꾸고 수확하는 농부의 마음과, 사랑으로 음식을 만들고 밥상을 차리는 제 마음이 힘을 합친 결과입니다.

매일 암 환우들이 식사하는 숲속고요마을의 식당에는 이런 글귀가 적혀 있습니다.

'암 자연치유, 기적이 아니라 항암밥상의 과학입니다.'

암을 이기는 생명력은 쉽게 얻어지지 않습니다. '몸에 좋은 음식'을 그저 몇 번 먹는다고 되는 것도 아닙니다. 좋은 재료를 구해 어떠한 화학적 첨가물도 용인하지 않는 철저한 조리 과정과 사람의 정성이 합쳐진 음식만이 암 환우들에게 진정한 생명력을 제공할 수 있으며, 먹으면서 행복할 수 있어야 완전한 치유를 이룰 수 있습니다.

감성을 살리는 생활이 암 치유를 돕습니다

더불어 숲속고요마을은 '행복한 암 극복의 시간'을 지향합니다. 암에 걸렸다고 매일 어두운 표정으로 인상을 찌푸리며 살아갈 수는 없습니다. 그런 점에서 숲속고요마을은 환우들의 즐거운 공간입니다. 그동안 혹사했던 몸을 내려놓고 편히 쉬면서 몸이 보내는 신호에 귀를 기울이는 공간입니다. 사실 이곳에 온 환우들은 몸은 내려놓지만 마음은 쉽사리 내려놓지 못하는 경우가 많습니다. 그런 점에서 마음 치유를 위한 다양한 길도 모색하고 있습니다. 숲속고요마을 곳곳에 세워진 시비(詩碑)도 환우들의 마음을 열고 마음을 내려놓게 하기 위한 노력입니다.

어느 날 숲속고요마을에서 노래자랑이 있었습니다. 순수하게 동료 연예인을 위로하러 온 가수 이광조 씨가 즉석에서 마련한 위로 콘서트 겸 환우들의 노래자랑 시간이었습니다. 게다가 장기자랑과 시 낭송까지 곁들였습니다. 저는 환우들의 사기를 돋우기 위해 흔쾌히 온열찜질기와 황토이불, 그리고 숲속고요마을에서 키우는 닭이 낳은 유정란 한 판 등 재미나고 유익한 상품을 걸었습니다. 처음엔 몸이 아파 시들시들하던 분들이 노래자랑이 진행될수록 활기를 찾아갔습니다. 어떻게 그런 에너지와 뜨거움을 누르고 있었을까 싶을 정도로 신나게 노래하고 춤추고 마음껏 끼를 발산하는 모습이 놀라웠습니다. 염소 소리를 내는 개인기에 배를 움켜쥐고 웃다가, 직접 쓴 환우의 시 낭송을 들으며 눈물까지 쏟은 그 날은 열정 그 자체였습니다.

이러한 치유 과정을 저는 '감성을 살리는 치유'라고 부릅니다. 암 환우들은 좋든 싫든 '암 투병'이라는 지독한 현실에 내몰려 있습니다. 치유를 한다고 병원으로, 한의원으로 다니다가 자연치유에 희망을 걸고 산골까지 오신 분들입니다. 치료에만 매달려 전전긍긍하는 것보다 하늘을 바라보고, 바람을 느끼고, 계절에 따라 옷을 갈아입는 능선을 바라보며 감동할 필요가 있습니다. 이렇게 자연에 감격하고 감사하며 치료하는 과정이 환우들에겐 필요합니다. '무미건조한 나날을 보내면 무미건조한 내(세포)가 태어나고, 행복한 나날을 보내면 행복한 내(세포)가 태어난다'고 생각합니다.

잣나무숲 산책로에서 만난 한 환우가 가던 길을 멈추고 주저앉아 이런 말을 했습니다.

"아이고, 원장님! 나 미치겠어요. 저 이쁜 새소리에 발이 걸려 넘어져서 일어날 수가 없어 주저앉아버렸어요."

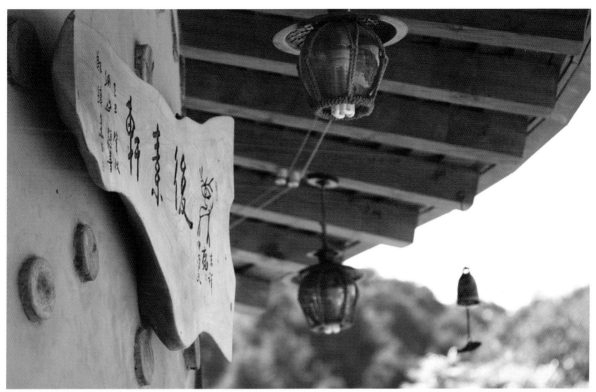

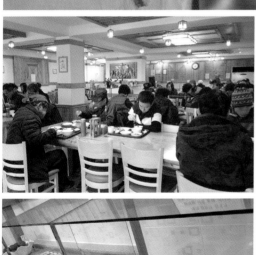

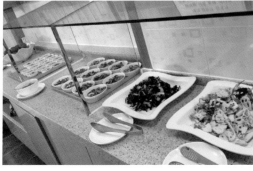

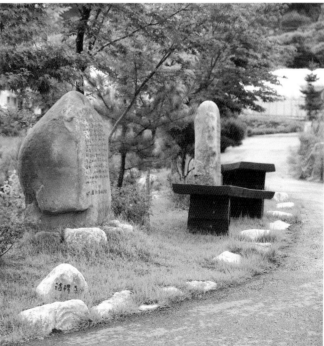

새소리에 발이 걸려 넘어진다… 참으로 놀라운 감성이 아닐 수 없습니다. 이런 감성을 가진 분은 꼭 치유에 성공할 것이라고 봅니다. 새소리에 발이 걸려 넘어져보고, 타오르는 붉은 노을에 명치끝을 맞아 멍이 들어도 보고, 피어오르는 운무에 갇혀 한나절 혼절해보는 것도 좋은 경험입니다. 스트레스에서 벗어나고, 자신의 마음을 다독이는 꿈틀거리는 감성이 있을 때 진정으로 암과 싸워 이기는 힘을 얻을 수 있습니다. 그리고 이 모든 과정을 그저 '암을 치유하는 시간'으로 받아들이는 것을 넘어 '더 나은 삶으로 나아가는 시간'으로 받아들였으면 하는 바람입니다.

새소리에 걸려 넘어진 윤종철 씨를 모티브로 시 한 편 써보았습니다.

윤종철씨

박경자

"내 이름은 윤종철, 종을 치는 남자예요"
항암으로 이미 다 빠져
없는 머리를 쓱 문지르며 인사하던 그

그가 숲속에서
또로롱 또로롱 새소리에
새소리에 그만
발 부리가 걸려 넘어졌단다
넘어져서는
아예 일어날 생각도 안 하고

새소리에 빠져

새소리 속에서

한나절을 놀다 왔단다

제 生의 발 부리에 걸려

왼쪽 폐를 온전히 잘라낸 그

그는 요즘 언제 어느 대목에서나

넘어지면 그냥 놀다 간단다

노을을 등에 지고

새소리에 흠씬 젖어 돌아온 그

그가 웃을 때마다

그의 웃음 속에서

종 치는 소리가 들렸다.

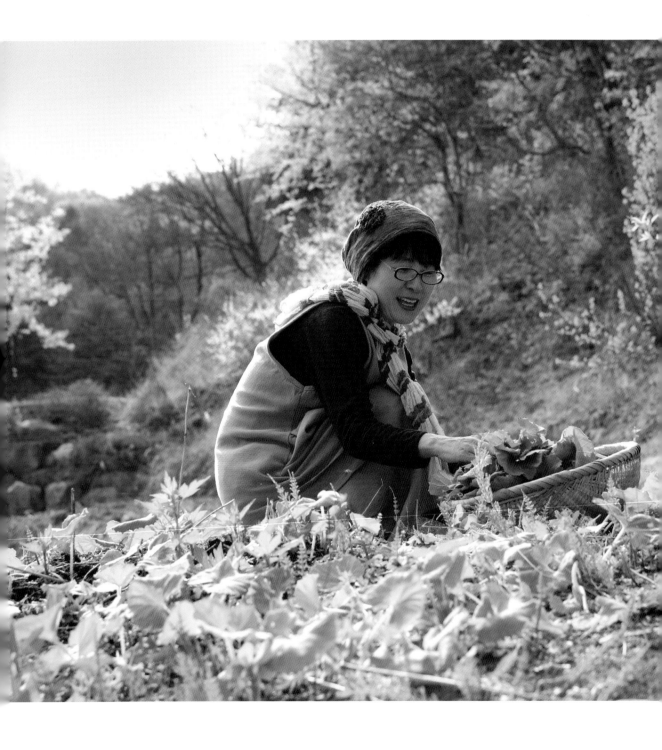

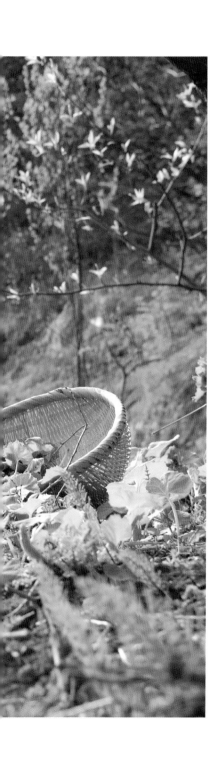

04

제철 나물로 만드는
항암반찬
무침, 복음, 조림

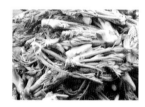

우리는 자연의 순환 원리에 맞춰 살아가는 생명체입니다.
그래서 봄, 여름, 가을, 겨울이라는 자연의 리듬에 맞춰
제철에 거둔 재료로 조리한 음식을 먹어야 합니다.
제철 음식은 가장 적기에 최고의 영양소를 우리에게 줍니다.
그중에서도 제철 나물은 가공하지 않은 자연 그대로의 약선 음식으로
환우들에게 부작용이 전혀 없는
천연 항암제이자 천연 영양제이며 천연 면역 증강제입니다.
또한 떨어진 입맛을 돋게 하는 신비한 효험도 있어
암 치유로 떨어진 기력과 입맛을 잡아주는
최상의 음식입니다.

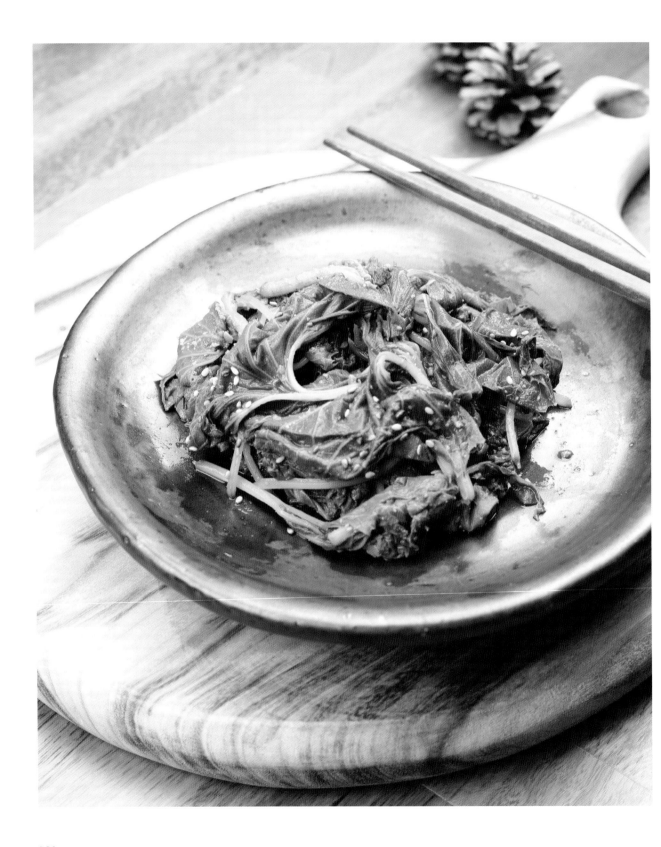

머위나물 무침

머위에는 쓴맛을 내는 페타시틴과 아이소페타시닌을 비롯해
케르세틴, 플라보노이드, 사포닌, 크산신 등이 함유되어 있어 항산화 및 항균 작용을 합니다.
특히 페타시틴 성분은 뇌졸중 개선에도 효능이 있는 것으로 밝혀졌습니다.
머위는 근위 효능이 있어 위장을 튼튼하게 만들고, 호흡기에 있는 가래를 삭여주고 해소하며,
천식을 없애는 데도 탁월한 효과가 있습니다. 또한 어혈을 없애주고 혈액순환을 좋게 합니다.

 재료(2~3인분)

생머위(연한 것으로) 500g, 천일염 약간, 통깨 약간
양념 : 집된장 1/2큰술, 집고추장 1/2큰술, 들기름 1큰술

 만드는 법

1. 머위를 흐르는 물에 깨끗이 씻어 천일염을 넣은 끓는 물에 넣고 머윗대가 무르도록 삶아줍니다.

2. 삶아진 머위를 찬물에 헹군 뒤 채반에 밭쳐서 물기를 적당히 빼줍니다.

3. 물기를 뺀 머위를 볼에 넣은 후 양념 재료들을 넣고 조무조물 무칩니다.

4. 무친 머위나물을 접시에 담고 통깨를 솔솔 뿌려 냅니다.

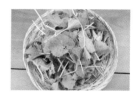
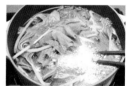
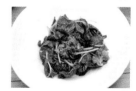

 TIP
- 머위 고유의 향을 살리기 위해 파와 다진 마늘은 넣지 않았으나 취향에 따라 넣어도 됩니다.
- 밭에서 직접 머위를 채취해서 바로 끓는 물에 삶아주면 더 깊은 맛과 향을 느낄 수 있습니다.

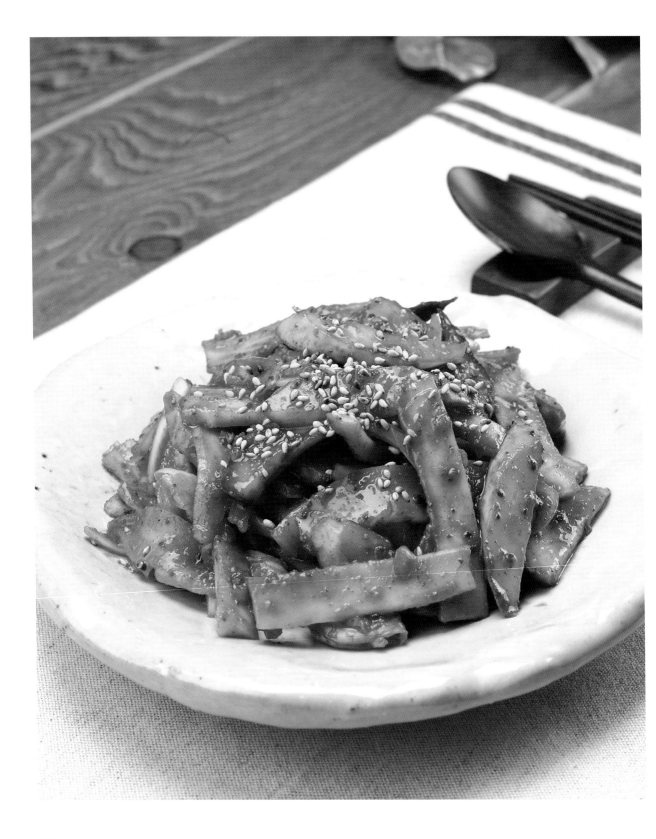

도라지 오이 무침

오이라고 하면 '수분이 많다'는 사실을 먼저 떠올리지만,
오이에도 다양한 영양소가 있으며 항암 작용도 하지요.
그래서 오이를 꾸준히 섭취하면 전립선암, 유방암, 난소암, 자궁암, 폐암 등을 예방할 수 있으며,
피부 미용, 소화 기능, 관절 건강에도 도움이 됩니다.
오이에 함유된 카로틴과 꼭지 부분의 쿠쿨비타신은 암세포를 억제하는 항산화 작용을 합니다.

 재료(2~3인분)

도라지 200g, 오이 70g, 양파 50g, 매실효소 2큰술, 식초 2큰술, 구운 소금 약간, 참깨 약간
양념 : 집고추장 1큰술, 다진 마늘 1작은술, 식초 1큰술, 매실효소 1큰술, 고춧가루 1작은술, 구운 소금 약간

 만드는 법

1. 도라지는 껍질을 벗기고 깨끗하게 문질러 씻은 뒤 먹기 좋은 크기로 썰어줍니다.

2. 도라지를 매실효소 2큰술과 식초 1큰술에 무쳐 2~3시간 재었다가 물기를 꼭 짜둡니다.

3. 오이는 길게 반으로 자른 뒤 사선으로 약간 도톰하게 썰어 구운 소금과 식초 1큰술에 30분간 절였다가 물기를 꼭 짜줍니다. (이렇게 하면 식감이 좋아져요.)

4. 양파는 가늘게 채 썰어 볼에 양념 재료와 함께 넣고 조물조물 섞습니다.

5. **2**의 도라지를 **4**에 넣고 조물조물 무치다가 접시에 담기 직전에 **3**의 오이를 넣고 섞습니다. 접시에 담고 참깨를 뿌려 냅니다.

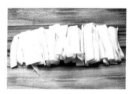
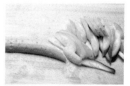
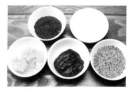

 TIP
- 도라지를 매실효소와 식초에 무쳐 2~3시간 재우면 풍미가 깊어집니다.
- 참깨는 볶아만 두고 먹기 직전에 손으로 으깨며 뿌려야 산화되지 않고 고소한 맛을 살릴 수 있습니다.

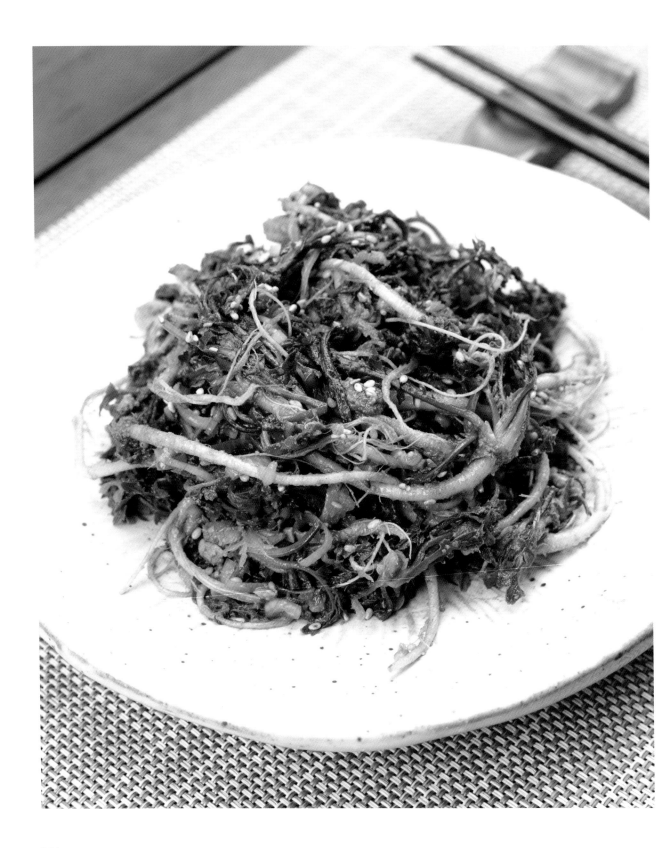

냉이 된장무침

향긋하면서 쌉싸래한 맛이 좋아 봄나물로 인기가 높은 냉이는 성질이 완만한 알칼리성 식품으로
혈액을 깨끗하게 해주고 콜레스테롤을 낮추는 작용을 합니다.
암을 억제하는 성분이 있어 항암 작용을 하고, 베타카로틴 성분을 다량 함유하고 있어
시력을 보호하고 피로 회복에도 좋습니다. 또 철분과 칼슘이 많고, 단백질 함량은 시금치의 2배나 됩니다.
다만 도로변이나 하천 주변에서 냉이를 캐면 중금속 오염의 위험이 있으니 주의해야 합니다.

 재료(2~3인분)

냉이 200g, 천일염 약간, 참기름 1작은술(환자식에는 들기름이 좋아요), 통깨 1작은술
양념 : 집된장 1/2큰술, 집고추장 1/2큰술, 다진 대파 1작은술, 다진 마늘 1작은술

 만드는 법

1. 냉이는 마른 잎은 떼어내고 잎과 뿌리 사이에 끼여 있는 흙은 칼로 긁고 잘 털어내며 다듬습니다.

2. 냉이를 흐르는 물에 흙이 없을 때까지 깨끗이 씻어 건져놓습니다.

3. 끓는 물에 천일염을 넣고 냉이를 재빨리 데친 뒤 찬물에 헹궈 살짝 물기를 짜둡니다. (너무 꼭 짜면 맛이 없어요.)

4. 볼에 **3**의 냉이를 담고 준비한 양념 재료들을 넣고 조물조물 무칩니다. (냉이에 양념이 겉돌지 않도록 손으로 무칩니다.)

5. **4**에 참기름을 넣고 잘 섞은 뒤 접시에 담고 통깨를 뿌려 냅니다.

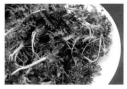

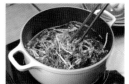

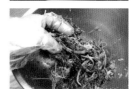

 TIP

- 언 땅에 뿌리를 박고 있는 냉이를 유기농 텃밭에서 직접 캐 바로 무치면 봄의 향기가 물씬 납니다.
- 집된장은 간이 일정하지 않으므로 무치면서 맛을 보며 가감합니다.

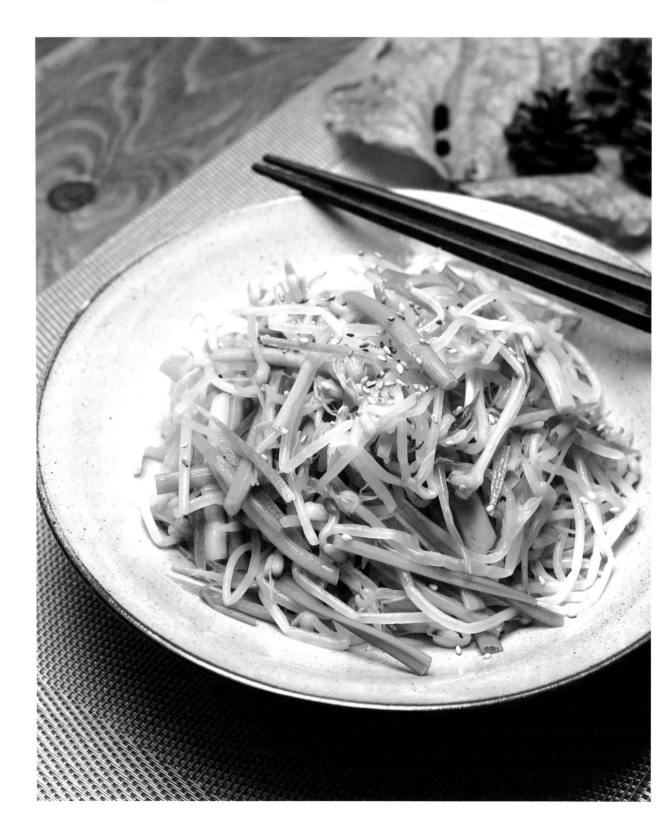

미나리 숙주 무침

미나리는 항산화물질인 플라보노이드가 풍부하며, 비타민C는 물론이고
나트륨, 마그네슘, 철, 구리 등 다양한 미네랄이 많이 들어 있습니다.
특히 케르세틴이라는 물질은 체내 세포의 산화를 방지하고, 항염증과 항암 효과가 있습니다.
암 중에서도 유방암, 대장암, 난소암, 위암, 방광암에 효과가 있는 것으로 밝혀졌습니다.
숙주 역시 면역력을 높여주고 체내의 다양한 독소들을 배출해줍니다.
해독을 해야 하는 암 환우들에게는 매우 유익한 식품이지요.

 재료(3인분)

미나리 50g, 숙주 300g, 당근 20g, 다진 파 1작은술, 다진 마늘 1작은술,
천일염 약간, 함초소금 1꼬집, 참기름 1작은술, 통깨 적당량

 만드는 법

1. 미나리와 숙주는 깨끗하게 여러 번 씻어둡니다.

2. 미나리는 5cm 길이로 썰고, 당근은 얇게 채 썰어둡니다.

3. 냄비에 물을 붓고 천일염을 넣어 끓입니다. 물이 끓으면 숙주를 넣고 센 불로 빨리 데친 다음 찬물에 헹궈 물기를 빼줍니다.

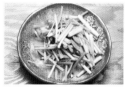

4. 미나리도 숙주와 같은 방식으로 데쳐 찬물에 헹군 뒤 물기를 빼줍니다. (미나리는 손으로 짜지 않고 채반에 밭쳐서 물기를 빼야 질겨지지 않아요.)

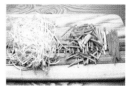

5. 볼에 **3**과 **4**, 채 썬 당근, 다진 마늘, 다진 파, 함초소금을 넣고 조물조물 무칩니다. 마지막에 참기름을 넣고 마저 무칩니다.

6. 접시에 담고 통깨를 뿌려 냅니다.

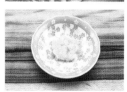

TIP 미나리와 숙주를 끓는 물에 데치지 않고 무수분 삶기를 해도 좋습니다. 뜨거운 냄비에 미나리와 숙주를 넣고
뚜껑을 덮어 한소끔 김이 오르면 뚜껑을 열어 식히면 됩니다.

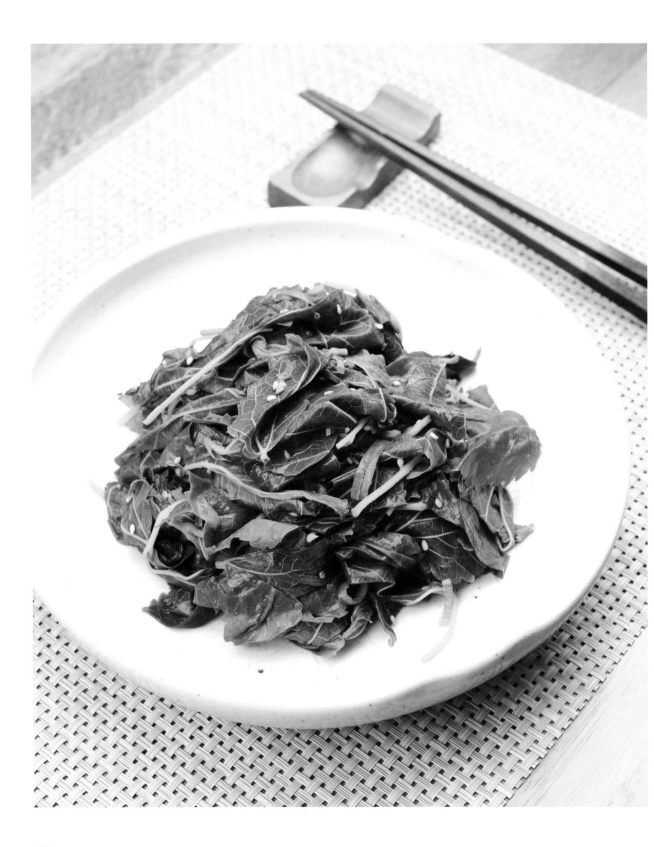

뽕잎 무침

일본 국립암센터와 도호대 약학부의 연구에 의하면, 뽕나무에는 몰신이라는
폴리페놀계 화학물질이 존재합니다. 암을 억제하는 효능이 뛰어난 반면
독성이 낮기 때문에 훌륭한 항암제 역할을 합니다.
뽕잎은 뇌혈관의 혈액순환을 좋게 하고 콜레스테롤을 낮춰 치매를 예방하는 효과도 있습니다.
당뇨, 고혈압 등의 만성질환을 예방하고 면역력 향상에도 도움을 줍니다.

 재료(2~3인분)

뽕잎 120g, 천일염 1꼬집, 통깨 약간
양념 : 집간장 1큰술, 들기름이나 참기름 1큰술, 깨소금 약간, 다진 마늘 1작은술, 다진 파 1작은술

 만드는 법

1. 뽕잎을 깨끗이 다듬어 씻어둡니다.

2. 물에 천일염을 넣고 끓이다가 물이 끓으면 뽕잎을 넣습니다.

3. 뽕잎의 대궁이 적당히 익었다 싶으면 빨리 꺼내 찬물에 헹구고 적당히 물기를 짜줍니다.

4. 데친 뽕잎을 볼에 담고 양념 재료를 넣고 조물조물 무친 뒤 접시에 담아 통깨를 뿌려 냅니다.

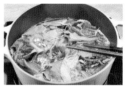

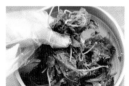

 TIP 뽕잎은 삶아 말려서 묵나물에 활용해도 훌륭하고, 생으로 데쳐 고추장이나 된장에 무쳐 먹을 수도 있으며,
어린잎을 덖어 말려 차로 끓여 마실 수도 있습니다. 버릴 것 하나 없는 훌륭한 식품이지요.
특히 인적이 드문 산골에서 자라는 야생 뽕나무가 효능이 더 뛰어나다고 합니다.

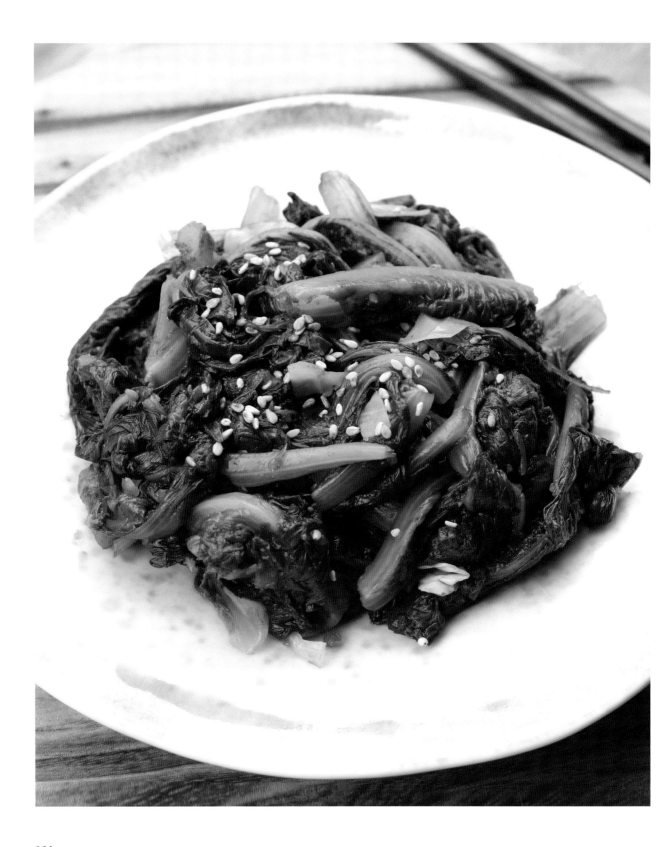

상추 고추장무침

상추에는 발암 성분을 억제하는 비타민C가 풍부해서 항암치료에 도움이 됩니다.
줄기에는 알칼로이드 성분이 있어 신경 안정 작용으로 숙면에 효과가 있으며,
철분과 비타민C는 피로 회복, 간 기능 개선, 변비 예방, 골다공증 예방에 좋습니다.
또 비타민A와 루테인은 눈 건강과 대장암 예방에도 효과가 있습니다.

 재료(2~3인분)

상추 200g, 천일염 적당량, 참기름 2작은술, 통깨 약간
양념 : 집고추장 1/2큰술, 다진 마늘 1작은술, 다진 파 1큰술

 만드는 법

1. 상추는 깨끗이 씻어 천일염을 넣은 끓는 물에 살짝 데친 뒤 찬물에 헹궈 물기를 짜둡니다.

2. 데친 상추에 양념 재료를 넣고 조물조물 무친 다음 참기름을 넣어 마저 무치고 통깨를 솔솔 뿌려 냅니다.

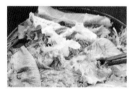

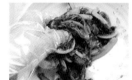

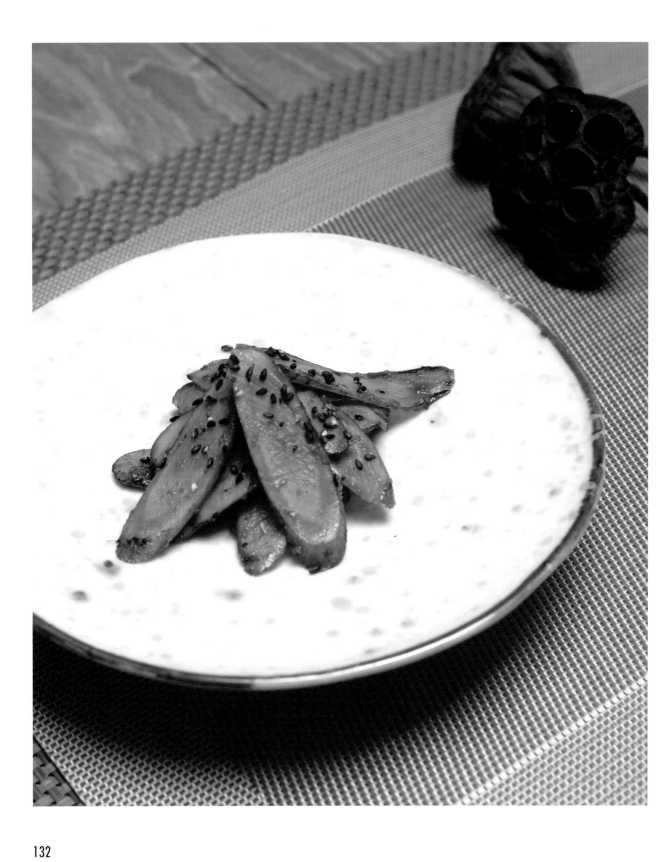

우엉 된장무침

우엉은 식이섬유가 풍부해 포만감을 주고 몸속 독소 배출을 돕습니다.
껍질에는 사포닌이 함유되어 있어 항산화 작용을 하고 콜레스테롤의 흡수를 막아줍니다.
우엉을 지질 때는 들기름을 썼는데 들깨에 함유된 지방의 절반은 리놀렌산입니다.
리놀렌산은 인체에 꼭 필요한 필수지방산으로, 돌연변이 세포 및 암세포 증식 억제 등
암 예방 효과가 있습니다. 특히 유방암과 대장암의 발생을 억제합니다.

 재료(2~3인분)

우엉 150g, 들기름 2큰술
양념 : 집된장 1작은술, 다진 마늘 1작은술, 검은 통깨 약간

 만드는 법

1. 우엉은 껍질을 칼등으로 살살 문질러 깨끗이 씻어준 다음 껍질째
얇게 어슷 썹니다.

2. 달궈진 팬에 들기름을 두르고 어슷 썬 우엉을 올려 중간 불로 적당
히 익을 만큼 지져줍니다. (우엉을 한꺼번에 많이 넣지 말고 팬의 바닥
에 깔릴 만큼만 넣습니다.)

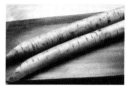

3. 익은 우엉을 양념 재료를 넣고 무칩니다. (집된장의 양은 간을 봐가며
넣으세요.)

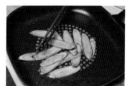

 • 우엉은 껍질에 사포닌이 함유되어 있으니 껍질째 드세요. 갈변된다고 물에 담그는 경우가 많은데,
그러면 맛과 영양이 모두 떨어집니다.

• 완전 자연식을 원한다면 들기름 대신 채소 육수를 1큰술씩 부어가면서 약한 불로 지져줍니다
(우엉을 한 번 굽는 데 드는 채소 육수는 총 5큰술 정도면 됩니다).

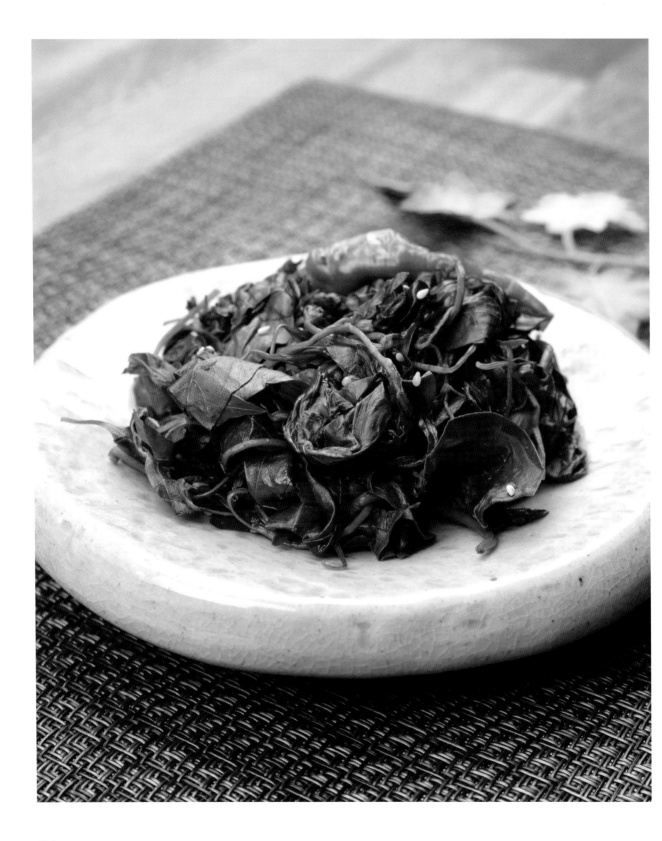

고춧잎장아찌

고춧잎에는 고추보다 많은 영양소가 함유되어 있습니다.
비타민A, 비타민C, 베타카로틴, 식이섬유, 칼슘 등이 풍부하게 함유되어 있어
항산화 작용, 암 예방, 심혈관질환 억제, 면역력 강화에 도움을 줍니다.
실제로 한 연구에서는 고춧잎 추출물에서 항산화 및 암세포 증식 억제 효과가 있는 것을 확인했습니다.
혈당 조절물질인 AGI가 풍부하기 때문에 혈당 조절에도 도움이 됩니다.

 재료

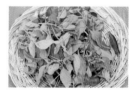

고춧잎 1kg
간장물 : 집간장 1/2 ℓ, 생수 1/2 ℓ, 사탕수수 원당 1 ℓ, 식초 3/4 ℓ, 매실효소 3/4 ℓ

 만드는 법

1. 고춧잎을 흐르는 물에 깨끗이 씻어 건져 물기를 완전히 말려줍니다.

2. 고춧잎의 물기가 마르는 동안 간장물을 만듭니다. 집간장, 생수, 사탕수수 원당을
솥에 넣고 센 불로 10분 정도 끓이다가 식초를 넣고 한소끔 더 끓인 뒤 불을 끄고 식힙니다.
(집간장의 간은 집집마다 다르기 때문에 간을 봐가며 양을 조절하세요.)

3. 물기가 완전히 마른 고춧잎을 항아리에 담고 한 김 식힌 간장물을 붓습니다.

4. 고춧잎이 숨이 죽으면 위로 뜨지 않게 잘 눌러줍니다.

5. 일주일 후에 고춧잎 항아리에서 간장물만 따라 내어 끓이고 완전히 식힌 다음
고춧잎 항아리에 다시 붓고 매실효소를 부어줍니다.

6. 3~4일 뒤에 저장용기에 옮겨 담아 고춧잎이 간장물 위로 뜨지 않게 잘 눌러준 다음
냉장 보관합니다.

 TIP
- 바로 먹어도 되지만 1년 내내 두고 밑반찬으로 가끔씩 꺼내 먹으면 입맛을 돋우는 별미가 됩니다.
- 무말랭이 무침에 넣어 무치면 맛의 궁합이 최상입니다.
- 간장물을 만들 때 다시마, 양파 등을 더 넣을 수도 있지만 오래 저장해두고 먹으려면 재료를 최소화해야 맛이
깔끔합니다.

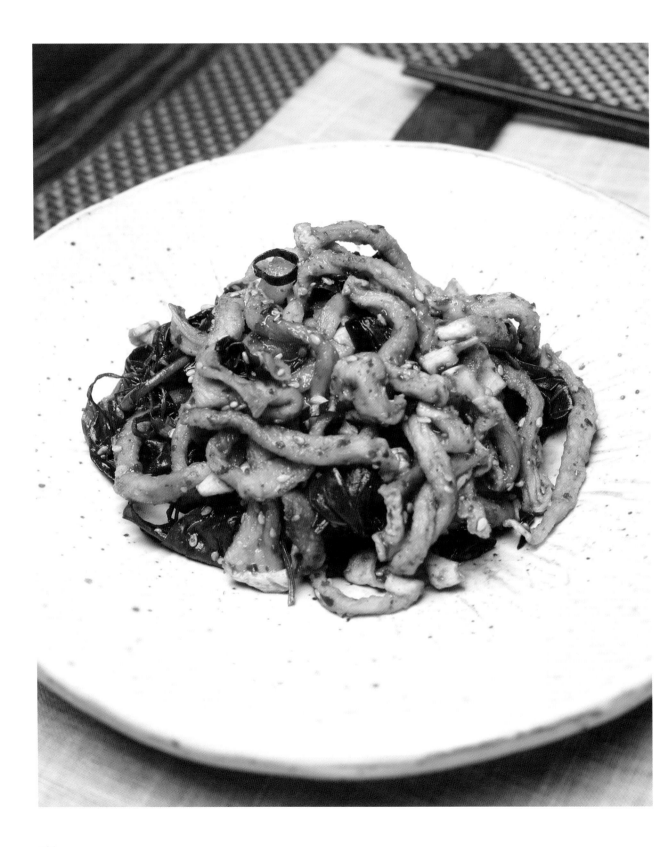

무말랭이 고춧잎장아찌 무침

무말랭이에는 암 발생을 억제하는 리그닌이라는 식이섬유가 풍부합니다. 리그닌은 소화관의 기능을
활발하게 하고 소화물의 장내 통과 시간을 단축시켜 유해물질을 막고 대장암, 담석증, 동맥경화 등을 예방합니다.
햇볕에 말린 무말랭이는 그 효능이 녹용이나 산삼보다 좋다고 합니다.
칼슘이 무의 22배나 되고, 철분은 무의 48배, 식이섬유는 무의 15배, 비타민C는 사과의 7배에 달하지요.
무말랭이는 생무보다 식이섬유가 50% 이상 풍부해 소화 촉진은 물론 변비 해소에도 좋다고 합니다.

 재료(2~3인분)

무말랭이 60g, 고춧잎장아찌 20g, 참기름 1작은술, 통깨 약간
무침 양념 : 채소 육수(276쪽 참조) 3큰술, 맛간장(278쪽 참조) 1큰술, 현미조청 1/2큰술, 마른 고추 1개,
고춧가루 1/2큰술, 다진 파 1작은술, 다진 마늘 1작은술

 만드는 법

1. 무말랭이는 물에 재빨리 씻어 건져 그릇에 담고 물을 뿌려가며 부
드러워질 때까지 5~6시간 불립니다. (중간 중간 뒤적여주세요.)

2. 무말랭이를 불리는 동안 무침 양념을 만듭니다. 우선 냄비에 채소
육수, 맛간장, 현미조청, 마른 고추를 잘라 넣고 끓입니다. 국물이
졸면 불을 끄고 마른 고추는 건져냅니다. 여기에 다진 파와 다진 마
늘, 고춧가루를 넣어 양념을 완성합니다.

3. 양념의 열기가 한 김 식으면 불린 무말랭이, 고춧잎장아찌, 통깨와
참기름을 넣고 조물조물 무칩니다.

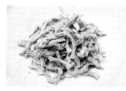

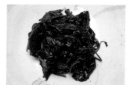

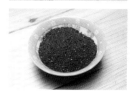

TIP
• 무말랭이는 물에 담그지 말고 재빨리 씻어 건져 그릇에서 적당한 수분을 공급하면서 뒤적이며 불려야
고유의 단맛을 유지할 수 있습니다.

• 다진 마늘과 다진 파는 기호에 따라 생략해도 됩니다. 말린 무의 매콤달콤한 맛과 고춧잎장아찌의 맛이 어우러져
입맛을 돋웁니다.

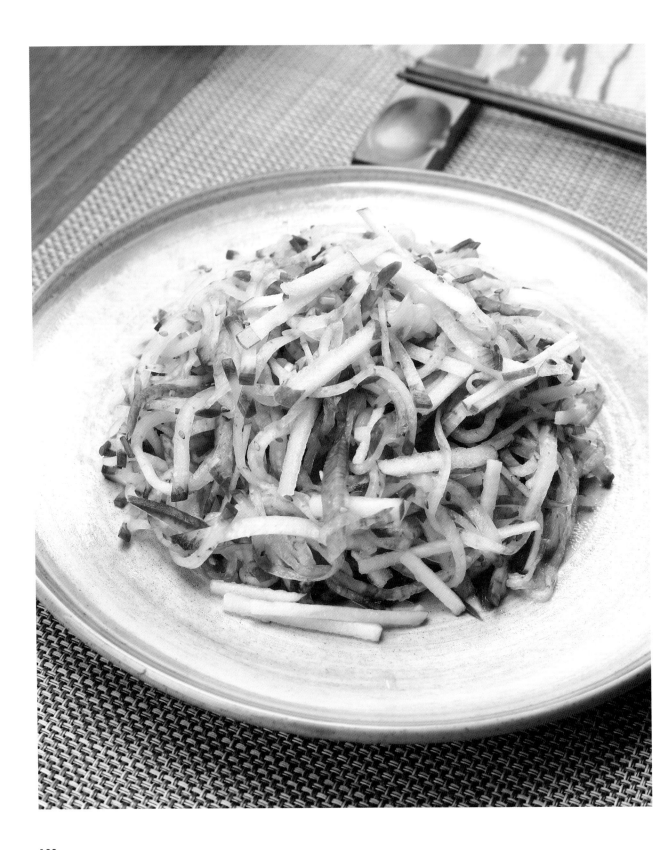

자색무 사과 생채

자색무는 항산화 성분인 베타인이 함유되어 있어 종양이 생기는 것을 막아줍니다.
특히 위암과 결장암 등에 효과가 있는 것으로 알려져 있어요. 또 콜린이라는 성분은 염증을 감소시키고,
유해 독소와 활성산소를 제거하기 때문에 암의 예방과 치유에 도움이 됩니다.
이 외에도 자색무는 인슐린을 생성시켜 혈당 조절에 도움을 주고 고혈압을 낮추는 역할도 합니다.
사과에 함유된 폴리페놀 등 항산화물질은 노화 방지, 동맥경화 예방, 항암 효과가 있습니다.

 재료(2~3인분)

자색무 100g, 양파 30g, 사과 100g, 매실효소 1큰술, 식초 1큰술, 구운 소금 1작은술,
소금물 적당량, 다진 마늘 1작은술, 다진 파 1작은술, 통깨 1작은술

 만드는 법

1. 자색무와 양파는 가늘게 채 썰어 매실효소와 식초, 구운 소금에 절입니다.

2. 사과도 채 썰어 갈변되지 않도록 소금물에 담갔다 건져놓습니다.

3. 자색무와 양파의 물기를 적당히 짜낸 뒤 다진 파와 다진 마늘을 넣고 버무립니다.

4. 상에 올리기 직전에 **2**의 사과를 섞고 통깨를 뿌립니다.

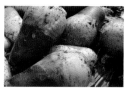
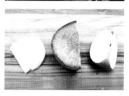
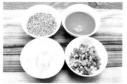

 TIP
- 항암치료로 속이 메스꺼워 칼칼한 것이 생각나는데 매운 음식은 못 먹을 때 상큼하고 달큼한 음식을 먹으면 입맛이 돌아올 수 있습니다. 자극적이지 않은 색감도 입맛을 살리는 데 도움을 줍니다.
- 텃밭이 있다면 자색무를 심어 저장해두세요. 식감이 아삭해 푸성귀가 귀한 겨울철 상차림에 효자 노릇을 합니다.

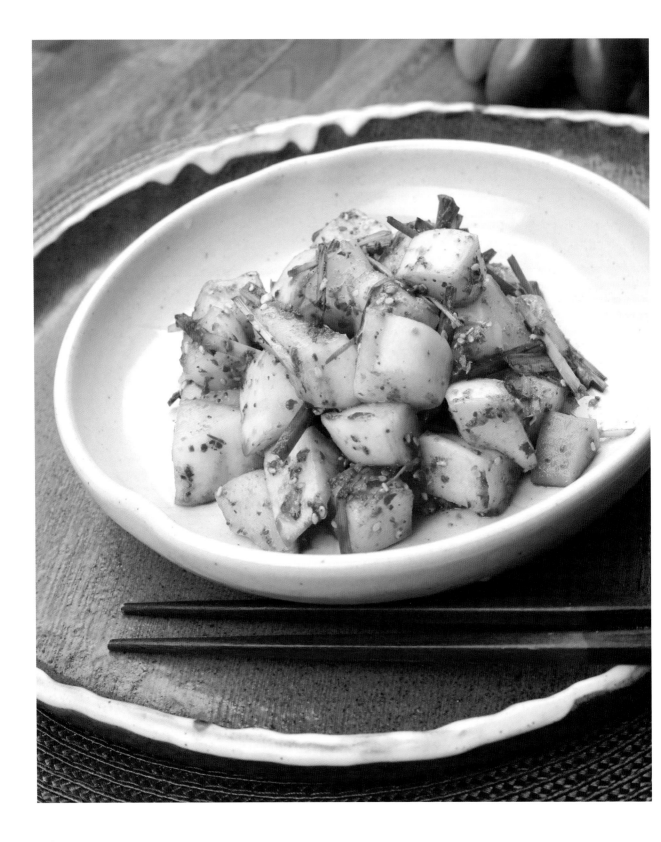

참외 깍두기

참외 꼭지에 함유된 쓴맛을 내는 쿠쿠르비타신이라는 성분은 항암 및 항산화 효과가 있고
간 해독에 유익한 것으로 알려져 있습니다. 특히 참외는 암세포의 증식을 막는 항암식품이기도 합니다.
또 비타민C의 함량이 높아서 피로 회복에 좋고, 장내 유해균을 잡아주고 식중독도 예방합니다.
엽산이 풍부하게 함유되어 있어 빈혈 예방에도 좋습니다.

 재료(2~3인분)

참외 300g, 당근 50g, 부추 30g, 천일염 1/3컵, 조청 2큰술, 통깨 약간
양념 : 양파 50g, 홍고추 15g, 고춧가루 1큰술, 다진 마늘 1작은술, 다진 생강 1작은술, 황새기젓갈 30㎖

 만드는 법

1. 참외는 흐르는 물에 깨끗이 씻어 껍질째 반을 쪼갠 뒤 씨를 발라내고 깍둑 썰어줍니다.

2. 1의 참외를 천일염과 조청에 절입니다. 참외의 수분이 어느 정도 빠져 부드러워지면 물기를 꼭 짜둡니다.

3. 당근도 참외와 같은 크기로 썰고, 부추는 2~3cm 길이로 자릅니다.

4. 양념을 만드는데, 양파와 홍고추는 곱게 갈고, 고춧가루와 다진 마늘, 다진 생강은 황새기젓갈에 넣어 불립니다.

5. 큰 볼에 2, 3, 4를 넣고 버무린 다음 통깨를 솔솔 뿌려줍니다.

6. 기호에 맞게 숙성시킨 뒤 냉장고에 보관합니다.

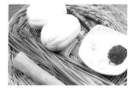
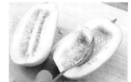
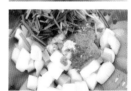

TIP 참외는 껍질째 먹어야 합니다. 껍질에 모든 영양소가 함유되어 있기 때문입니다.

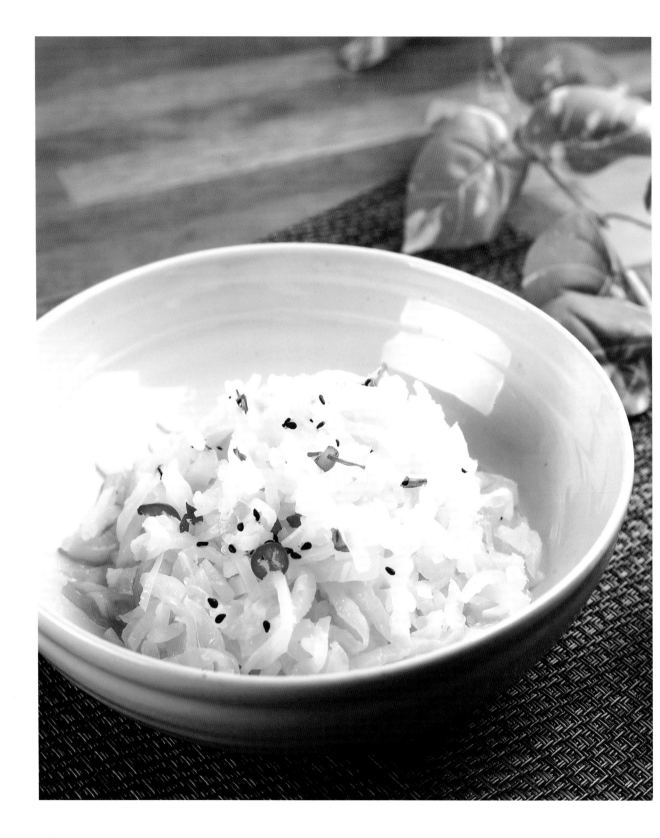

무나물 볶음

무에는 글루코시놀레이트라는 성분이 다량 함유되어 있어 항암, 항균, 살충 작용을 합니다.
특히 껍질에 면역력을 높이는 비타민C가 속보다 2배 많으며, 아밀라아제 효소가 많이 함유되어 있어
소화를 돕고 허약해진 위를 튼튼하게 해 위암 예방 효과가 있습니다.
골다공증 완화에도 효능이 있습니다.

 재료(2~3인분)

무 300g, 채소 육수(276쪽 참조) 1/4컵, 들기름 1큰술, 구운 소금 1작은술,
다진 파 2큰술, 다진 홍고추 1작은술, 검은 통깨 1작은술

 만드는 법

1. 무는 껍질째 깨끗이 씻어 길이 7cm 정도로 썰어서 낭창하게 채 썰어줍니다.

2. 팬에 **1**의 무채와 채소 육수를 붓고 중간 불로 20분 정도 끓이다가 뒤적여주고 다시 뚜껑을 덮고 5분 정도, 적당한 식감이 느껴질 때까지 끓입니다.

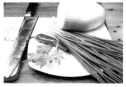

3. 뚜껑을 열어 들기름을 넣고 무채를 볶다가 구운 소금, 다진 파를 넣고 섞어가며 볶습니다.

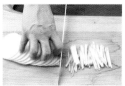

4. 접시에 담아 다진 홍고추와 검은 통깨를 뿌려 냅니다.

TIP 가을무는 먹고 트림만 안 하면 산삼보다 낫다는 말이 있어요. 그만큼 영양이 뛰어나지요.

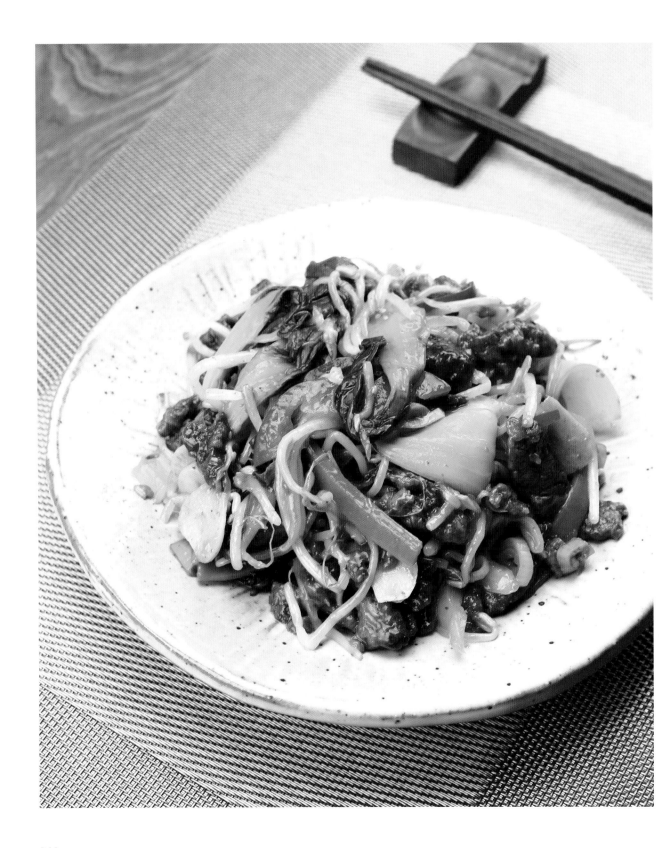

144

소고기 채소 볶음

암 환우들은 고기를 먹으면 안 된다고 생각하지만, 사실은 정반대입니다.
전문가들은 고기를 통해 섭취되는 단백질이 백혈구, 항체 기능을 활성화해 면역력을 유지해준다고 말하지요.
또한 총섭취열량이 줄어들면 정상적인 세포 활동이 이루어지지 않아 암과 싸우는 힘도 떨어지므로
암 환우들은 건강한 사람들보다 1.5배는 더 잘 먹어야 합니다. 그런 점에서 소고기는 단백질이 풍부하고
비타민B1, 비타민B2, 철분 등이 많아 항암치료로 기력이 쇠해진 환우들에게 꼭 필요한 식품입니다.

 재료(2~3인분)

소고기(안심) 200g, 깍뚝 썬 양파 50g, 깍뚝 썬 홍·황파프리카 50g, 대파 1대, 청경채 50g,
숙주 100g, 연근즙(강판에 갈아서 꾹 짠 것) 3큰술, 압착 올리브유 2큰술
양념 : 맛간장(278쪽 참조) 1큰술, 생강술 1큰술, 다진 마늘 1/2큰술

 만드는 법

1. 소고기를 0.4cm 두께로 썰어줍니다. 준비해둔 양념 재료를 반씩 덜어서 소고기를 밑간하고 2시간 정도 숙성시킵니다.

2. 대파는 두껍게 채 썰고, 청경채와 숙주는 깨끗한 물에 씻어 건져놓습니다.

3. **1**의 소고기에 연근즙을 묻혀 팬에 지집니다.

4. 다른 팬에 압착 올리브유를 두르고 센 불로 숙주를 비린내 없이 볶아준 다음 **2**의 채소, 깍뚝 썬 양파·파프리카, 남은 양념 재료, 지진 소고기를 넣고 한소끔 볶습니다.

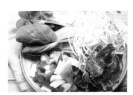

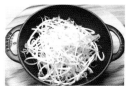

 TIP
- 연근즙은 녹말가루 대신 사용합니다. 음식의 풍미와 항암 효과를 높여줍니다.
- 소고기는 많이 섭취하는 것보다 적당히 섭취해야 건강에 도움이 됩니다. 소고기는 깻잎과 궁합이 맞아 청경채 대신 깻잎을 넣어도 좋고 부추를 넣어도 좋습니다. 그때그때 냉장고에 있는 채소를 활용해서 만들면 훌륭한 별미 반찬이 됩니다.

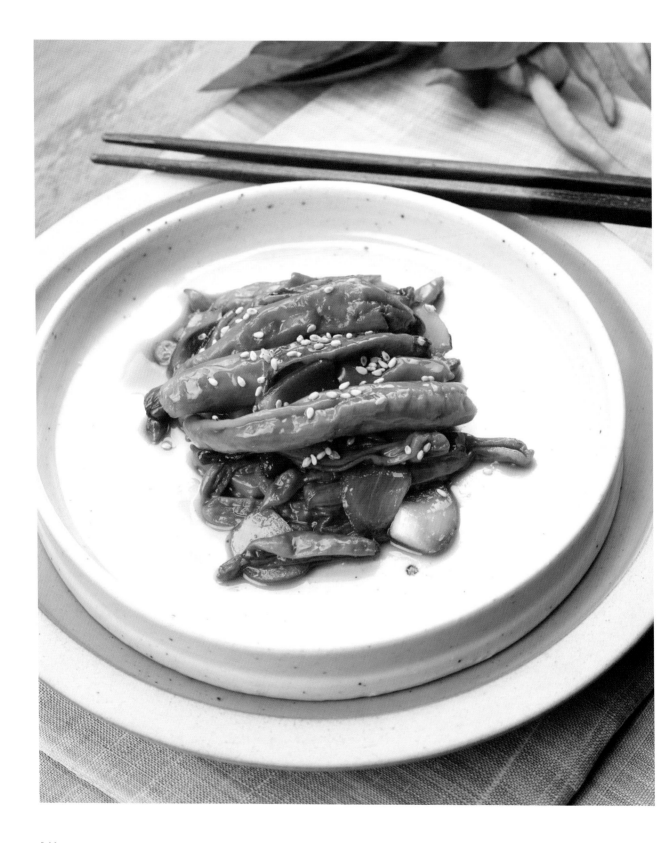

꽈리고추 마늘 볶음

미국 국립암연구소에서는 5년간 항암 성분이 함유된 48가지 식품을 선정해 그 효능을 연구했습니다.
그 결과 가장 탁월한 항암 효과를 보인 것이 바로 마늘이었습니다.
마늘에 함유된 항산화물질은 종양세포의 증식을 억제하고 피부암, 유방암, 위암 등에서 모두 효과를 보였습니다.
꽈리고추는 감마아미노락산과 루틴 성분이 많이 함유되어 있어 혈압을 낮추고
모세혈관을 강화 및 확장시켜 신진대사를 활발하게 해주는 효과가 있습니다.

 재료(1~2인분)

꽈리고추 100g, 통마늘 50g, 현미유 2큰술, 맛간장(278쪽 참조) 1큰술,
현미조청 1작은술, 참기름 1큰술, 통깨 약간

 만드는 법

1. 꽈리고추는 깨끗이 씻어 꼭지를 떼고 도구를 이용해 구멍을 내줍니다.

2. 마늘은 편으로 썰어줍니다.

3. 달군 팬에 현미유를 두르고 마늘을 넣고 볶다가 꽈리고추를 넣어 살짝 볶습니다.

4. **3**에 맛간장과 현미조청을 넣고 은근하게 졸입니다.

5. 수분감이 거의 없어지면 불을 끄고 참기름과 통깨를 넣어 골고루 섞은 다음 접시에 담아 냅니다.

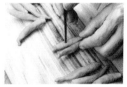
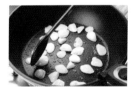
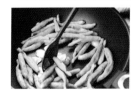

TIP 밭에 주렁주렁 달린 꽈리고추를 금방 따서 조리하면 별 양념을 하지 않아도 고추의 향과 단맛이 우러나 맛이 있습니다.

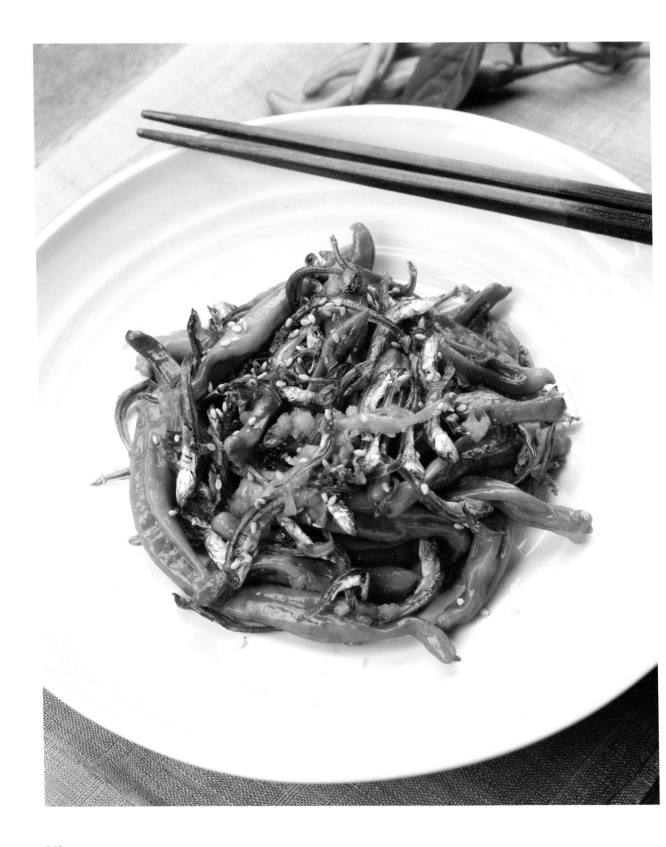

꽈리고추 멸치 볶음

꽈리고추는 감마아미노산락과 루틴 성분이 많이 함유되어 있어
혈압을 낮추고 모세혈관을 강화·확장시켜 신진대사를 활발하게 해주는 효과가 있습니다.
특히 유방암의 세포 증식을 억제하는 효능이 있다는 논문이 발표되기도 했습니다.
꽈리고추를 올리브유로 볶으면 꽈리고추에 함유된 베타카로틴 성분이 더 잘 흡수됩니다.

 재료(2~3인분)

꽈리고추 100g, 잔멸치100g, 양파 1/4개, 현미유 1큰술, 구운 소금 1꼬집,
다진 마늘 1작은술, 집간장 1큰술, 올리고당 1작은술, 참기름 1큰술, 통깨 약간

 만드는 법

1. 꽈리고추는 깨끗이 씻어 꼭지를 떼고 도구를 이용해 구멍을 내줍니다.

2. 잔멸치는 마른 팬에 따로 볶아놓습니다.

3. 양파는 얇게 채 썰어 준비합니다.

4. 달군 팬에 현미유를 두르고 꽈리고추와 구운 소금을 넣고 살짝 볶습니다.

5. 꽈리고추가 숨이 약간 죽으면 채 썬 양파, 다진 마늘, 집간장, 올리고당을 넣고 중간 불로 졸이다가 국물이 반쯤 줄면 볶아놓은 멸치를 넣고 살짝 볶습니다.

6. 불을 끄고 참기름과 통깨를 넣어 골고루 섞어준 다음 접시에 담습니다.

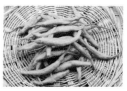
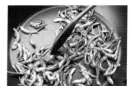
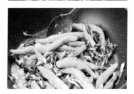

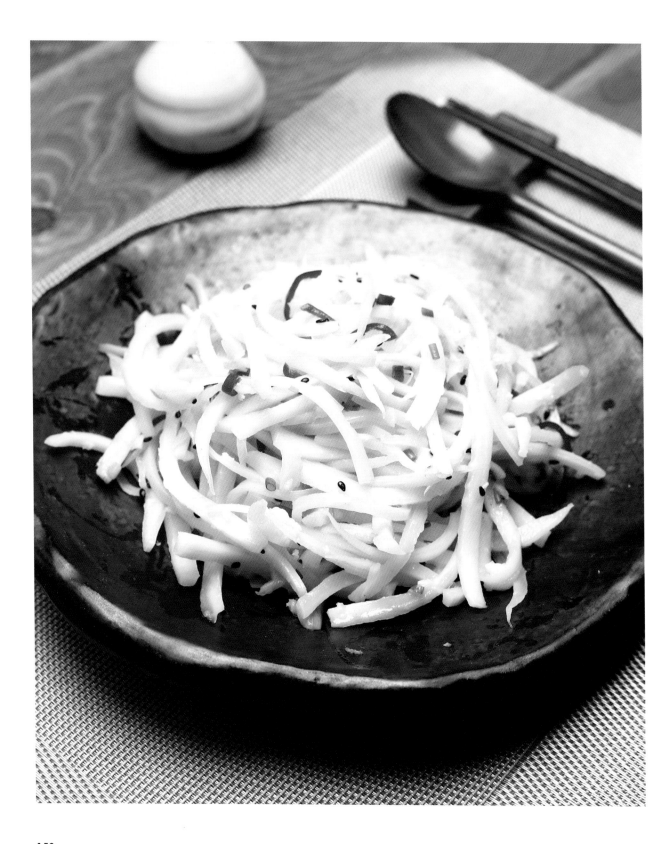

도라지 볶음

도라지에는 사포닌 성분이 다량 함유되어 있으며,
성질이 따뜻해 항염, 거담, 항궤양, 부신피질호르몬 분비, 기도 점액 분비, 타액 분비 촉진 등의
약리 작용을 하고 면역력을 강화하는 효능이 있습니다.
야생 도라지에는 사포닌, 이눌린, 화이토스테린 성분이 재배 도라지에 비해
4~15배가량 더 함유되어 있으니 이왕이면 야생 도라지를 드세요.

 재료(2~3인분)

도라지 300g, 식초 1작은술, 구운 소금 1작은술, 현미유 1큰술, 다진 마늘 1작은술,
송송 썬 쪽파 1작은술, 채 썬 홍고추 1작은술, 검은 통깨 1작은술

 만드는 법

1. 도라지는 깨끗이 씻어 껍질을 벗기고 먹기 좋은 굵기로 찢어둡니다.

2. 찢어둔 도라지는 갈변을 막기 위해 식초와 구운 소금을 넣은 물에 담가둡니다. 1시간 정도 후에 채반에 밭쳐 물기를 뺍니다.

3. 달궈진 팬에 현미유를 두르고 다진 마늘을 넣고 볶다가 **1**의 도라지를 넣어 살짝 볶아줍니다.

4. 볶아낸 도라지에 송송 썬 쪽파, 채 썬 홍고추, 검은 통깨를 넣고 골고루 섞어줍니다.

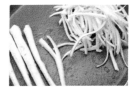
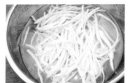
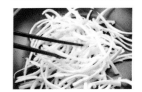

 TIP
• 도라지는 생으로도 먹을 수 있으니 살짝만 볶아 아삭한 식감을 살려 드세요.
• 도라지의 영양과 효능을 그대로 섭취하려면 껍질째 깨끗이 씻어서 조리해도 좋아요.
  이때는 도라지가 익을 때까지 볶아줍니다.

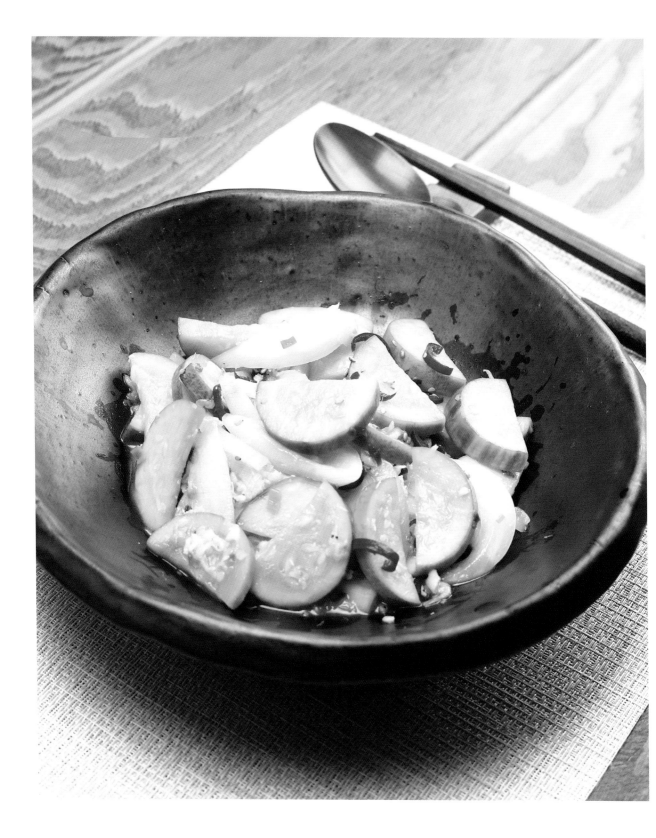

애호박 새우젓 볶음

애호박은 저칼로리 고섬유질 음식인 데다 칼륨이 풍부해 해독과 혈압 정상화에 효과적입니다.
새우젓은 발효되는 과정에서 새우 껍데기에 존재하는 키틴이라는 성분이
일부 분해되어 키틴올리고당이 됩니다. 일반적으로 암 치료가 어려운 것은 전이 때문인데,
키틴올리고당은 대식세포와 면역세포를 활성화해 암의 전이 과정을 막아서 암 치료에 도움을 줍니다.

 재료(2인분)

애호박 1개, 양파 1/4개, 홍고추 1/2개, 새우젓 1작은술, 다진 파 1작은술,
다진 마늘 1작은술, 들기름 1작은술, 통깨 1작은술

 만드는 법

1. 애호박을 반으로 갈라 도톰하게 반달 모양으로 썰어줍니다.

2. 양파도 도톰하게 채 썰고, 홍고추는 가늘게 채 썰어둡니다.

3. 팬에 애호박, 양파, 새우젓을 넣고 팬 뚜껑을 덮어 자체 수분으로 익힙니다.

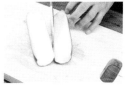

4. 애호박이 사각사각 식감이 살아나도록 살짝 익으면 다진 파와 다진 마늘을 넣고 살짝 더 볶다가 불을 끈 다음 들기름을 넣고 마무리합니다.

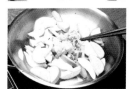

5. 통깨와 채 썬 홍고추를 섞어 접시에 담아 냅니다.

 TIP

• 보통은 채소를 볶을 때 팬에 기름을 두르지만 항암식에서는 자체 수분이나 채소 육수로 볶습니다. 이유는 산화된 기름의 섭취를 줄이기 위해서이기도 하지만 항암이나 방사선으로 속이 메스꺼운 환우에게는 담백한 조리로 채소 자체의 맛을 살려 느끼함을 없애주는 노하우가 필요하기 때문이지요.

• 만약 갑각류 알레르기가 있다면 새우젓은 넣지 마세요. 위의 레시피에서 새우젓, 파, 마늘을 넣지 않아도 애호박 본연의 맛을 살리면서 담백한 반찬이 됩니다.

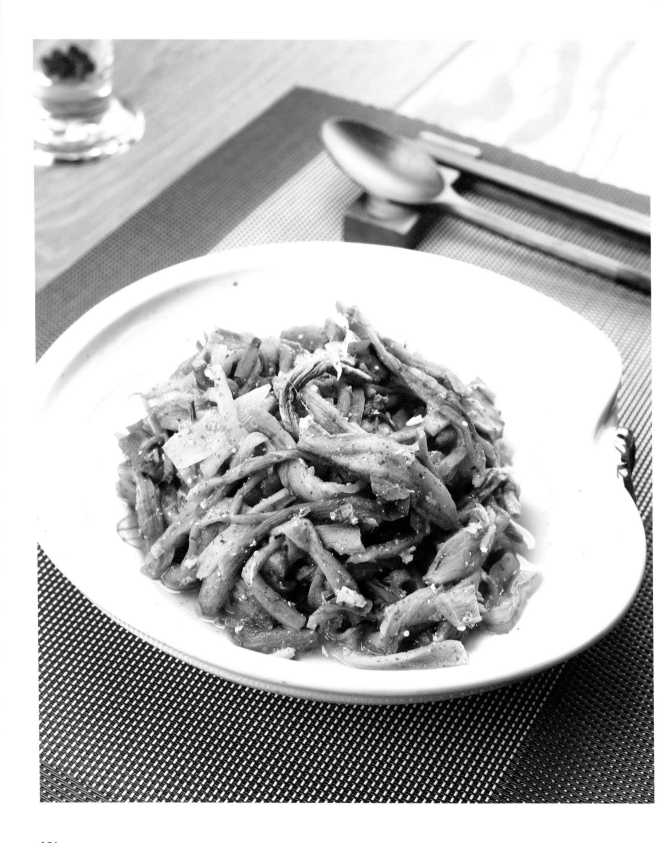

토란대 들깨볶음

토란은 장내 환경을 개선해 면역력을 강화합니다.
펙틴 성분은 장염으로 인한 상처를 회복시키고 불안정한 장의 상태를 안정적으로 만들어줍니다.
또 갈락탄과 뮤신 성분은 장내 염증을 잡아주는 역할을 합니다.
식이섬유까지 풍부해서 장운동을 원활하게 해주어 인체의 면역력을 상승시킵니다.
베타카로틴은 몸속 독소를 배출하고 혈관을 강화해주기 때문에 암 환우들의 빠른 회복을 돕습니다.

 재료(2~3인분)

불린 토란대(식초 탄 물에 3시간 동안 담가둔 것) 300g, 생들깨가루 3큰술, 양파 1/4개,
맛간장(278쪽 참조) 1작은술, 다진 마늘 1작은술, 들기름 1큰술, 채소 육수(276쪽 참조) 1컵, 다진 파 1큰술

 만드는 법

1. 불린 토란대를 식감이 살아 있을 만큼(약 20분 정도) 삶아서 헹군 뒤 하룻밤 물에 담가둡니다. (이렇게 하면 아린 맛이 줄어들어요.)

2. 토란대를 깨끗이 헹군 후 물기를 꼭 짜서 5cm 크기로 썰어놓고, 양파는 채 썰어둡니다.

3. **2**의 토란대에 맛간장과 다진 마늘, 들기름을 넣어 조물조물 무칩니다.

4. 팬에 들기름을 두르고 채 썬 양파를 먼저 볶다가 썰어둔 토란대를 넣고 볶습니다.

5. 토란대가 물러지면 채소 육수를 붓고 볶아줍니다.

6. 육수가 자작해지면 생들깨가루, 다진 파를 넣고 살짝 볶아 접시에 담습니다.

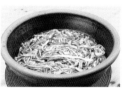
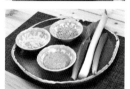

TIP
- 들깨와 토란대의 만남은 특별합니다. 들깨는 토란대에 부족한 불포화지방산을 보충해주는데, 특히 껍질을 벗겨내지 않은 생들깨는 영양이 살아 있지요.
- 토란대는 유기농으로 직접 농사지어 하나하나 껍질을 까서 가을 햇볕에 말려놓은 것으로 구입하세요. 풍미와 식감이 부드러워 먹으면 환상 그 자체입니다.
- 들깨 또한 유기농으로 직접 농사지은 것이야말로 암 환우를 살리는 최고의 보양식품입니다.

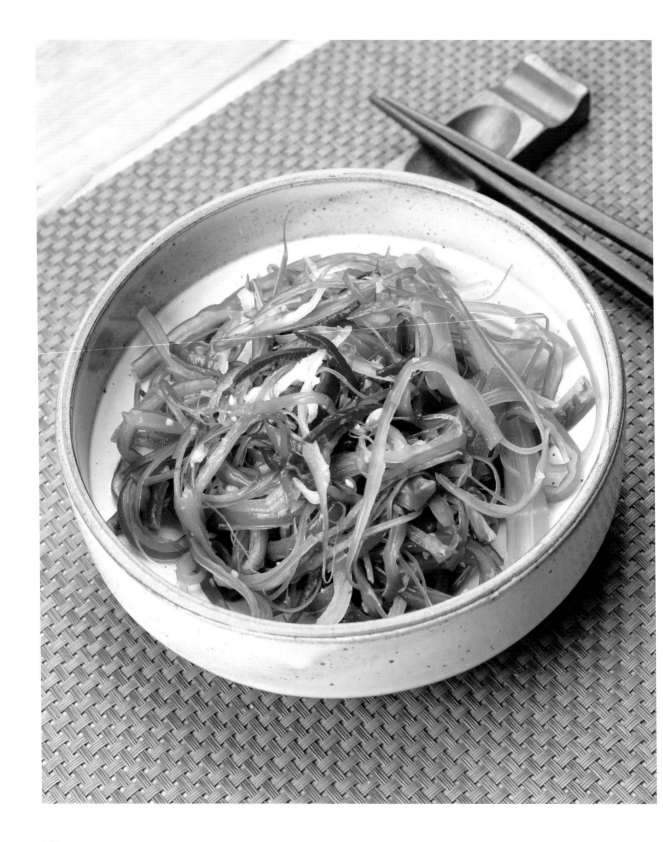

미역줄기 볶음

미역은 한약재로 쓰일 정도로 질병 예방 효과가 탁월합니다.
후코이단이라는 성분은 암세포의 성장을 돕는 새로운 혈관의 생성을 막고,
암세포가 장기적으로 정착하는 것을 막아줍니다.
암세포의 성장을 30% 이하로 줄여주며, 특히 직장암에 탁월한 효과를 냅니다.
수용성 섬유질인 알긴산은 몸속의 중금속, 환경호르몬, 발암물질을 흡착시켜 체외로 배출해줍니다.

 재료(3~4인분)

미역줄기 300g, 양파 1/2개, 홍고추 1개, 식초 2큰술, 현미유 2큰술, 다진 마늘 2큰술, 생수 2~3큰술

 만드는 법

1. 미역줄기의 소금기를 털어내고 찬물에 가볍게 헹군 뒤 찬물에 10분 정도 담가둡니다. 짠맛이 적당히 빠지면 건져놓습니다.

2. 미역의 굵은 줄기는 가늘게 찢고 적당한 길이로 썰어줍니다.

3. 끓는 물에 식초를 넣고 미역줄기를 10초 정도 데친 뒤 찬물에 헹궈 채반에 밭칩니다. 이때 물기는 적당히 뺍니다. 그래야 볶을 때 기름을 덜 쓸 수 있어요.

4. 양파와 홍고추를 얇게 채 썰어둡니다.

5. 달군 팬에 현미유를 두르고 **3**의 미역줄기, 다진 마늘을 넣고 볶다가 수분감이 사라지면 생수를 넣고 볶습니다.

6. **5**에 채 썬 양파를 넣고 투명해질 정도로 볶다가 채 썬 홍고추를 넣고 살짝 볶아서 그릇에 담습니다.

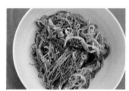
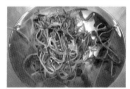
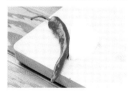

 TIP
- 미역줄기는 끓는 식초물에 데치면 진과 비린내가 없어지고 색감도 파릇파릇해집니다.
- 미역줄기를 볶을 때 기름을 많이 쓰지 않으려면 미역줄기에 수분을 남겨서 볶고, 중간에 수분감이 사라지면 생수를 조금 넣고 볶습니다.

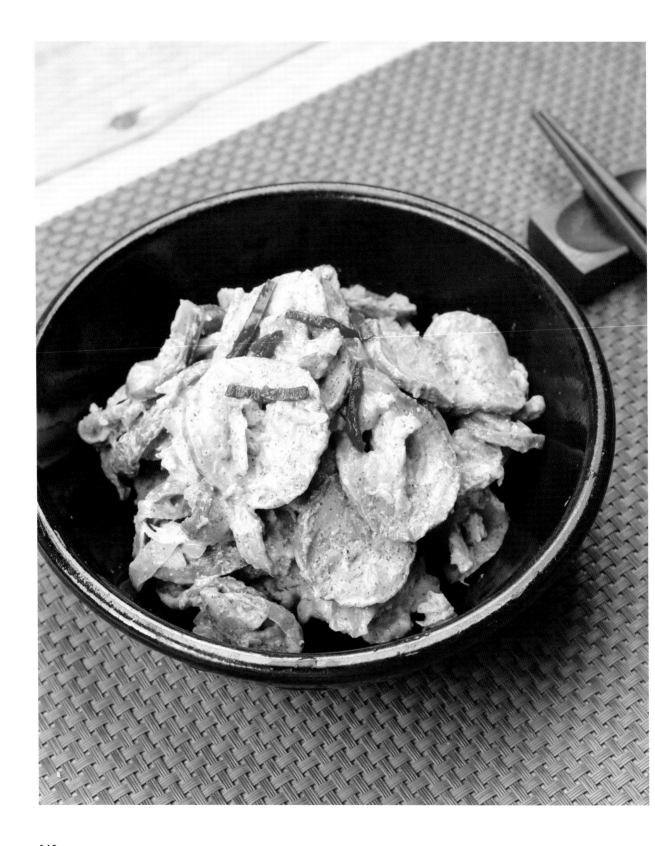

호박고지 볶음

호박고지는 애호박을 얇게 썰어 말린 것이기 때문에 호박의 영양 성분이 고스란히 담겨 있어요.
특히 햇볕에 말리면서 더 풍부해진 비타민D가 혈액의 칼슘 농도를 조절해주는 것은 물론 식이섬유가 풍부해
장 건강에 도움을 주어 대장암의 예방에도 좋은 효과를 발휘합니다.
비타민C가 풍부해 피부 미용에 좋으며, 몸 안의 수분을 배출해 부기를 빼줍니다.
또한 애호박을 햇볕에 말리면서 소량 들어 있던 칼륨이 16배 정도 증가해 몸속 나트륨 배출에도 도움이 됩니다.

 재료(2~3인분)

말린 호박고지 50g, 채 썬 양파 30g, 들깨가루 3큰술, 뜨거운 쌀뜨물 적당량,
맛간장(278쪽 참조) 1큰술, 들기름 2큰술, 다진 대파 1큰술, 채 썬 홍고추 1작은술

 만드는 법

1. 말린 호박고지를 깨끗이 씻어 뜨거운 쌀뜨물에 10분간 불린 다음 깨끗이 헹군 뒤 소쿠리에 밭쳐 물기를 빼줍니다. (호박고지 불린 쌀뜨물은 버리지 마세요.)

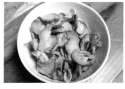

2. **1**의 호박고지에 맛간장을 넣고 조물조물 버무립니다.

3. 달궈진 팬에 들기름을 두르고 채 썬 양파, 다진 대파를 넣고 볶아 파기름을 낸 다음 **2**의 호박고지를 넣고 볶습니다.

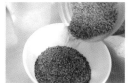

4. 호박고지가 꼬들꼬들하게 잘 볶아지면 들깨가루와 호박고지 불린 쌀뜨물을 자작하게 붓고 한소끔 더 볶습니다.

5. 접시에 담고 채 썬 홍고추를 고명으로 얹습니다.

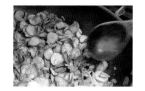

- 호박고지는 영양 손실을 최소화하는 방식으로 조리해야 합니다. 우선 물에 불릴 때는 수용성 영양소인 칼륨의 손실을 막기 위해 뜨거운 물에 단시간 불립니다. 그리고 기름에 볶아서 조리합니다.
- 호박고지와 궁합이 맞는 식재료는 마른 멸치로, 호박 속 칼륨의 활동력을 높여줍니다.

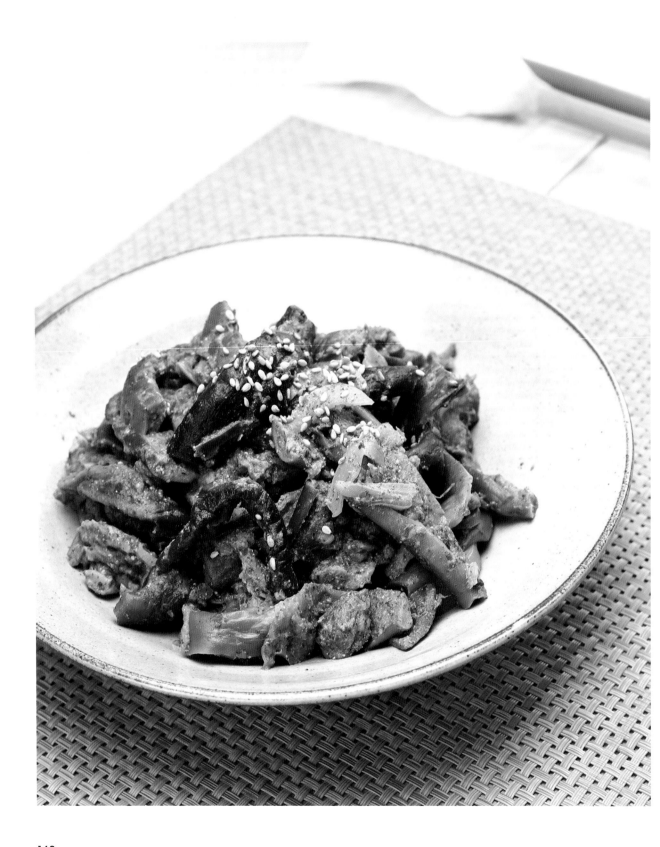

마른 가지 들깨볶음

가지의 수분 함량은 94~95%나 되지만 3대 영양소의 함유량은 그다지 많지 않습니다.
하지만 질병 및 항암 효과는 매우 탁월합니다. 자주색 색소인 나스닌과 적갈색 색소인 히아신 성분은
질병을 예방하는 효과는 물론 항암 효과까지 타의 추종을 불허할 만큼 뛰어납니다.
대표적인 발암물질로 알려진 벤조피렌, 아플라톡신, 탄 음식에서 발생하는 PHA 등을
제거하고 억제하는 효과는 브로콜리와 시금치보다 2배 정도 높습니다.

 재료(2~3인분)

마른 가지 60g, 들깨가루 2큰술, 다진 마늘 1작은술, 맛간장(278쪽 참조) 1큰술,
들기름 2큰술, 채소 육수(276쪽 참조) 2컵, 다진 파 1큰술, 통깨 약간

 만드는 법

1. 마른 가지를 찬물에 2~3시간 정도 불린 뒤 부드러우면서 쫄깃한 식
감이 살아 있을 정도로(40분 정도) 삶아서 깨끗한 물에 헹궈둡니다.

2. 삶은 가지의 물기를 살짝 짜내고 다진 마늘과 맛간장을 넣어 조물
조물 무친 다음 팬에 들기름을 두르고 중간 불로 볶아줍니다.

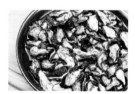

3. 볶는 중간중간 채소 육수를 조금씩 부어 먹기 좋은 식감으로 만듭
니다.

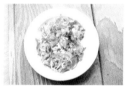

4. 가지가 촉촉하게 잘 볶아졌으면 들깨가루와 다진 파를 넣어 빠르게
한 번 더 볶습니다.

5. 접시에 담아 통깨를 솔솔 뿌려 냅니다.

 여름내 밭에서 쏟아져 나오는 가지를 실컷 먹고 남은 것은 햇볕에 잘 말려 보관해두면 겨울철 제철 채소가 귀할 때
훌륭한 식재료가 됩니다. 햇볕에 말린 채소는 영양이 농축되어 항암 효과가 더욱 좋아요.

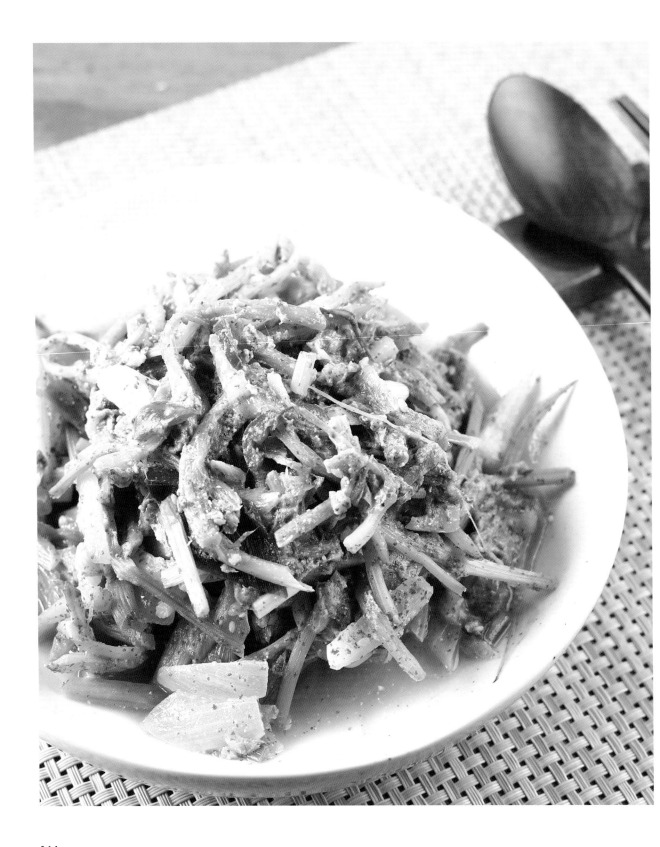

마른 고구마줄기 들깨볶음

고구마는 체내에서 암을 억제하는 화학물질을 생산합니다.
일본에서 실험을 했더니 고구마의 발암 억제율이 98.7%나 됐다고 합니다.
들깨도 매우 강한 항암물질입니다. 들깨의 54%는 리놀렌산이라는 오메가-3 지방산으로
돌연변이 세포 및 암세포 증식 억제 효과를 가지고 있습니다.
특히 유방암과 대장암의 발생을 억제하며, 신경계의 필수지방산으로 치매 예방 효과도 있습니다.

 재료(2인분)

마른 고구마줄기 60g, 통들깨 50g, 다진 마늘 1큰술, 맛간장(278쪽 참조) 1큰술, 들기름 3큰술,
채소 육수(276쪽 참조) 2컵, 다진 대파 2큰술, 다진 홍고추 1큰술

 만드는 법

1. 마른 고구마줄기를 30분 정도 삶은 뒤 그대로 뚜껑을 덮어둡니다.
   1시간 정도 뒤에 깨끗이 헹궈 6시간 이상 찬물에 불립니다.

2. 불린 고구마줄기를 5cm 길이로 썰어 다진 마늘과 맛간장에 조물조
   물 무칩니다.

3. 고구마줄기에 간이 배면 팬에 들기름을 두르고 볶습니다.

4. 계속 볶다가 채소 육수를 넣고 육수가 자작해질 때까지 푹 익힌 후
   통들깨를 갈아 넣고 한소끔 끓입니다.

5. 육수가 자작해지면 다진 대파와 다진 홍고추를 넣고 볶다가 한 김
   빠지면 접시에 담습니다.

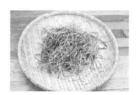
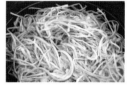
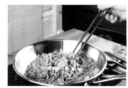

 채소 육수를 끓일 때 보통은 멸치를 넣지 않지만 항암치료를 하시는 분은
단백질이나 칼슘 보충을 위해 넣어줘도 좋아요.

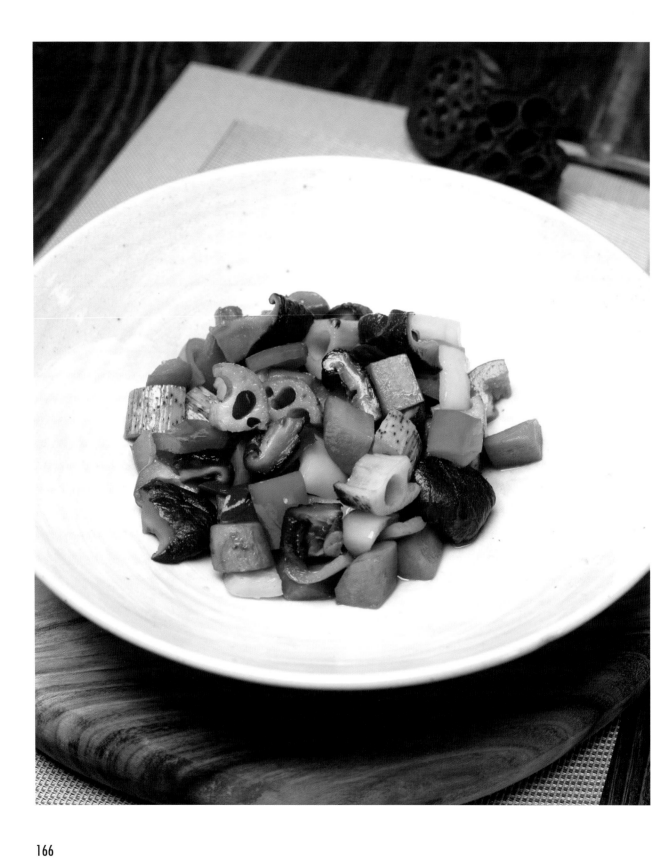

연근 채소 조림

연근은 성질이 따뜻하고 맛이 달며 독이 없어 피로 회복, 불면, 기침에 좋은 식재료입니다.
비타민C와 철분이 많이 함유되어 있어 혈액 생성에 도움을 주며,
탄닌 성분이 많아 지혈 작용에 효과가 있고, 설사와 구토를 다스립니다.
또한 뮤신이란 물질이 함유되어 있어 세포의 주성분인 단백질의 소화를 촉진합니다.

 재료(2인분)

통연근 100g, 당근 50g, 애호박 50g, 표고버섯 3개, 그 외 채소 약간, 들기름 약간, 채소 육수(276쪽 참조) 1/2컵, 다시마 3장, 맛간장(278쪽 참조) 1큰술, 조청 1작은술, 청·홍고추 1개씩

 만드는 법

1. 통연근과 당근, 애호박, 표고버섯, 그 외 채소들은 깨끗이 씻어 먹기 좋은 크기로 깍둑 썰어주세요.

2. 팬에 들기름을 두르고 깍둑 썬 연근, 당근, 애호박과 그 외 채소를 볶습니다. 절반 정도 익으면 깍둑 썬 표고버섯을 넣고 볶다가 채소 육수와 다시마, 맛간장을 넣고 끓입니다. 국물이 끓으면 다시마는 건져냅니다.

3. 채소가 익으면 뚜껑을 열고 육수가 졸아들 때까지 볶아줍니다.

4. 한소끔 볶은 다음 조청, 송송 썬 고추를 넣고 마무리합니다.

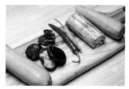
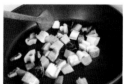

 TIP
- 표고버섯은 간을 빨리 빨아들이므로 다른 채소가 거의 익어갈 무렵에 넣어줍니다.
- 위의 채소 외에도 집에 있는 채소를 활용해 볶아도 됩니다.
- 별다른 양념을 하지 않아도 채소 자체의 맛을 느낄 수 있는 담백하고 영양을 고루 갖춘 반찬입니다.

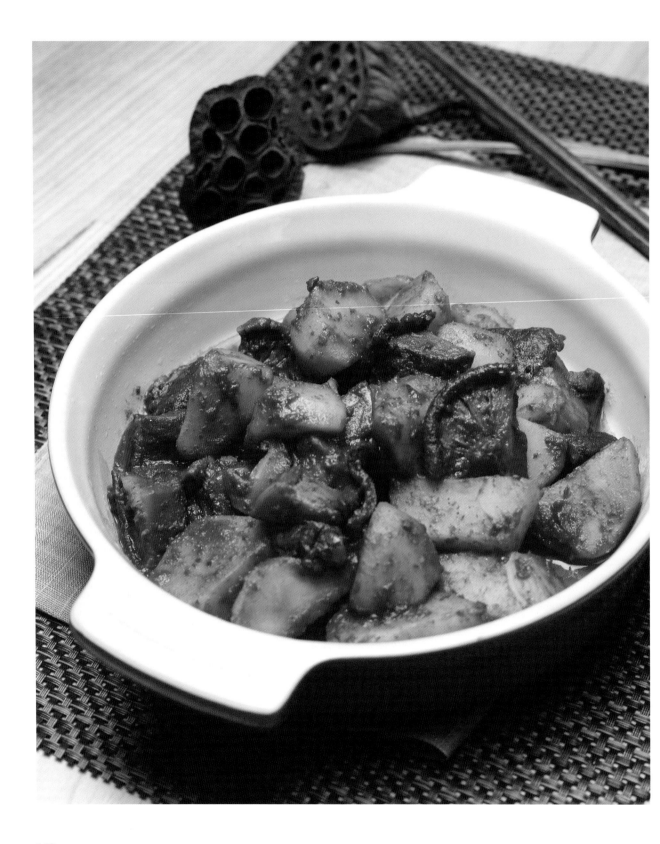

감자 표고버섯 조림

감자는 우리 몸의 에너지원인 탄수화물이 들어 있는 것은 물론
단백질, 미네랄, 비타민B군, 비타민C 등 주요 영양소가 골고루 함유된 완전식품이라고 할 수 있습니다.
특히 비타민C는 100g당 약 30mg이 들어 있습니다. 이는 사과, 양파 등의 과일이나 채소보다 높은 수치이지요.
감자는 위염, 비만, 간염, 고혈압, 당뇨, 동맥경화 등에 고루 효능을 보입니다.
또한 알칼리성이기 때문에 위산을 조절해 중화작용을 하므로 위를 건강하게 지킬 수 있습니다.

 재료(2인분)

감자 300g, 마른 표고버섯 5개, 다시마 5장, 맛간장(278쪽 참조) 1큰술,
들기름 2큰술, 고춧가루 3큰술, 물 적당량

 만드는 법

1. 감자는 껍질을 벗겨 깨끗이 씻은 뒤 큼직하게 썰어 맛간장에 절입니다. (감자를 절인 맛간장은 버리지 마세요.)

2. 마른 표고버섯은 물에 불려 물기를 꼭 짠 후 먹기 좋은 크기로 썰어 줍니다.

3. 냄비에 들기름을 두르고 **1**의 감자와 **2**의 표고버섯을 넣고 볶다가 다시마, 감자를 절였던 맛간장, 고춧가루를 넣고 더 볶아줍니다.

4. 감자에 간이 배면 물을 자작하게 붓고 뚜껑을 덮어 한소끔 끓인 뒤 다시마를 꺼냅니다. 뚜껑을 열고 불을 줄여서 푹 끓여줍니다.

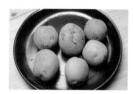
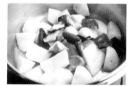
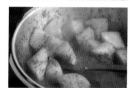

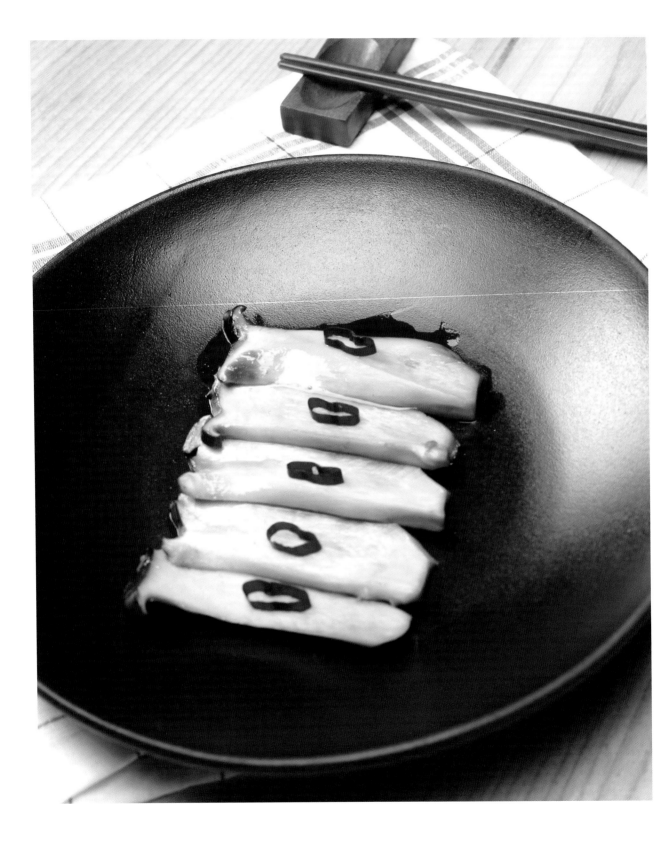

새송이버섯 조림

새송이버섯의 비타민C 함유량은 팽이버섯의 10배, 느타리버섯의 7배 정도입니다.
비타민C는 항산화 작용으로 노화를 방지하는 효능을 발휘하지요.
또한 미네랄, 비타민E 성분이 풍부하게 함유되어 있어 암세포의 번식을 막아주는
탁월한 항암 효과가 있습니다. 더불어 비타민B$_{12}$가 함유되어 있어 악성 빈혈에 효과가 있으며,
식이섬유를 풍부하게 함유하고 있어 변비 개선에도 도움이 됩니다.

 재료(2~3인분)

새송이버섯 3개, 마른 홍고추 1/2개
간장물 : 집간장 1큰술, 조청 1큰술, 물 1큰술

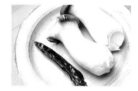

 만드는 법

1. 새송이버섯은 흐르는 물에 빨리 씻어 0.5cm 두께의 길이로 썰어놓습니다.

2. 마른 홍고추는 2mm 두께의 링으로 썰어놓습니다.

3. 냄비에 간장물 재료를 넣고 끓입니다.

4. 간장물이 끓으면 **1**의 새송이버섯을 넣고 끓입니다. 우르르 끓어오르면 **2**의 마른 홍고추를 넣고 다시 한 번 끓여줍니다. (고명으로 쓸 마른 홍고추는 조금 남겨두세요.)

5. 식으면 접시에 새송이버섯을 담고 마른 홍고추를 고명으로 얹습니다.

 TIP

- 사찰음식으로 마늘이나 파 등 오신채를 쓰지 않고 조리를 하면 새송이버섯 고유의 담백한 맛을 느낄 수 있습니다. 새송이버섯 조림은 구토를 가라앉히는 항암식으로, 조리하기도 쉬워 누구나 도전할 수 있습니다.
- 새송이버섯 대신 마른 표고버섯을 써도 좋아요.

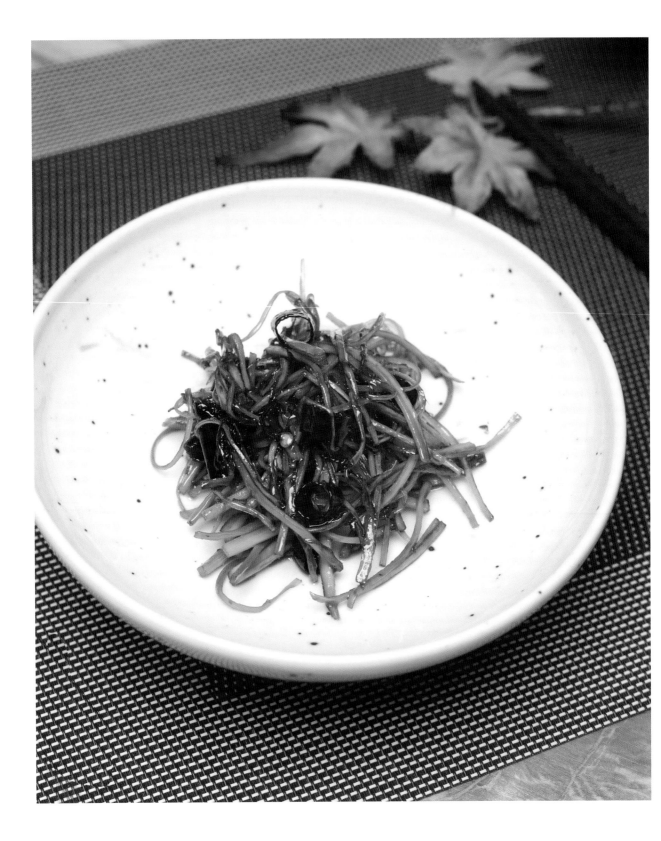

우엉채 조림

우엉은 채소 중에 식이섬유를 가장 많이 함유하고 있어 장 건강을 지켜주는 최고의 식품입니다.
껍질 부분에는 사포닌이 풍부해 혈관 속의 나쁜 콜레스테롤을 배출해주고,
또 아르기닌이 함유되어 있어 암모니아를 해독해줘 혈액순환 개선과 노화 예방에 도움을 줍니다.
더불어 우엉 속에 있는 악티게닌 성분은 췌장암 발병을 억제하고, 알츠하이머를 치유하는 데도 효능이 있습니다.

 재료(2~3인분)

우엉 100g, 들기름 1큰술, 채소 육수(276쪽 참조) 2큰술
간장물 : 다시마 3장, 조청 1큰술, 맛간장(278쪽 참조) 1큰술, 마른 홍고추 1개

 만드는 법

1. 우엉은 껍질째 흐르는 물에 깨끗이 씻어 가늘게 채 썰어둡니다.

2. 팬에 들기름을 두르고 **1**의 우엉을 넣어 볶습니다.

3. 냄비에 간장물 재료를 넣고 끓입니다. 간장물이 끓어오르면 다시마를 건져내고 볶은 우엉채를 넣고 졸입니다.

4. 간장물이 졸아들면 채소 육수를 조금씩 넣어가며 우엉의 식감이 아삭해질 때까지 졸여줍니다.

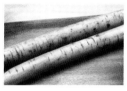
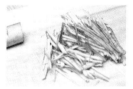
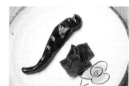

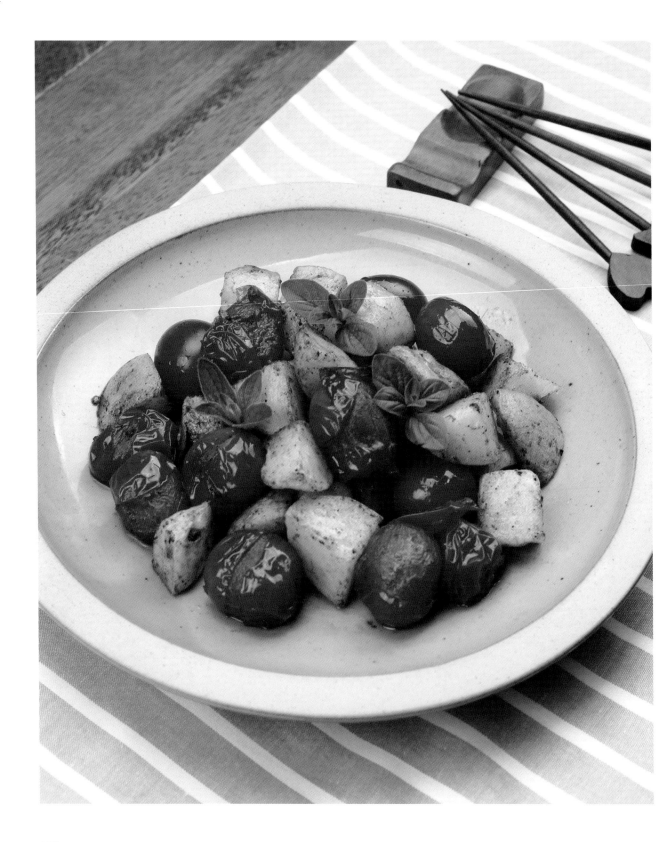

구운 감자와 방울토마토 조림

감자에 함유된 스테로이드 알칼로이드 배당체는 매우 강력한 항암 성분입니다.
실험에 의하면 이 성분은 화학 항암제의 10분의 1에서 100분의 1이라는 중급 정도의 활성도로
암세포의 증식을 억제합니다. 반면 일반 항암제에서 유발될 수 있는 부작용은 전혀 없습니다.
특히 암세포 안으로 침투해 세포질을 포함한 막을 파괴합니다.
항산화 작용을 하는 비타민C도 함유되어 있으며, 풍부한 폴리페놀 성분 역시 암 예방에 탁월한 효과가 있습니다.

 재료(2~3인분)

감자 200g, 방울토마토 150g, 압착 올리브유 적당량, 구운 소금 적당량, 후추 적당량,
오레가노 적당량, 아몬드 슬라이스 약간, 바질 잎 혹은 어린 잎채소 약간

 만드는 법

1. 깨끗이 씻은 감자는 껍질째 깍둑 썰어 찜솥에 살짝 쪄줍니다.

2. 찐 감자에 압착 올리브유, 구운 소금, 후추, 오레가노를 넣고 섞어 오일 코팅이 되면 달궈진 팬에서 살짝 굽거나 오븐에 구워줍니다.

3. 방울토마토는 압착 올리브유, 구운 소금, 후추, 오레가노를 넣고 살짝 볶아줍니다.

4. 다 볶아진 방울토마토에 **2**의 구운 감자를 섞어 팬에서 다시 한 번 볶은 후 접시에 담고 아몬드 슬라이스, 바질 잎 혹은 어린 잎채소를 얹습니다.

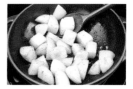

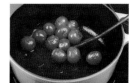

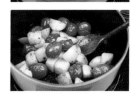

TIP 감자와 방울토마토를 밭에서 수확해 바로 조리하면 맛과 영양이 살아 있어 사람을 살리는 음식이 됩니다.

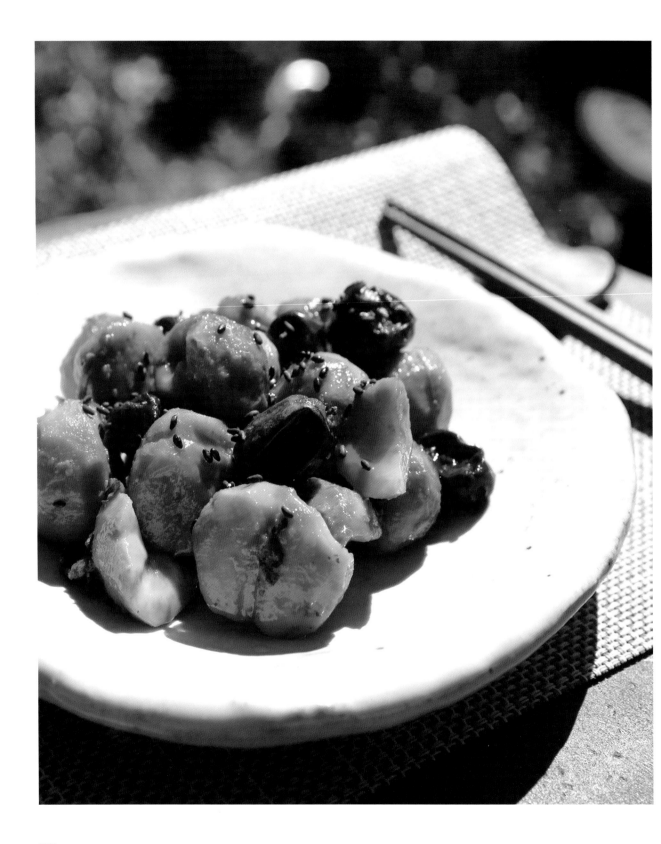

밤 대추 조림

간식으로 먹기 좋은 밤에는 예상보다 많은 영양물질이 함유되어 있습니다.
특히 다량으로 함유된 폴리페놀, 베타카로틴 등의 항산화 성분은 우리 몸에서 활성산소를
제거하는 역할을 합니다. 더불어 카로티노이드 성분은 외부에서 침입해오는 세균이나 바이러스에
대항하는 면역력을 강화해줍니다. 다양한 미네랄 성분은 신진대사를 촉진하며,
밤의 따뜻한 성질은 설사나 배탈을 예방하는 효과가 있어 소화 흡수가 약한 암 환우들을 편안하게 해줍니다.

 재료(2인분)

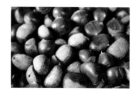

깐 밤 100g, 대추 30g, 맛간장(278쪽 참조) 1작은술, 생수 1.5컵, 조청 2큰술,
매실효소 1큰술, 검은 통깨 1작은술

 만드는 법

1. 밤은 먹기 좋게 2등분하여 맛간장에 절여둡니다.

2. 대추는 물에 씻어 물기를 뺀 뒤 뒤 반을 갈라 씨를 제거합니다.

3. 냄비에 **2**의 대추와 **1**의 밤을 담고 생수를 부어 20분간 졸입니다.

4. 물이 졸고 밤이 거의 익으면 조청, 매실효소를 넣고 졸인 뒤 검은 통깨를 뿌려 냅니다.

TIP 밤을 맛간장에 미리 절이면 조리할 때 부서지지 않아요.

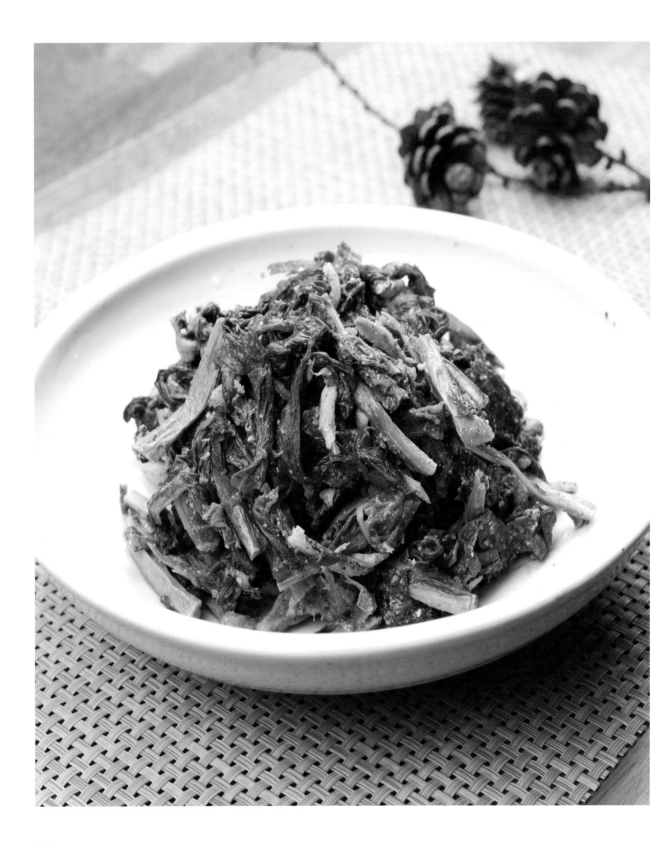

무청시래기 들깨지짐

무청시래기는 강력한 항암 작용을 하는 글루코시놀레이트를 함유하고 있어 특히 유방암에 효과적입니다.
또 항산화 작용을 하는 비타민A와 비타민C도 풍부합니다.
칼슘의 경우 배추나 무에 비해 무려 4배나 많으며, 식이섬유가 풍부해 장내 노폐물을 배출하고
면역력을 높여주며 콜레스테롤의 흡수를 막아 동맥경화, 비만을 개선합니다.
들깨의 식이섬유, 불포화지방산, 비타민E, 비타민F가 무청시래기의 성분을 배가시키고 맛과 영양을 더합니다.

 재료(3~4인분)

삶은 무청시래기 2줌, 채소 육수(276쪽 참조) 2컵, 통들깨 1/2컵
된장 양념 : 집된장 1큰술, 채소 육수(276쪽 참조) 1컵, 국물용 멸치 약간,
표고버섯가루 1큰술, 대파 약간, 청양고추 2개, 들기름 1큰술

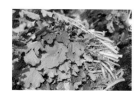

 만드는 법

1. 삶은 무청시래기를 따뜻한 물에 8시간 정도 불립니다.

2. 무청시래기를 건져 찬물에 헹군 뒤 물기가 빠지도록 소쿠리에 둡니다.

3. 냄비에 된장 양념 재료들을 넣고 잘 섞습니다.

4. 물기가 빠진 무청시래기를 4등분으로 썰어서 **3**에 넣고 조물조물 무친 뒤 50분 정도
재워둡니다.

5. 양념이 밴 무청시래기에 채소 육수를 붓고 냄비 뚜껑을 닫은 후 센 불로 잠깐 끓이다가
중약 불로 20분 정도 더 끓입니다.

6. 통들깨를 갈아서 **5**에 넣습니다. 들깨가루가 골고루 섞이도록 잘 뒤적이며
한소끔 끓인 다음 불을 끄고 그릇에 담습니다.

TIP 들깨는 생들깨를 즉석에서 갈아 마지막 조리 단계에 넣으면 껍질째 다 먹을 수 있고
고소한 맛과 향도 살릴 수 있어요.

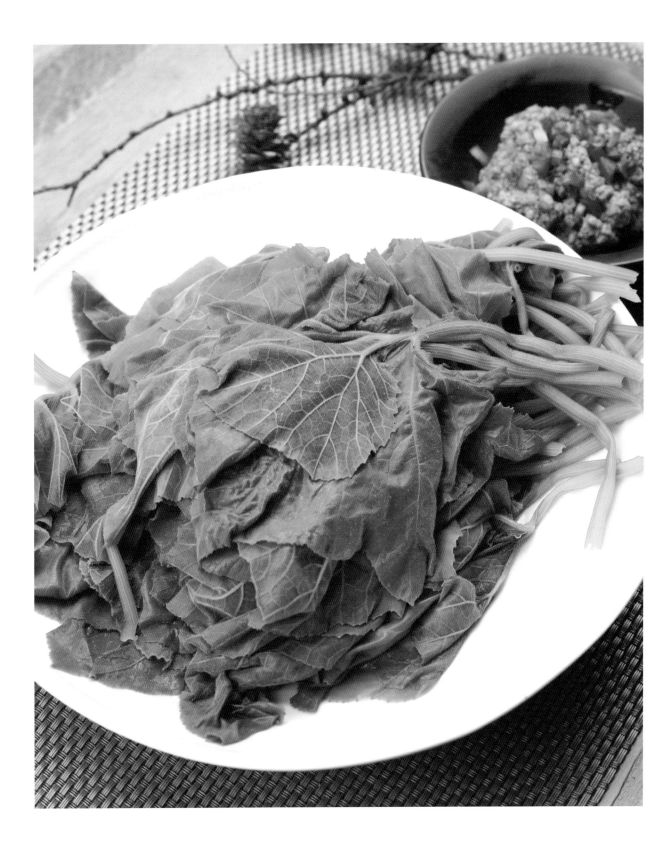

강된장 호박잎 쌈

호박잎에는 식이섬유와 비타민이 풍부하고 플라보노이드가 많아서 체내에 쌓인 산화물질을 배출하고,
신진대사와 면역력을 높여주는 베타카로틴을 풍부하게 함유한 항암식품입니다.
또한 변비에 좋고 콜레스테롤과 혈압을 낮춰 고혈압과 동맥경화를 예방할 수 있습니다.
피부의 점막을 튼튼히 하고 저항력을 높여주며, 눈의 피로를 개선해 시력 향상에도 도움을 줍니다

 재료(3~4인분)

호박잎 300g
강된장 : 집된장 3큰술, 멸치가루 1작은술, 다진 마늘 2작은술, 두부 1/4모, 다진 양파 2큰술,
홍고추 1/3개, 청고추 1/3개

 만드는 법

1. 호박잎은 까칠까칠한 껍질을 줄기 부분부터 벗겨내고 다듬은 뒤에
물에 깨끗이 씻어줍니다.

2. 1의 호박잎을 김이 오른 찜기에 넣고 7분 정도 쪄 접시에 담습니다.

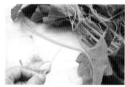

3. 강된장은 홍고추와 청고추를 제외한 재료를 모두 넣고 끓인 다음
송송 썬 홍고추와 청고추를 고명으로 얹어 만듭니다.

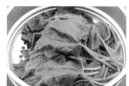

4. 찐 호박잎과 강된장을 함께 냅니다.

 TIP 단백질이 부족한 호박잎을 된장과 함께 먹으면 단백질이 보충됩니다.
강된장은 국으로 끓여 먹을 수도 있고 나물을 무칠 때 써도 좋습니다.

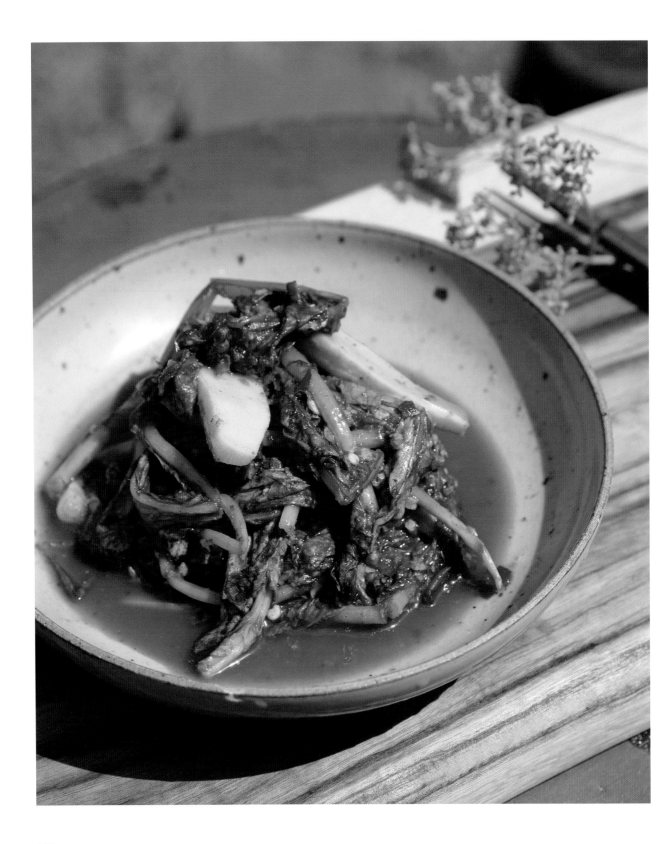

얼갈이 열무김치

인체가 암에 대항하는 항암력은 가슴 정중앙에 있는 가슴샘에 의해서 결정됩니다.
가슴샘이 줄어들수록 면역세포의 기능도 줄어들지요. 열무는 가슴샘을 재생하는 역할을 해서
항암력을 높여줍니다. 비타민C가 풍부한 것도 장점입니다. 열무 100g당 비타민C가 23mg 들어 있는데
이는 무의 1.5배, 사과의 6배에 해당합니다. 열무에는 인삼에 많이 함유된 사포닌도 풍부하며
비타민A와 미네랄 역시 풍부해 시력 보호, 원기 회복, 면역력 향상, 소화 기능 향상에 도움을 줍니다.

 재료

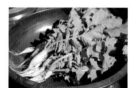

열무 2단, 얼갈이 1단, 천일염 1컵
양념 : 보리쌀 1/2컵, 채소 육수(276쪽 참조) 2컵, 생강 1통, 양파 1개, 사과 1/2쪽,
　　　홍고추 500g, 다진 마늘 2/3컵, 멸치액젓 1.5컵, 매실효소 1/3컵, 통깨 약간

 만드는 법

1. 열무와 얼갈이는 잘 다듬어 적당한 크기로 잘라 흐르는 물에 살살 씻어줍니다.
　　(씻을 때는 아기 다루듯 씻어주세요. 마구 씻으면 풋내가 나요.)

2. 씻은 열무와 얼갈이에 천일염을 뿌려 약 2시간 정도(살짝 간이 배게) 절여줍니다.

3. 열무가 절여지는 동안 양념을 만듭니다. 우선, 보리쌀로 진밥을 짓습니다.
　　보리밥이 따뜻할 때 채소 육수 1컵만 붓고 핸드블렌더로 거친 질감을 살려 갈아줍니다.

4. 생강, 양파, 사과, 홍고추, 채소 육수 1컵을 믹서에 넣고 곱게 갈아준 뒤 **3**과 섞고
　　다진 마늘, 멸치액젓, 매실효소, 통깨를 한데 섞습니다.
　　(간은 멸치액젓으로 맞추고, 농도는 걸쭉한 정도면 됩니다.)

5. **2**의 열무와 얼갈이를 건져 소쿠리에 담아 물기를 뺍니다.

6. 물기가 빠진 열무와 얼갈이에 **4**의 양념을 넣고 살살 버무려주면 국물이 자작한
　　얼갈이 열무김치가 완성됩니다.

7. 실온에서 살짝 익힌 뒤에 냉장고에 보관해두고 드세요.

TIP 양념을 만들 때 보리밥 대신 좁쌀, 수수 등의 잡곡으로 밥을 지어 갈아 넣으면 특유의 감칠맛과
영양의 균형을 한꺼번에 잡을 수 있습니다.

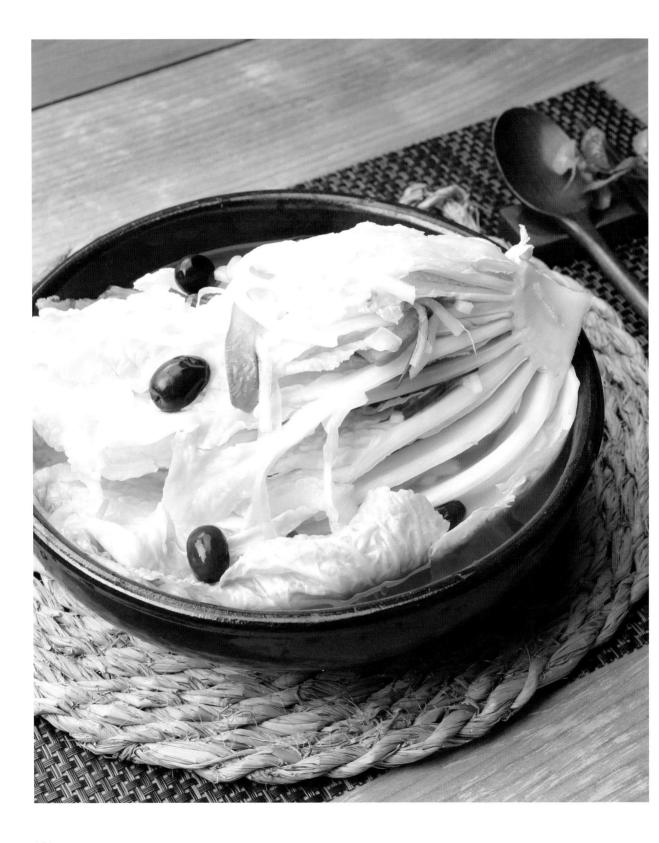

백김치

일반 김치의 항암 효과는 널리 알려져 있지만, 백김치의 구체적인 효능에 대해서는 알려진 바가 많지 않습니다.
하지만 국내 연구팀의 연구 결과, 백김치는 비만과 지방간, 고지혈증, 혈액 내 콜레스테롤의 축적을
억제하는 효과가 일반 김치보다 더 뛰어난 것으로 밝혀졌습니다.
특히 암 환우들은 그동안의 잘못된 식습관으로 인해 몸 상태가 좋지 않은 경우가 많은데,
백김치는 이러한 암 환우들의 몸을 구석구석 다시 정상으로 되돌려놓는 역할을 합니다.

 재료(5인분)

배추 2포기, 천일염 600g, 물 6ℓ
김치소 : 무 1개, 배 1/2개, 양파 1/4개, 홍·황파프리카 1개씩, 대파 1/2개, 쪽파 1줌, 연근 1개,
약대추 10알, 멸치액젓 5큰술, 매실효소 3큰술, 다진 마늘 3큰술, 다진 생강 1작은술
김칫국물 : 생수 2ℓ, 배 1.5개, 묽은 찹쌀풀 1/2컵, 구운 소금 1/4컵, 매실효소 1/4컵

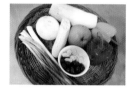

 만드는 법

1. 배추는 반으로 갈라 줄기 부분에 칼집을 냅니다.

2. 물 6ℓ에 준비한 천일염을 1줌만 남기고 모두 넣어 소금물을 만듭니다.

3. 소금물에 배추를 단면이 위로 올라오게 넣고 잎 사이사이에 소금물을 끼얹어줍니다. 남겨놓은
천일염 1줌은 배추 줄기 중간중간에 뿌린 뒤 배추를 소금물에 푹 담가 7시간 정도 절입니다.

4. 김치소 재료 중 무, 배, 양파, 파프리카, 대파, 쪽파를 채 썰어둡니다. 파프리카는 채 썬 후
물에 10분 정도 담가두세요.

5. **4**에 나머지 김치소 재료를 모두 넣고 버무립니다. 이때 연근은 껍질을 벗긴 후 얇게
슬라이스하고 약대추는 통으로 넣습니다.

6. 이제는 김칫국물을 만들 거예요. 믹서에 배, 묽은 찹쌀풀, 생수 1ℓ를 넣고 곱게 간 후 면포에 한 번
거릅니다. 면포에 생수 1ℓ를 더 부어 한 번 더 거른 뒤 구운 소금과 매실효소를 넣고 간을 맞춥니다.

7. 절여진 배추를 깨끗한 물에 3~4번 헹군 뒤 소쿠리에 올려 1시간 이상 물기를 뺍니다.

8. **7**의 배추를 한 번 더 반으로 갈라 배춧잎 사이사이에 김치소를 채운 다음 겉잎으로 배추를 감쌉니다.

9. 통에 **8**의 배추를 차곡차곡 넣고 남은 김치소를 위에 얹은 다음 만들어둔 김칫국물을 붓습니다.

10. 실온에서 살짝 익힌 뒤에 냉장고에 보관해두고 드세요.

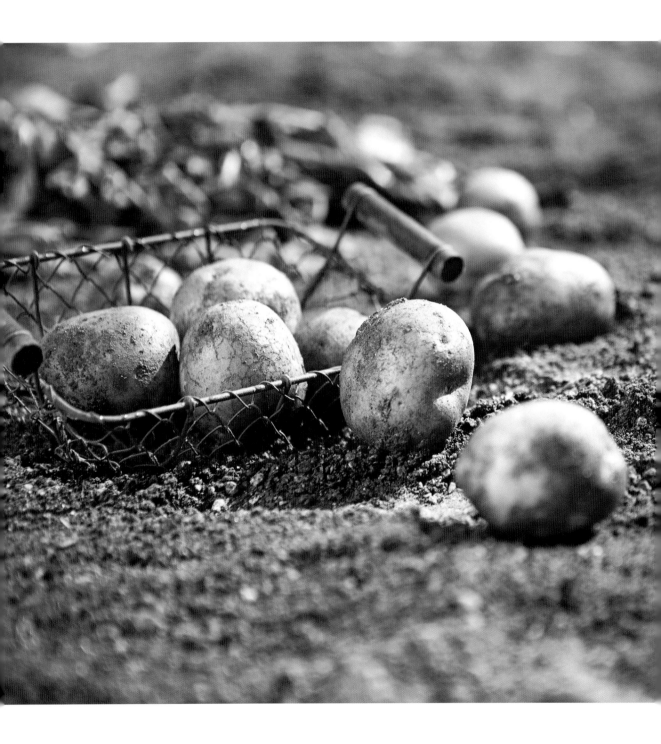

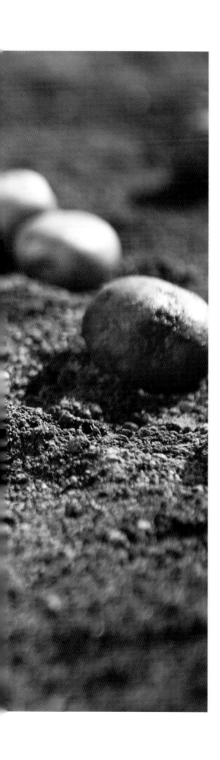

05

항암치료로 지친 몸에
영양의 균형을 맞춰줄
항암보양식

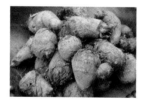

자연치유를 하는 분들 중에는 채식을 철저히 하느라
고기는 물론 멸치 하나도 섭취하지 않는 분이 있습니다.
물론 과다한 육류 섭취는 암을 극복하는 데 도움이 되지 않습니다.
하지만 항암치료를 받을 때는
몸이 필요로 하는 단백질을 적절히 공급해주어야 합니다.
그러기 위해서는 트랜스지방이나 기름기 많은 육류를 제한한
항암보양식으로 영양의 균형을 맞춰줄 필요가 있습니다.
양념이 강하거나 느끼한 음식은
오심과 구토를 일으켜 오히려 입맛을 떨어뜨리거든요.
암과의 싸움은 기나긴 체력전이라 할 수 있으니
담백한 보양식으로 거부감 없이 영양을 섭취하세요.

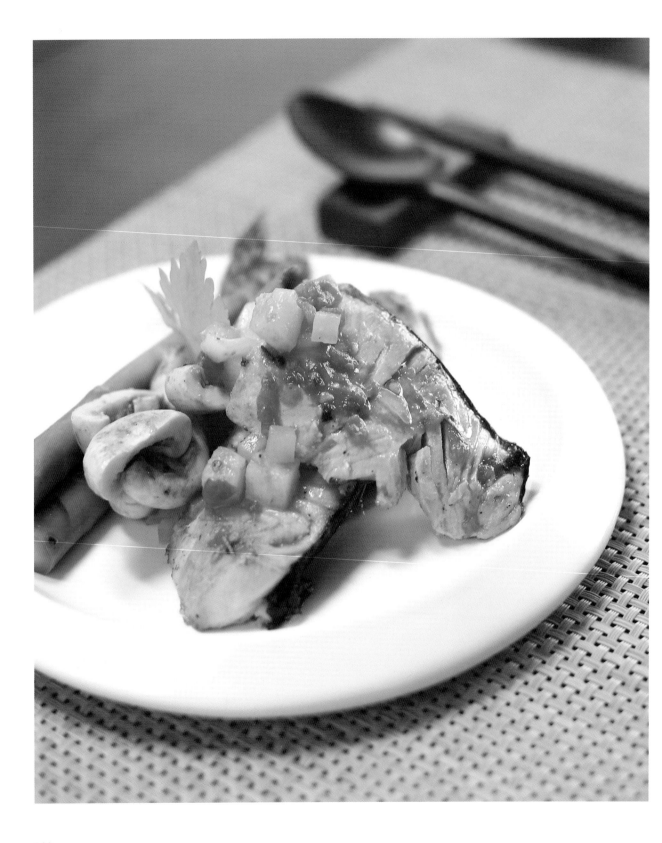

연어 스테이크

암 환우가 반드시 실천해야 할 식습관 중 하나는 좋은 단백질과 지방을 적당히 섭취하는 것입니다.
그중에서도 오메가-3 지방산인 알파리놀렌산을 섭취하면 프로스타글란딘E2의 작용이 방해되어
암세포의 성장을 억제하고 항암에 도움을 줍니다.
연어는 '세계 10대 슈퍼 푸드'에 손꼽힌 식품으로 단백질과 오메가-3 지방산이 풍부해요.
게다가 비타민D가 함유되어 있어 암의 생성을 유도하는 신생 혈관을 억제하고 유전자 변이도 막아줍니다.
특히 대장암에 효과가 있다고 알려져 있어요. 더불어 종양세포의 크기를 억제하는 효과도 있습니다.

 재료(2인분)

연어 200g, 아스파라거스 3대, 양송이버섯 3개, 다진 홍·황파프리카 1작은술씩,
다진 파인애플 1작은술, 압착 올리브유 적당량, 민트 잎 1장
마리네이드 : 화이트와인 1큰술, 다진 홍고추 1/2개분, 다진 양파 1/2개분, 소금·후추 약간씩, 압착 올리브유 1큰술
토마토소스 : 다진 토마토 2큰술, 구운 소금 1꼬집, 압착 올리브유 1큰술

 만드는 법

1. 연어는 2~3조각으로 먹기 좋게 썰고 가시를 제거합니다.

2. 압착 올리브유를 제외한 마리네이드 재료를 섞어 연어 살에 문지른
뒤에 압착 올리브유를 뿌려 40분에서 1시간 동안 재어놓습니다.

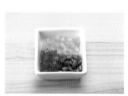

3. 연어가 재어지는 동안 토마토소스 재료를 팬에 넣고 뭉근하게 졸여
토마토소스를 만듭니다.

4. 달군 팬에 재어진 연어를 올려 앞뒤로 노릇하게 굽습니다.

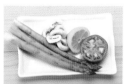

5. 아스파라거스는 끓는 물에 살짝 데칩니다.

6. 양송이버섯은 반으로 썰어 압착 올리브유를 두른 팬에 볶다가 다진
파프리카와 파인애플을 넣고 함께 볶습니다.

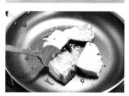

7. 접시에 구운 연어와 데친 아스파라거스, **6**과 토마토소스를 올리고
민트 잎으로 장식합니다.

TIP 연어는 단백질이 풍부한 항암식품입니다. 항암치료 시 단백질 보충이 필요할 때 식단에 추가하세요.

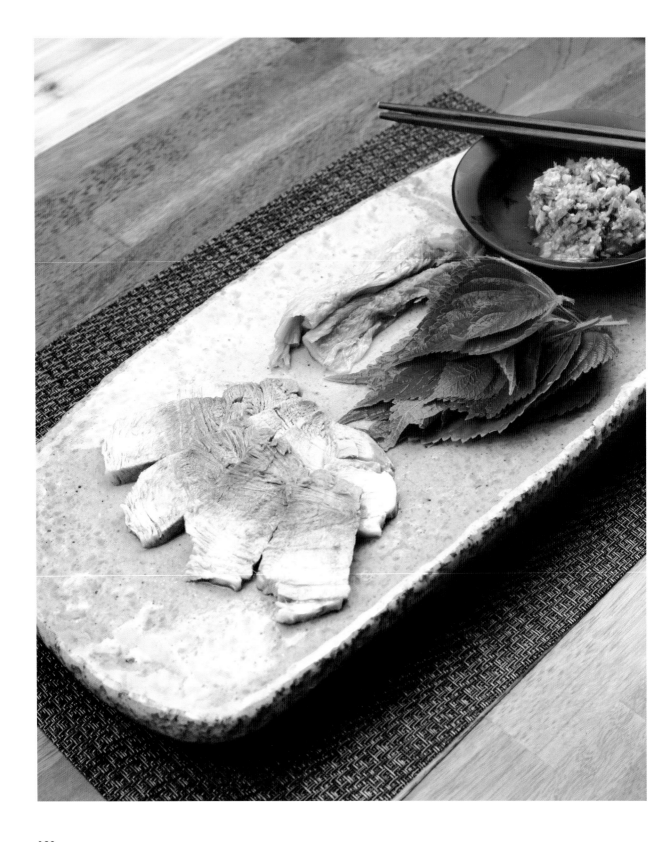

돼지고기 수육

비타민B군은 흔히 '면역 비타민'이라고 불립니다.
피로를 씻어주고 에너지를 활성화해 우리 몸이 질병과 싸울 수 있게 해주기 때문입니다.
비타민B군이 가장 많이 함유된 식품이 바로 돼지고기입니다.
대한영양사협회에서는 돼지고기를 '면역 강화 식품 베스트 10'에 꼽기도 했습니다.
면역력의 핵심인 혈소판과 백혈구를 증가시켜 암과 싸우는 데 적지 않은 도움을 주고,
소화 흡수도 잘되기 때문에 암 환우들에게 아주 좋은 음식입니다.

 재료(2인분)

돼지고기(목심) 300g, 묵은지 적당량, 깻잎 또는 쌈채소 1줌, 새우젓 적당량
고기 삶는 물 : 집된장 4큰술, 청주 1큰술, 물 적당량(모든 재료가 잠길 만큼의 양), 양파 20g, 대파(뿌리까지) 10g,
마늘 3쪽, 생강 1쪽, 통후추 3알, 마른 홍고추 2개, 월계수 잎 2장

 만드는 법

1. 돼지고기를 30~50분 정도 물에 담가 핏물을 빼줍니다.

2. 묵은지는 물에 씻어 적당한 크기로 썰고, 깻잎이나 쌈채소를 씻어 찬물에 담갔다가 물기를 뺍니다.

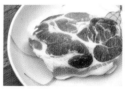

3. 돼지고기의 핏물이 빠지는 동안 냄비에 물, 양파, 대파, 마늘, 생강, 통후추, 마른 홍고추, 월계수 잎을 넣고 30분 정도 끓입니다.

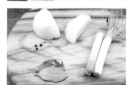

4. 물이 끓으면 집된장, 청주, 핏물 뺀 돼지고기를 넣고 40분 정도 중간 불로 푹 삶아줍니다. 삶은 돼지고기를 젓가락으로 찔러봐서 잘 익었으면 불을 끕니다.

5. 삶은 돼지고기는 뜨거울 때 먹기 좋은 두께로 썰어 그릇에 담습니다.

6. 돼지고기 수육에 새우젓과 **2**를 곁들여 냅니다.

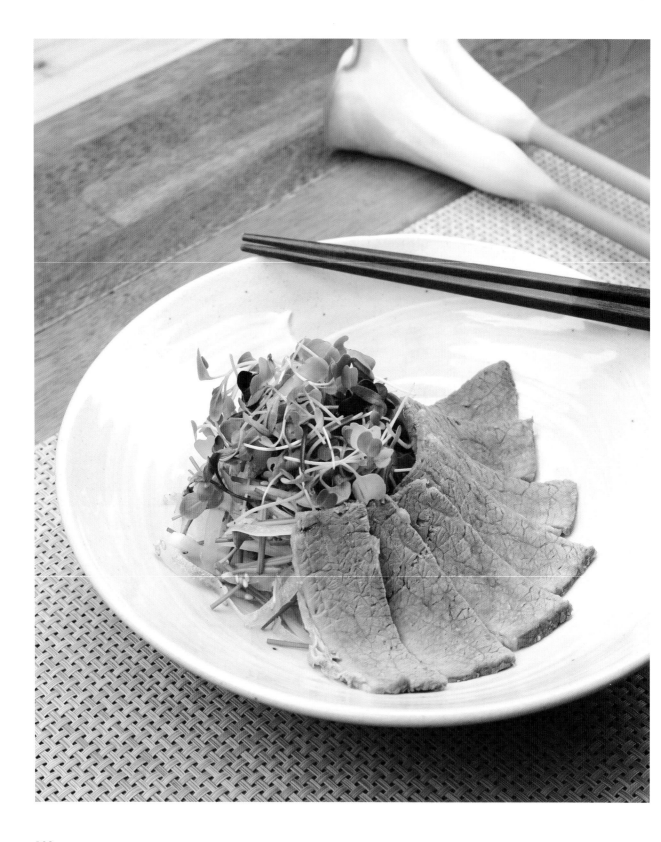

소고기 수육

소고기에 함유되어 있는 필수미네랄의 일종인 아연은 체내에서 세포의 염증을 억제하는 항염 작용을 합니다.
따라서 세포의 노화를 늦추고 건강을 유지할 수 있도록 도와줍니다.
또 소고기는 단백질이 매우 풍부해 근육 생성에 도움이 되고 면역력도 향상시킵니다.
그러나 대장암 환자는 재발 위험을 높일 수 있으니 너무 많이 먹지 않도록 주의해야 합니다.

 재료(2~3인분)

소고기(양지머리) 300g, 대파 1뿌리, 통마늘 5개, 무 1/4개, 통후추 약간, 월계수 잎 3장, 청주 3큰술
부추 겉절이 : 부추 1줌, 어린 잎채소 1줌, 양파 1/4개, 겉절이 양념(맛간장 1큰술, 식초 1큰술, 유자청 1작은술,
　　　　　　참깨 1작은술, 레몬즙 1/4개분)

 만드는 법

1. 소고기를 찬물에 담가 핏물을 빼줍니다. 중간중간 물을 갈아주면
서 2시간 정도 핏물을 빼주면 충분합니다.

2. 핏물 뺀 소고기를 냄비에 담고 대파, 통마늘, 무, 통후추, 월계수 잎
을 넣고 모든 재료가 잠길 만큼 물을 부은 후 삶습니다. 물이 끓기
시작하면 청주를 붓고 뚜껑을 연 채 센 불로 10분 정도 더 끓입니
다. 물이 끓으면서 생기는 거품은 수저로 깨끗하게 걷어내야 깨끗한
맛을 유지할 수 있습니다.

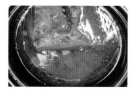

3. 약한 불로 줄여 1시간 정도 더 푹 삶아줍니다. 젓가락으로 찔러보아
잘 익었으면 소고기를 건져내 식힙니다.

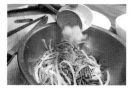

4. 수육이 익는 동안 부추 겉절이를 만듭니다. 양파는 채 썬 뒤 찬물
에 담가 매운맛을 빼주고, 부추는 먹기 좋은 크기로 썰어서 겉절이
양념, 어린 잎채소와 함께 볼에 넣고 버무립니다.

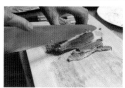

5. 수육을 먹기 좋은 크기로 썰어 부추 겉절이와 함께 냅니다.

TIP 수육 삶은 물은 버리지 마세요. 냉장고에 넣었다가 기름을 걷어내면 훌륭한 소고기 육수가 됩니다.
무국을 끓일 때 육수로 쓰면 정말 맛있어요.

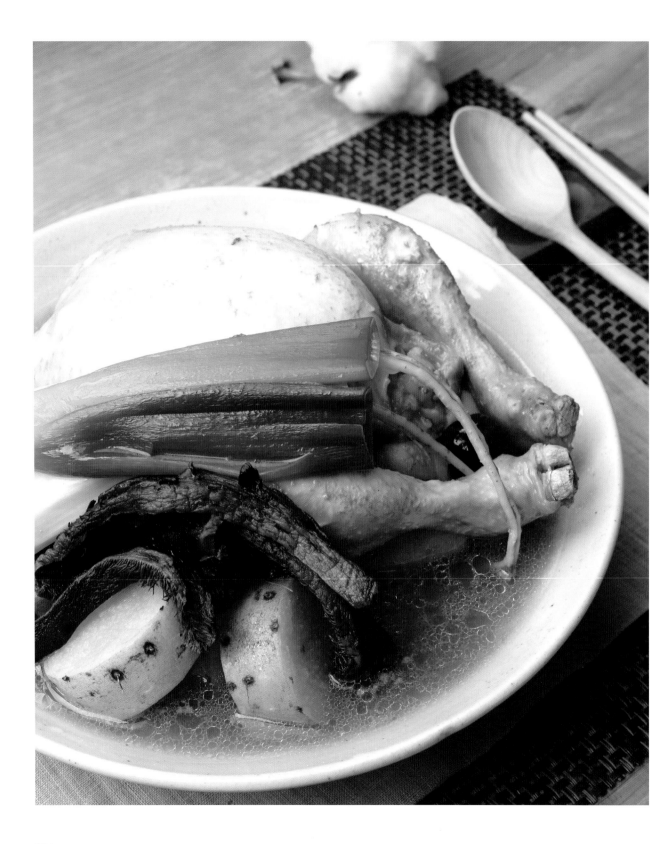

능이버섯 닭곰탕

능이버섯에 함유된 렌티안 성분은 암세포의 증식 억제에 뛰어난 효과를 발휘합니다.
연구 결과에 의하면 위암과 폐암, 자궁암, 간암 등에 효과가 있다고 해요.
또한 능이버섯은 단백질 분해 성분이 다량 함유되어 있어 고기와 함께 먹으면 소화를 잘되게 하고
혈액 내 콜레스테롤을 감소시켜 동맥경화의 완화를 돕습니다.

 재료(3~4인분)

영계 1마리(약 800g), 반건조 능이버섯 4가닥, 참마 100g, 불린 찹쌀(4시간 정도 불린 것) 1줌,
청주 2큰술, 마늘 5쪽, 대추 5알, 생강 1쪽, 대파 1/2대, 구운 소금 약간, 생수 1.8ℓ

 만드는 법

1. 닭은 세모 모양의 볼록한 꽁지 부분과 날개 끝을 잘라낸 뒤에 손으
로 문질러가며 흐르는 물로 씻어줍니다. 이때 항문 쪽으로 손을 넣
어 배 속에 있는 핏덩어리나 불필요한 지방을 긁어내는 걸 잊지 마
세요. 지방과 껍질도 최대한 제거합니다.

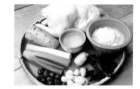

2. 능이버섯은 이물질이 다 떨어지도록 깨끗이 씻어둡니다.

3. 참마는 껍질째 깨끗이 씻어 4cm 길이로 둥글게 잘라놓습니다.

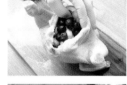

4. 끓는 물에 청주를 붓고 손질한 닭을 넣어 살짝 끓인 후 물을 버립니
다. 닭은 찬물에 다시 한 번 깨끗이 씻어냅니다.

5. 불린 찹쌀과 마늘, 대추, 생강을 닭의 배 속에 집어넣고 빠져나오지
않게 꼬치를 끼운 후 냄비에 생수를 붓고 끓입니다. 끓기 시작하면
중간 불로 줄여 약 1시간 동안 더 끓입니다.

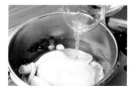

6. 2와 **3**, 대파를 넣고 20분간 더 끓인 후 구운 소금으로 간을 맞춥
니다.

TIP 여름철에 생닭을 손질할 땐 주변에 물이 튀지 않게 조심하세요. 닭, 오리 등 가금류에서 발견되는 캠필로박터균이
식기 등에 튀어 식중독이 발생할 수 있거든요. 생닭 손질 후에는 꼭 사용 도구와 주변 식기를 꼼꼼히 세척하시고요.

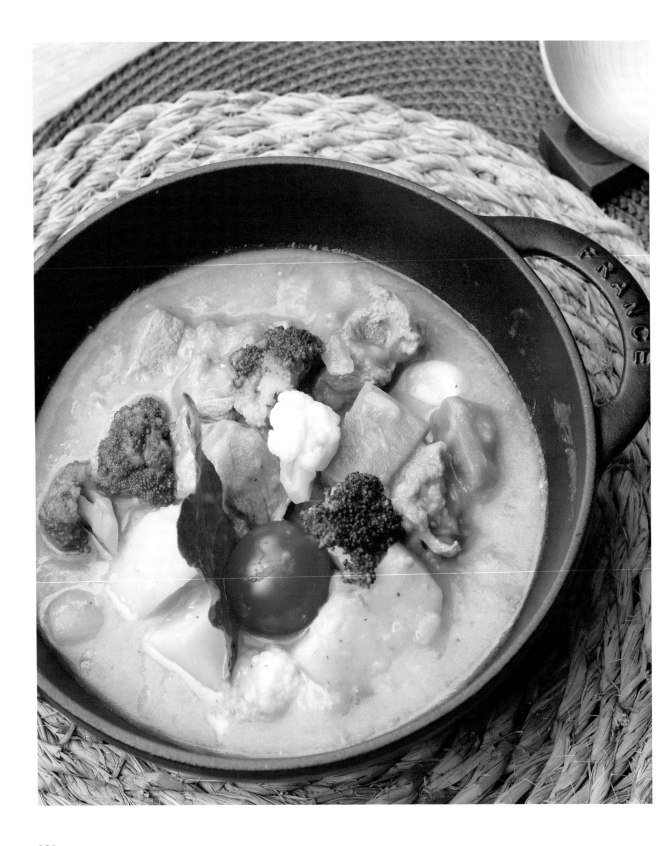

양고기 스튜

단백질이 풍부한 양고기는 위를 튼튼하게 해주고 오장을 보호하는 역할을 합니다.
또 체내 독소를 해독하고 살균하며 피로 회복, 면역력 향상에도 도움을 줍니다.
저지방, 고단백, 고칼슘 식품이라 수술한 후에 섭취하면 회복에 도움이 됩니다.
항암물질인 CLA가 함유되어 있어 암세포의 성장을 억제하고 피부암, 유방암, 결장암에 효과가 있습니다.

 재료(2~3인분)

한 입 크기로 썬 양고기(살코기) 200g, 감자 큰 것 2개, 양파 1/4개, 콜리플라워 1~2쪽, 방울토마토 6개,
당근 1/4개, 브로콜리 6쪽, 마늘 5쪽, 생수 5컵, 소금·후추 약간씩

양고기 데치는 물: 집된장 1큰술, 청주 1큰술, 통후추 약간, 월계수 잎 2장, 물 충분량

 만드는 법

1. 집된장, 청주, 통후추, 월계수 잎을 넣고 끓인 물에 양고기를 넣고 약 10초 정도 데쳐서 특유의 냄새를 제거합니다.

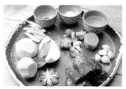

2. 데친 양고기, 얇게 썬 감자 1개, 양파, 콜리플라워와 생수를 냄비에 넣고 강한 불로 끓이다가 중간 불로 줄여 25분간 더 끓여줍니다.

3. 감자와 채소가 푹 익어 국물이 걸쭉해지면 방울토마토를 곱게 갈아 넣고 한 번 더 끓여줍니다.

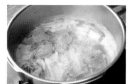

4. **3**에 남은 감자 1개와 당근을 한 입 크기로 큼직하게 썰어 넣고 마늘을 넣어 20분간 더 끓여줍니다.

5. 감자와 당근이 다 익으면 브로콜리를 넣고 한소끔 끓인 다음 소금과 후추로 간을 맞춥니다.

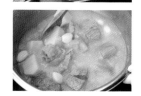

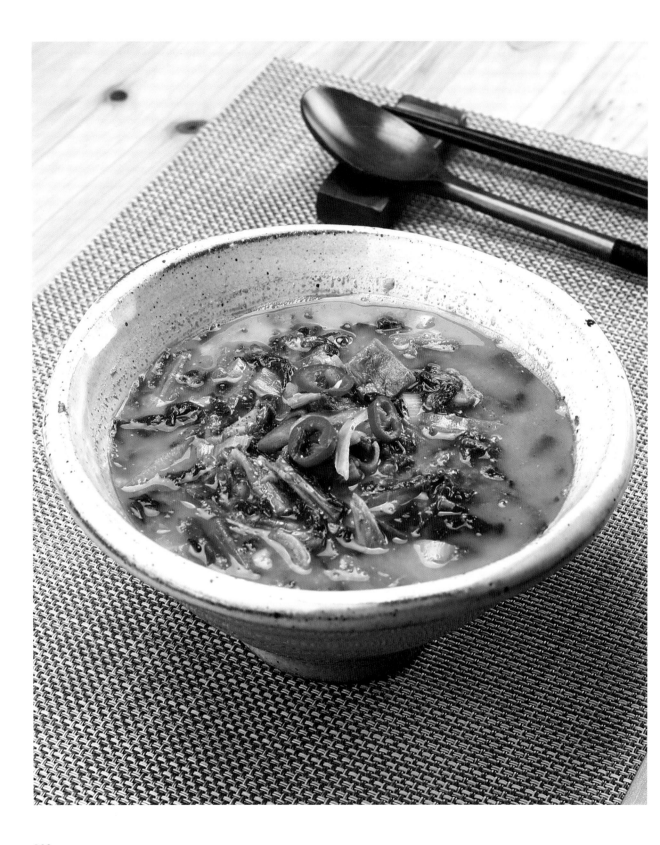

추어탕

미꾸라지는 동면을 하기 위해서 15m의 진흙 속으로 들어갑니다. 이 과정에서 각종 미네랄, 특히 철분이 풍부한 진흙을 먹게 되고, 그 덕에 미꾸라지의 철분 함유량이 소고기의 4배나 된다고 합니다. 철분 외에도 미꾸라지에는 단백질, 칼슘, 비타민A 등 다양한 영양소가 함유되어 있습니다. 특히 미꾸라지의 끈끈한 진액 성분은 혈관 속의 노폐물을 효과적으로 제거해주는 항암 성분입니다. 렉틴이 함유되어 있기 때문에 면역세포를 활성화하고 암세포를 억제해주는 작용도 합니다.

 재료(2인분)

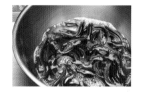

미꾸라지 300g, 불린 시래기 50g, 불린 토란대 50g, 배춧잎 50g, 대파 1대,
채소 육수(276쪽 참조) 2ℓ, 집된장 1큰술, 집고추장 1/2큰술,
다진 청·홍고추 1작은술씩, 다진 마늘·들깨가루 1큰술씩, 산초가루 1작은술

 만드는 법

1. 미꾸라지는 해감을 한 후 찬물에 여러 번 헹구기만 합니다.

    (미끌미끌한 점액질은 우리 몸에 유용한 영양소예요.)

2. 불린 시래기와 토란대는 깨끗이 헹궈 물기를 짠 뒤 각각 먹기 좋은 크기로 썰어놓습니다.

3. 배춧잎과 대파도 먹기 좋은 크기로 썰어놓습니다.

4. 미꾸라지를 냄비에 넣고 채소 육수를 부어 센 불로 한소끔 끓인 다음 불을 줄여 40분간 더 끓입니다. 미꾸라지가 푹 익으면 건져내 잠깐 식힌 다음 주걱으로 으깨 체에 내립니다. 뼈와 남은 건더기는 믹서나 핸드블렌더로 갈아 다시 체에 내리고, 그래도 남은 찌꺼기는 버립니다. (미꾸라지 삶은 물은 버리지 마세요.)

5. 체에 내린 미꾸라지와 미꾸라지 삶은 물, **2**와 **3**을 냄비에 넣고 집된장과 집고추장으로 간을 하여 20분 더 정도 끓여줍니다. (집된장과 집고추장 외에 다른 간은 하지 않습니다.)

6. 다진 고추, 다진 마늘, 들깨가루, 산초가루는 불을 끄기 직전에 넣고 잘 저어 그릇에 담습니다.

TIP 들깨가루는 방앗간에서 껍질을 벗겨놓은 것보다 생들깨 그대로를 그때그때 껍질째 갈아 넣어야 산화도 방지하고 영양도 좋습니다.

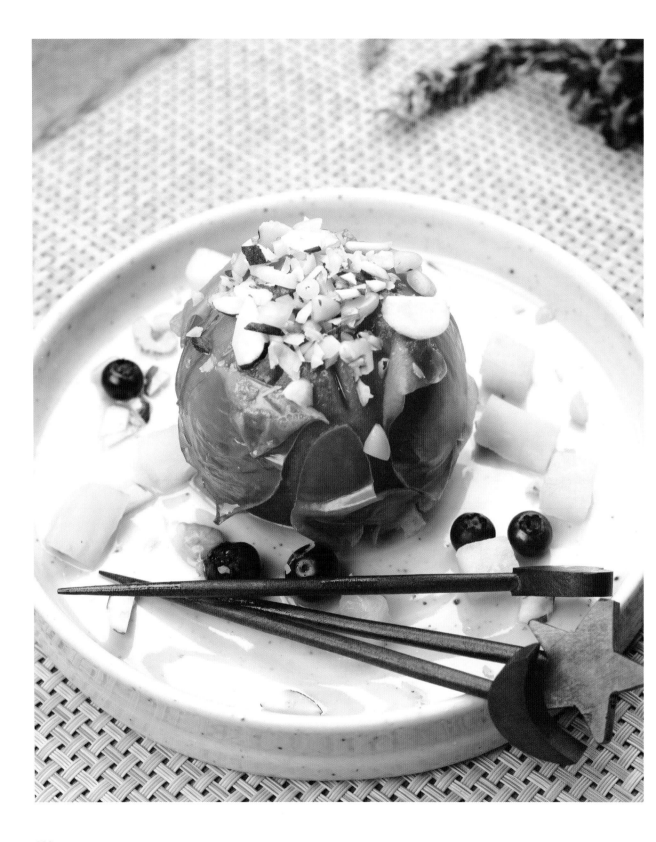

토마토 보양식

세계 10대 푸드에 선정된 토마토는 베타카로틴이 풍부해 활성산소를 제거하는 탁월한 능력이 있습니다.
베타카로틴의 혈중 농도가 높으면 간암이 강력하게 억제된다고 합니다.
토마토는 만성간질 환우들의 부족한 영양을 보충하는 데도 매우 좋은 음식입니다.
식이섬유가 풍부해 장운동을 돕고, 피부 미용에도 좋으며, 체내 염분을 배출하고,
비타민C가 풍부해 필요량을 먹으면 피로 회복에도 큰 도움이 됩니다.

 재료(2인분)

완숙 토마토(중간 크기) 1개, 견과류 약간, 압착 올리브유 1큰술, 파인애플 1쪽, 블루베리 5알

 만드는 법

1. 잘 익은 토마토를 깨끗이 씻습니다.

2. 토마토의 꼭지 부분은 잘라내고 아래쪽에 열십자로 칼집을 냅니다.

3. 김이 오른 찜기에 토마토를 넣고 3분 정도 찜니다.

4. 토마토가 익는 동안 견과류를 듬성듬성 칼로 다집니다.

5. 살짝 익은 토마토를 꺼내 칼집 낸 부분의 껍질을 반만 벗겨서 접시에 담고 그 위에 압착 올리브유를 뿌리고 견과류를 얹어 냅니다.

6. 블루베리와 파인애플 조각을 곁들여 내면 더 깊은 풍미를 느낄 수 있습니다.

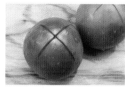
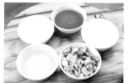
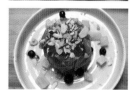

TIP 붉게 익은 완숙 토마토를 사용하면 별도의 가미를 하지 않아도 토마토 자체의 풍미와 향을 즐길 수 있습니다.
밭에서 따온 즉시 싱싱할 때 조리해 먹으면 맛과 영양 모두 훌륭합니다.

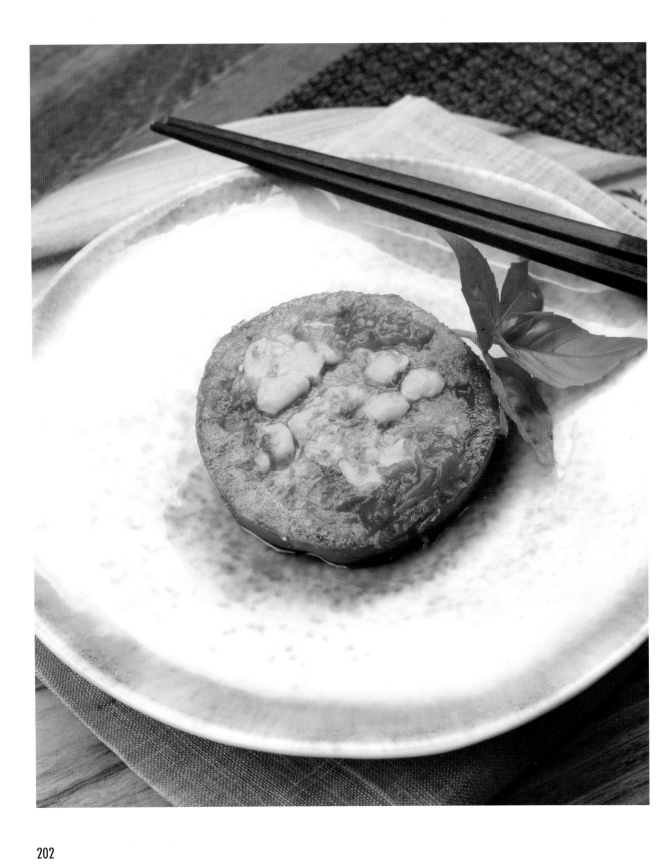

토마토 스테이크

토마토는 대한암예방학회에서도 항암식품으로 손꼽았을 정도로 뛰어난 항암력을 가지고 있습니다.
토마토의 붉은색 성분인 라이코펜은 세포 노화의 원인인 활성산소를 억제하는데,
특히 유방암 억제 효과가 큰 것으로 알려져 있습니다.
그 사실을 증명하듯, 토마토 섭취가 생활화된 이탈리아 여성들은
유방암 발병 확률이 매우 낮은 것으로 밝혀졌습니다.

 재료(1인분)

완숙 토마토 1개, 슬라이스치즈 1/2개, 죽염 1꼬집, 통밀가루 1/2컵, 포도씨유 약간, 바질 잎 1개

 만드는 법

1. 금방 딴 탱탱한 완숙 토마토를 흐르는 물에 잘 씻어 꼭지 부분은 칼로 도려내고 7cm 두께로 슬라이스합니다.

2. 슬라이스치즈를 잘게 다져놓습니다.

3. 토마토의 단면에 죽염을 살짝 뿌린 다음 통밀가루를 묻힙니다.

4. 달궈진 팬에 포도씨유를 두르고 **3**의 토마토를 센 불로 재빨리 굽습니다.

5. 토마토를 팬에서 꺼내기 직전에 다진 슬라이스치즈를 뿌려줍니다.

6. 치즈가 열기에 살짝 녹으면 접시에 옮겨 담고 바질 잎을 올립니다.

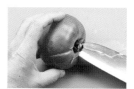
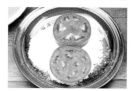
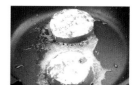

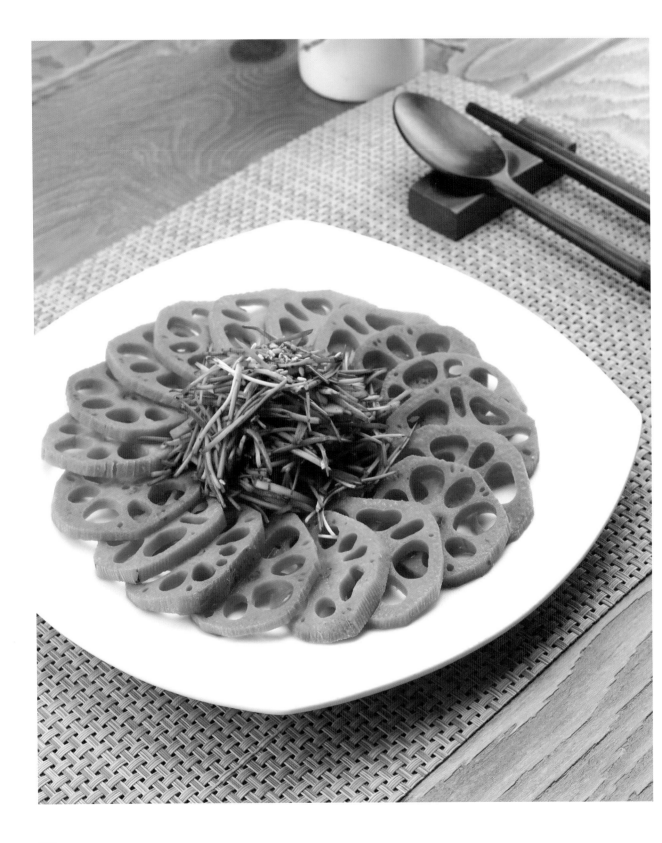

연근 찜과 영양부추 무침

겨울이 제철인 연근은 성질이 따뜻하고 단맛이 납니다.
독이 없으며, 출혈을 멈추는 지혈 작용을 합니다.
또 열독을 풀고 어혈을 식히며 토혈을 멎게 하는 효능이 있습니다.
비타민C와 철분이 많아 혈액 생성에 도움을 주며, 탄닌 성분은 코피가 날 때 효험이 있습니다.
칼륨 또한 풍부해 고혈압 환자에게도 좋은 식품입니다.

 재료(3~4인분)

통연근 200g, 비트 50g, 천일염 적당량, 물 적당량
영양부추 무침 : 영양부추 50g, 양파 20g, 당근 20g, 무침 양념[고춧가루 1큰술, 맛간장(278쪽 참조) 1작은술,
액젓 1작은술, 매실효소 1작은술, 식초 1작은술, 통깨 1작은술, 천일염 1작은술]

 만드는 법

1. 통연근을 껍질째 깨끗이 씻어 0.4cm 두께로 썰어둡니다.

2. 비트를 믹서에 갈아 채반에 밭칩니다. 비트즙에 적당량의 물과 천일염을 넣고 연근을 담가 5분 정도 삶아냅니다. 연근이 삶아지면서 비트색 물이 듭니다.

3. 부추 무침을 만듭니다. 우선 영양부추는 흐르는 물에 씻어 5cm 길이로 자르고, 양파와 당근은 가늘게 채 썰어놓습니다.

4. 볼에 무침 양념 재료를 넣고 골고루 섞은 뒤 **3**을 넣고 살살 버무려 영양부추 무침을 만듭니다.

5. **2**의 비트색 연근을 접시에 돌려 담고 가운데에 영양부추 무침을 담아 냅니다.

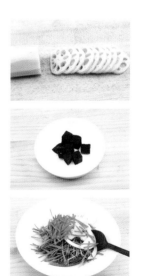

TIP 비트색 연근과 영양부추의 화려한 색감이 식욕을 돋웁니다.
담백한 연근과 새콤달콤한 영양부추 무침을 곁들이면 항암치료의 부작용으로 저하된 식욕이 되살아납니다.
맛과 영양 모두 잡을 수 있는 음식이며, 저염식을 해야 할 때 편안하게 저염식을 할 수 있게 도와줍니다.

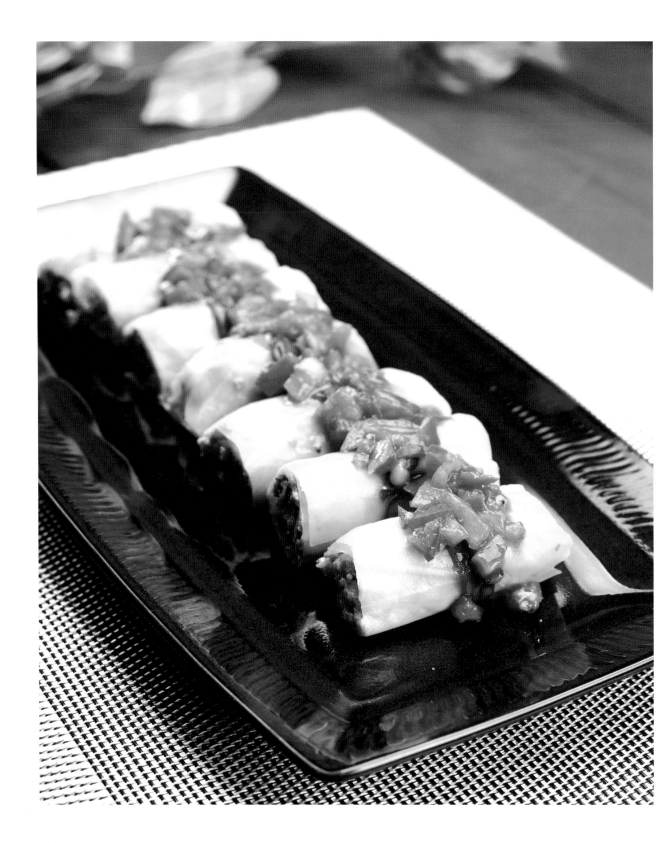

양배추말이 찜

양배추에는 비타민A와 비타민C, 티오시안산, 루테인, 제아잔틴, 이소티오시아네이트류,
설포라판과 같은 식물성 영양소가 다량 들어 있습니다.
이들 항산화물질은 해독은 물론이고 유방암, 대장암 및 전립선암 등을 예방하는 작용을 합니다.
특히 설포라판은 암세포를 선택적으로 공격하기 때문에 암의 전이와 재발을 효과적으로 막을 수 있습니다.
양배추에 풍부한 비타민U는 위궤양 치료에 좋고, 위장관 내 세포의 재생을 돕습니다.

 재료(2~3인분)

양배추 잎 5장, 부추 10g, 채 썬 표고버섯 50g, 잘게 다진 양파 50g,
잘게 다진 당근 50g, 두부 50g, 죽염 1/2작은술, 다진 마늘 1큰술, 현미유 약간
토마토 소스 : 토마토 1개, 매실효소 1큰술, 구운 소금 약간, 레몬즙 약간

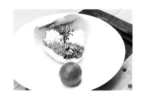

만드는 법

1. 양배추 잎은 깨끗이 씻어 김이 오른 찜솥에 넣고 숨이 죽을 만큼만 쪄서(약 10분) 식힙니다.
부추도 함께 쪄주세요.

2. 표고버섯은 죽염과 다진 마늘로 밑간을 해서 잠깐 재어놨다가 팬에 현미유를 두르고
살짝 볶아줍니다.

3. 두부는 뜨거운 물에 데쳐 면포로 물기를 짜고 치댄 후 다진 양파와 당근, **2**의 표고버섯을
넣고 잘 섞어줍니다.

4. **3**을 찐 양배추 잎에 올리고 김밥처럼 돌돌 말아줍니다.

5. 말아놓은 양배추 롤을 4cm 길이로 썰고, 찐 부추로 묶어준 다음 김이 오른 찜솥에
5분 정도 쪄냅니다.

6. 토마토 소스를 만듭니다. 우선 토마토는 으깨서 매실효소와 함께 냄비에 넣고 센 불로 끓이다가
약한 불로 더 끓입니다. 적당히 졸아들면 구운 소금으로 간하고 레몬즙을 뿌립니다.

7. **5**를 접시에 담고 토마토 소스를 뿌려 냅니다.

TIP 양배추말이에 들어가는 채소는 냉장고 속 상황에 따라 재료를 바꿔가며 응용할 수 있습니다.

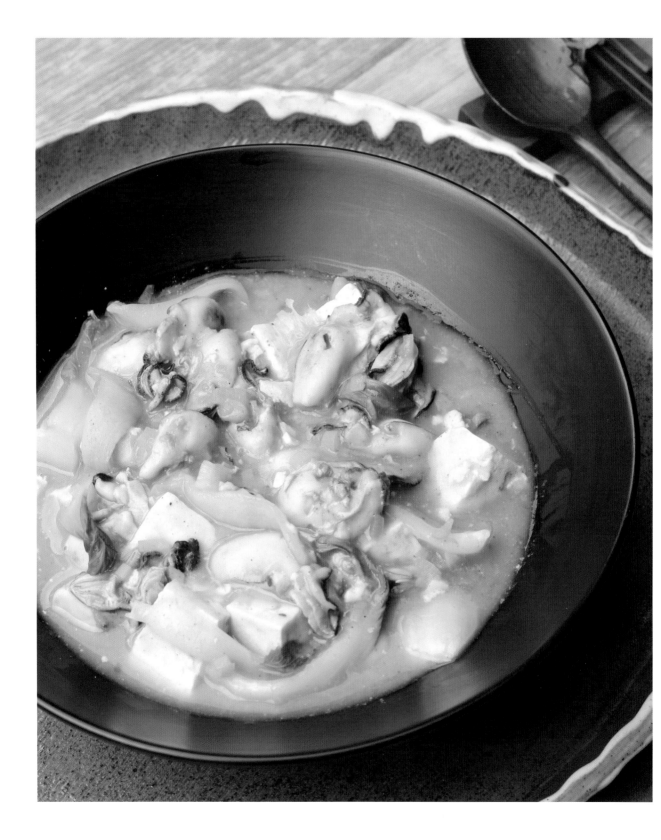

굴 두부 맛조림

굴은 단백질의 함량이 매우 높은 식품으로 8가지 필수아미노산과
10가지 다양한 아미노산으로 구성되어 있습니다.
더불어 비타민과 마그네슘, 칼륨, 코발트, 인, 칼슘 등의 미네랄이 풍부한 영양의 보고입니다.
간 기능 회복에 도움이 되는 고단백, 고비타민, 고칼로리 식품이라 수술 후에 꼭 필요한 보양식품입니다.

 재료(2~3인분)

굴 200g, 두부 200g, 청경채 100g, 닭곰탕 국물 1컵, 다진 대파 1큰술, 집간장 1작은술,
연근 1/2개, 카레가루 1작은술, 소금물 적당량

 만드는 법

1. 굴은 소금물에 흔들어가며 불순물이 없도록 씻은 뒤에 흐르는 물에 헹구고 채반에 밭쳐서 물기를 뺍니다. 두부는 깍둑 썰고, 청경채는 가닥을 떼어놓습니다.

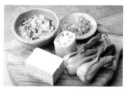

2. 냄비에 닭곰탕 국물을 붓고 끓이다가 1과 다진 대파, 집간장을 넣고 2~3분간 더 끓입니다.

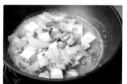

3. 연근을 강판에 갈아 베보자기에 짭니다. 건더기는 빼고 연근즙에 카레가루를 풀어 2에 넣고 농도를 맞춰가면서 끓입니다.

TIP 전분 대신 연근을 갈아서 씁니다.

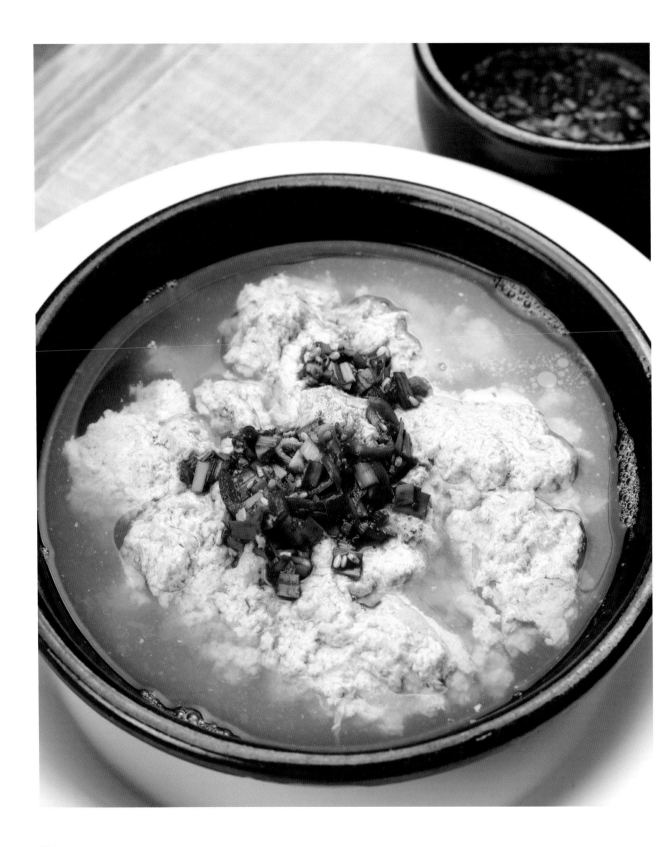

서리태 손순두부

콩류에는 항암 작용이 매우 뛰어난 이소플라본 성분이 풍부하며,
암세포의 증식을 막아주는 제이스타인도 함유되어 있습니다.
이는 암세포의 증식을 억제하는 것은 물론 암을 예방할 수 있도록 도와줍니다.
서리태에도 이러한 성분들이 당연히 포함되어 있습니다. 비타민E와 불포화지방산, 식물성 단백질도
다량 함유하고 있어 콜레스테롤의 축적을 막고 혈관질환까지 예방해줍니다.

 재료(2인분)

국산 서리태 1컵, 천연 간수 2큰술
양념장 : 집간장 1/2컵, 다진 마늘 1큰술, 다진 양파 1큰술, 다진 청·홍고추 1/2큰술,
　　　　참기름 1큰술, 참깨 1큰술

 만드는 법

1. 깨끗이 씻은 서리태를 물에 불립니다(겨울철엔 12시간, 여름철엔 8시간). 콩이 탱탱하게 불면 믹서에 곱게 갑니다. 이때 콩과 물의 비율은 1:3이 좋습니다.

2. 믹서에 간 콩을 가는 체나 광목에 거릅니다. 걸러진 비지는 따로 보관하고, 고운 입자의 콩물은 솥에 넣고 센 불로 끓입니다(10분 이내). 끓이는 동안 바닥에 콩물이 눌어붙지 않도록 주걱으로 계속 저어주고, 거품이 넘칠 정도가 되면 불을 끕니다.

3. 천연 간수를 콩물에 골고루 붓고 열십자로 한 번만 저어줍니다. (간수가 너무 많으면 쓴맛이 나므로 조금씩 부으며 농도를 맞추고, 너무 많이 저어주면 안 되니 한 번만 저어주세요.)

4. 10~15분 정도 지나 콩물이 몽글몽글 엉기면 엉긴 그대로 그릇에 담습니다.

5. 양념장 재료를 볼에 담고 섞은 뒤 **4**의 순두부에 얹어 냅니다.

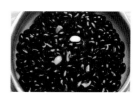
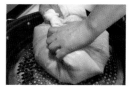
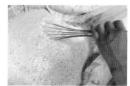

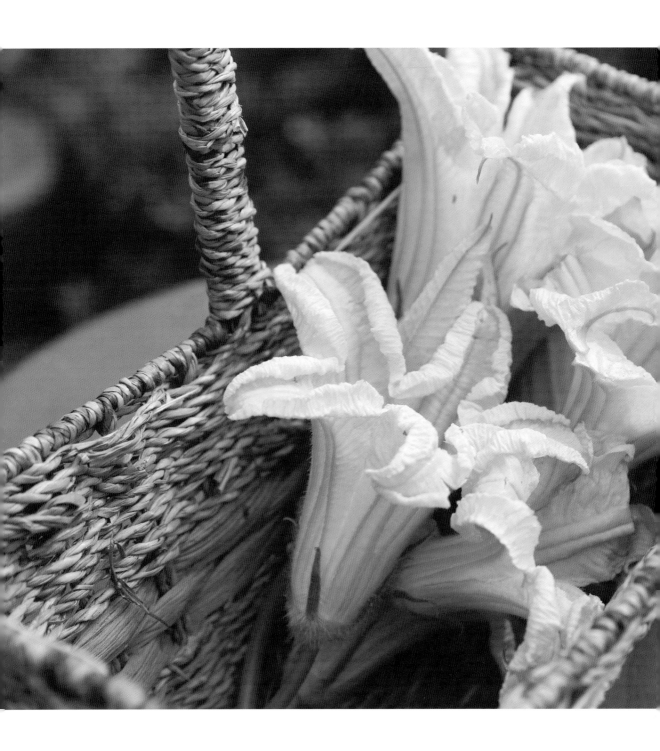

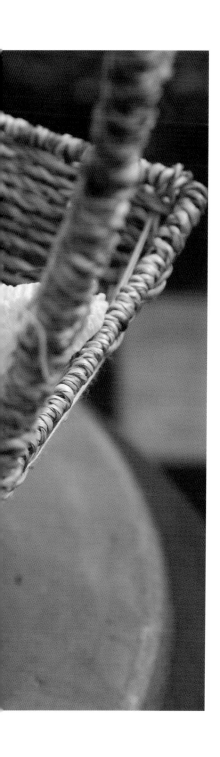

06

기나긴 암 치유의 터널에서 맛보는 별미

간식과 별식

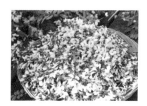

암의 종류에 따라 가려 먹어야 하는 음식이 다릅니다.
암 환우들에겐 이 또한 스트레스의 원인이 되지요.
특히 항암치료 중에는 입덧하는 산모처럼
느끼한 기름 냄새도 맡기 싫었다가
불현듯 기름에 지진 고소한 별식이 생각나기도 합니다.
그러니 가끔은 특별한 날을 정해
먹고 싶은 음식을 편안한 마음으로 즐겨보는 것은 어떨까요.
있는 재료로 쉽고 간편하게 만드는 별식은
입맛이 없어 제때 식사를 못 할 때 입맛을 돋우고,
지치지 않고 체력을 유지하며 암 치유의 긴 터널을
빠져나올 수 있게 도와줍니다.

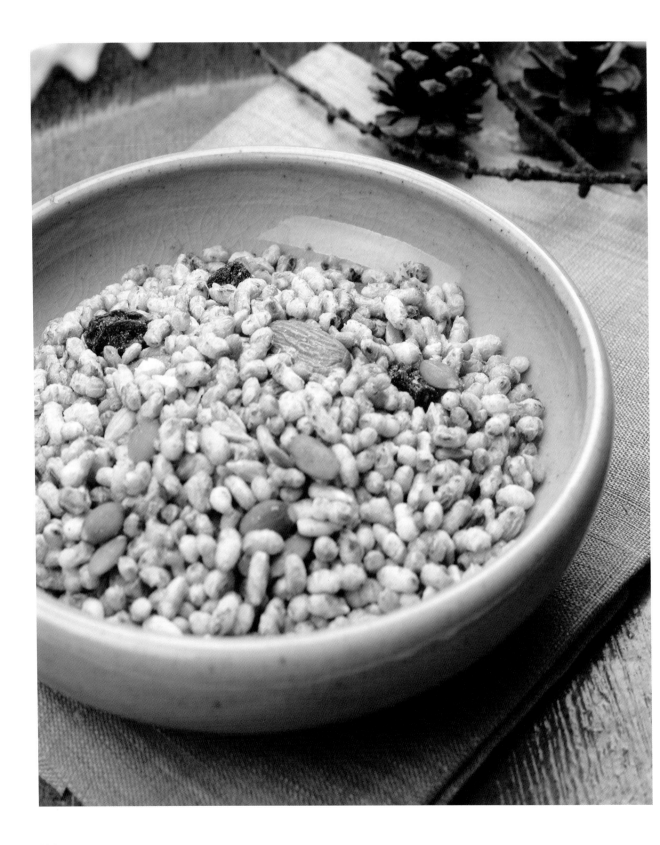

현미 볶음

현미에는 폴리페놀의 일종인 페룰산이 풍부하게 함유되어 있습니다.
또한 현미는 강력한 항산화 작용으로 알츠하이머의 원인이 되는 베타아밀로이드펩타이드의
분해를 촉진하고, 뇌세포를 보호하고 뇌의 노화를 예방하는 효과가 있습니다.
비타민B군과 미네랄 함유량은 최고 수준을 자랑합니다.
더불어 프로테아제 방지제를 다량 함유하고 있어 암의 진행 속도를 늦춰줍니다.

 재료

현미 1kg, 호박씨·아몬드·건포도 등의 견과류 적당량

 만드는 법

1. 현미를 깨끗이 씻어 10시간 이상 충분히 물에 불립니다.

2. 불린 현미를 채반에 받쳐 물기를 뺀 뒤 스팀오븐에 넣어 100도에서 40분간 찝니다. (스팀오븐이 없을 경우 김이 오른 찜기에서 50분간 찝니다.)

3. 쪄낸 현미를 밥알이 서로 엉겨붙지 않도록 펴서 그늘에서 바싹 말립니다.

4. 오목한 팬을 연기가 나기 직전까지 달군 뒤에 **3**의 현미를 1/2공기씩 넣고 쌀알이 부풀어 오를 때까지 센 불로 덖어줍니다.

5. 현미 볶음에 호박씨, 아몬드, 건포도와 같은 견과류를 넣어 함께 먹으면 더 맛있습니다.

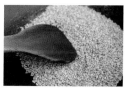
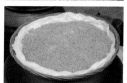

TIP   항산화 성분과 불포화지방산이 풍부한 견과류를 볶은 현미와 함께 먹으면 영양이 배가 됩니다.

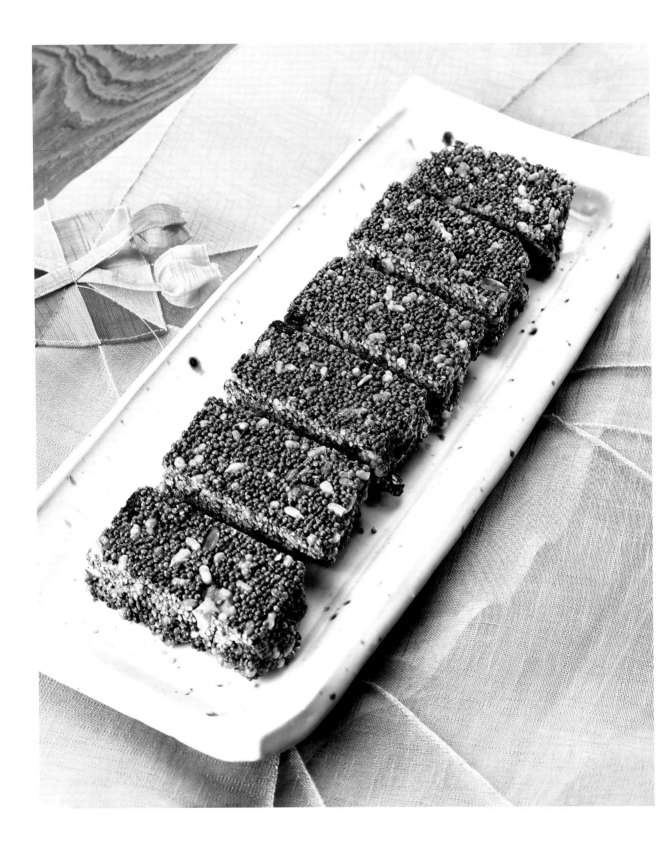

들깨 강정

들깨에 함유된 감마토코페롤은 항산화 작용을 해 노화 방지에 좋으며,
리놀렌산은 암을 유발하는 물질을 몸 밖으로 배출해 항암 효과가 탁월합니다.
또 혈관 내 콜레스테롤이 쌓이는 것을 막아주어 각종 만성질환을 예방하며,
기억력 향상을 돕고 치매를 예방하기도 합니다.
풍부한 식이섬유와 비타민E, 비타민F는 여성의 건강과 미용에 효능을 발휘합니다.

 재료(2~3인분)

들깨 2컵, 볶은 현미·호두·호박씨 1줌씩, 조청쌀엿 1컵

 만드는 법

1. 들깨를 깨끗이 씻은 뒤 채반에 밭쳐 물기를 뺍니다.

2. 마른 팬에 들깨를 볶습니다. 들깨가 톡톡 터지는 소리가 나야 고소한 맛이 납니다. 호박씨와 호두도 각각 살짝 볶습니다.

3. 볶은 들깨, 호박씨, 호두가 식으면 볶은 현미를 넣고 골고루 섞습니다.

4. 조청쌀엿을 냄비에 넣고 중간 불로 끓입니다. 저어주는 주걱에 실이 생길 정도의 농도가 되면 **3**을 재빨리 넣고 섞어줍니다.

5. 네모난 틀에 종이포일을 깔고 **4**를 부은 뒤에 둥근 방망이로 납작하게 밀어 굳힙니다.

6. 부서지지 않을 만큼 적당히 굳었을 때 원하는 크기로 썰어 냉장고에 넣고 굳힙니다.

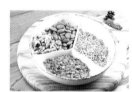

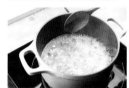

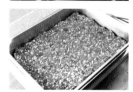

TIP 들깨강정은 항암치료로 입맛이 떨어졌을 때, 아무것도 먹지 못하는데 달달한 것이 먹고 싶을 때 간식으로 먹으면 훌륭한 한 끼 영양식이 됩니다.

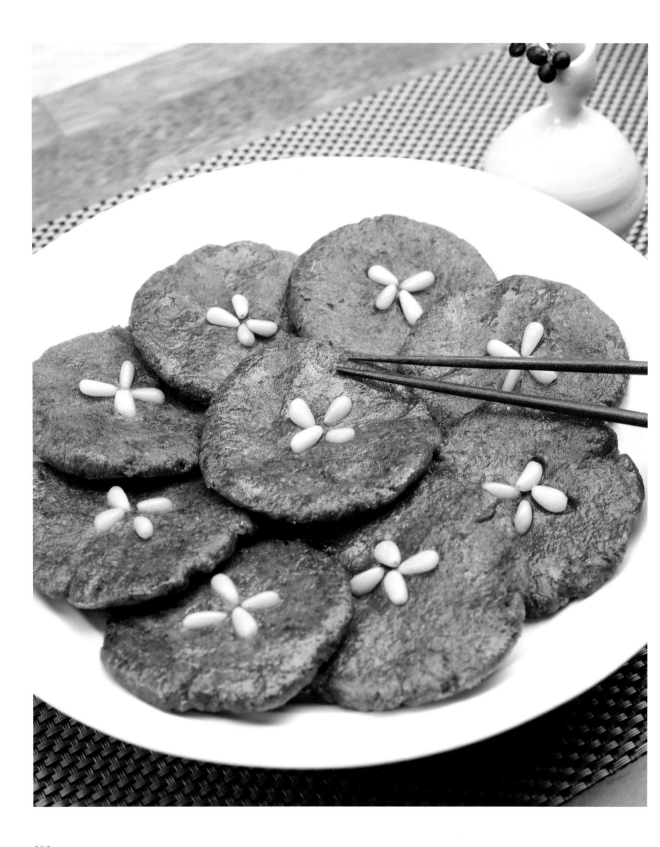

쑥개떡

쑥에서 나는 독특한 향은 치네올 성분입니다. 치네올은 대장균, 디프테리아균과 같은
장내 유해균을 없애주고, 소화액의 분비를 활성화해 소화에 도움을 줍니다.
단백질, 비타민A, 비타민C와 칼륨, 철분 등 미네랄이 풍부해서
산성화된 몸을 중화시키는 데 적지 않은 역할을 합니다. 탄닌 성분이 다량 함유되어 있어
세포 노화를 촉진하는 과산화지질의 생성을 억제해 세포의 노화를 늦춰줍니다.

 재료(3~4인분)

불린 현미(12시간 정도 불린 것) 300g, 삶은 쑥(천일염을 넣은 끓는 물에 삶은 것) 300g,
뜨거운 물 1컵, 참기름·잣 약간씩

 만드는 법

1. 불린 현미는 물기를 뺍니다.

2. 삶은 쑥은 찬물에 헹궈 물기를 꼭 짜둡니다.

3. 1과 2를 한데 넣고 방앗간에서 빻아 가루로 만듭니다. (방앗간에서
   소금 간을 해주므로 따로 간을 할 필요가 없어요.)

4. 빻아온 떡가루는 뜨거운 물로 익반죽하여 오래 치댑니다.

5. 반죽된 떡가루를 동그랗게 빚어 납작하게 누른 다음 김이 오른 찜
   기에 넣고 15~20분간 찝니다.

6. 떡을 찜기에서 꺼내 서로 붙지 않도록 참기름을 살짝 바른 다음 잣
   을 올려 내놓습니다.

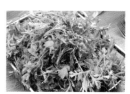
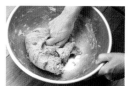
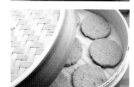

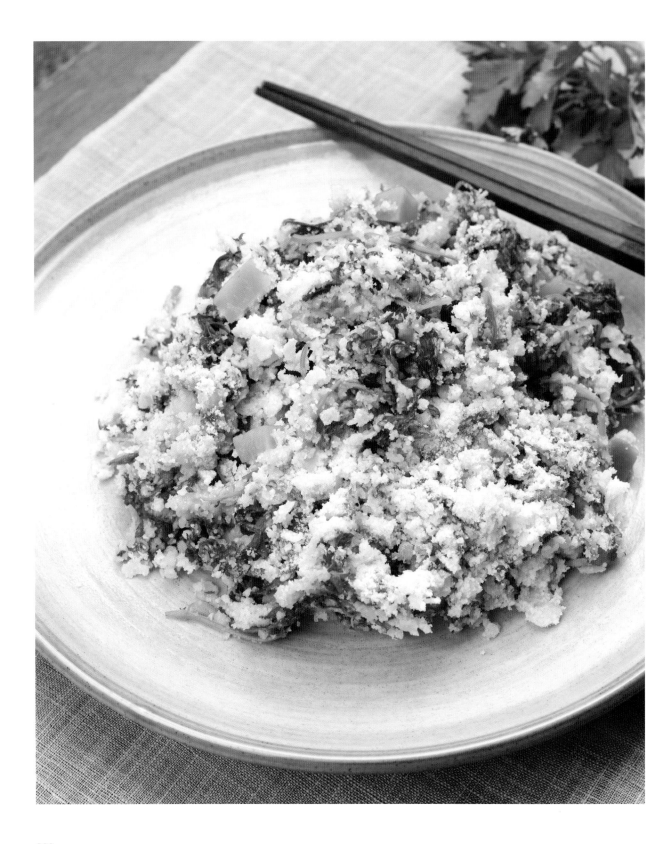

쑥버무리

쑥은 알칼리성 식품으로 산성화된 체질을 중화하는 효과가 있으며,
피를 맑게 하고 고혈압과 동맥경화를 예방합니다.
위액 분비를 촉진하고 위 점막의 혈행을 도와 위염이 있을 때 먹으면 효험이 있습니다.
풍부한 베타카로틴 성분은 바이러스에 대한 저항력을 높임으로써 암을 예방하는 효과도 있습니다.
냉증, 생리통 등 여성질환에도 효과가 있습니다.

 재료(4~5인분)

쑥 150g, 쌀가루(혹은 현미가루) 300g, 단호박 50g, 건포도 20g

 만드는 법

1. 쑥은 깨끗하게 씻어서 살짝 물기를 털어냅니다.

2. 단호박은 5mm 정도로 작게 깍둑 썰어둡니다.

3. 쌀가루를 체에 내립니다.

4. 물기를 털어낸 쑥을 쌀가루와 버무린 다음 단호박과 건포도를 넣고
   잘 섞습니다.

5. 김이 오른 찜기에 보자기를 깐 뒤 **4**를 넣고 40분간 푹 찝니다.
   (오븐 찜기에서는 100도에서 30분간 찝니다.)

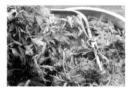
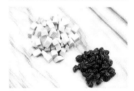
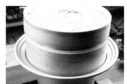

TIP 단호박과 건포도를 넣지 않고 순수하게 쌀가루와 쑥만 넣고도 쑥버무리를 할 수 있습니다.

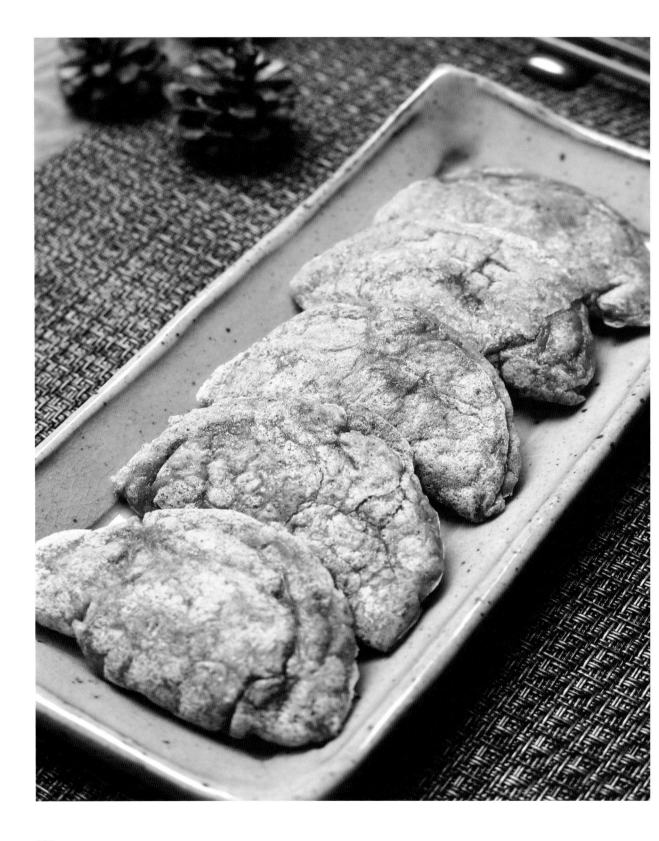

수수부꾸미

수수는 성질이 따뜻해 위를 보호하고 해독 작용을 하며 항염과 항암 작용이 뛰어난 오곡의 하나입니다.
수수에 함유되어 있는 프로안토시아닌 성분은 세포의 산화 스트레스를 줄여 염증을 완화하는 역할을 합니다.
다만 인의 함량이 많아 한꺼번에 많은 양을 섭취하면 안 되고, 지질과 단백질이 다소 부족하기 때문에
콩과 함께 먹으면 영양을 균형 있게 섭취할 수 있습니다.

 재료(2~3인분)

팥 1/2컵, 찰수수가루 1컵, 뜨거운 물 1/2컵, 생수 3컵, 구운 소금 적당량, 포도씨유 적당량

 만드는 법

1. 수수부꾸미에 넣을 팥소를 만듭니다. 우선 팥을 3시간 정도 물에 불립니다.

2. 불린 팥을 냄비에 넣고 물을 부어 끓입니다. 한소끔 끓으면 물을 버립니다. 생수를 붓고 중간 불로 계속 끓입니다.

3. 팥이 뭉그러지도록 익고 물이 졸아들면 약한 불로 뜸을 들입니다.

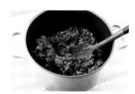

4. 뜸이 푹 든 팥을 적당히 식힌 뒤 구운 소금으로 약하게 간을 하고 치대어 팥소를 마무리합니다. (팥은 시간이 지나면 되직해지니 질게 합니다.)

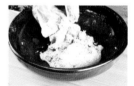

5. 수수 반죽을 만드는데, 찰수수가루에 뜨거운 물을 조금씩 넣어가며 익반죽을 약간 질다 싶게 한 다음 큰 새알 크기로 빚어 납작하게 눌러놓습니다.

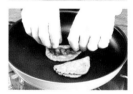

6. 달군 팬에 포도씨유를 두르고 **5**의 수수 반죽을 굽습니다. 밑면이 투명하게 익으면 뒤집어 구운 뒤 **4**의 팥소를 넣고 반달 모양으로 접어 마저 굽습니다.

 TIP

• 수수부꾸미는 항암음식인 만큼 시럽을 더해 먹지 말고, 곡식의 구수한 맛을 즐깁니다. 먹다 보면 자체의 맛에 매료되어 나중에는 단맛을 가미한 음식을 멀리 하게 된답니다.

• 팥을 처음 끓인 물을 버리지 않으면 배앓이를 하거나 쓴쓰름한 맛이 나니 처음 끓인 물은 꼭 버리세요.

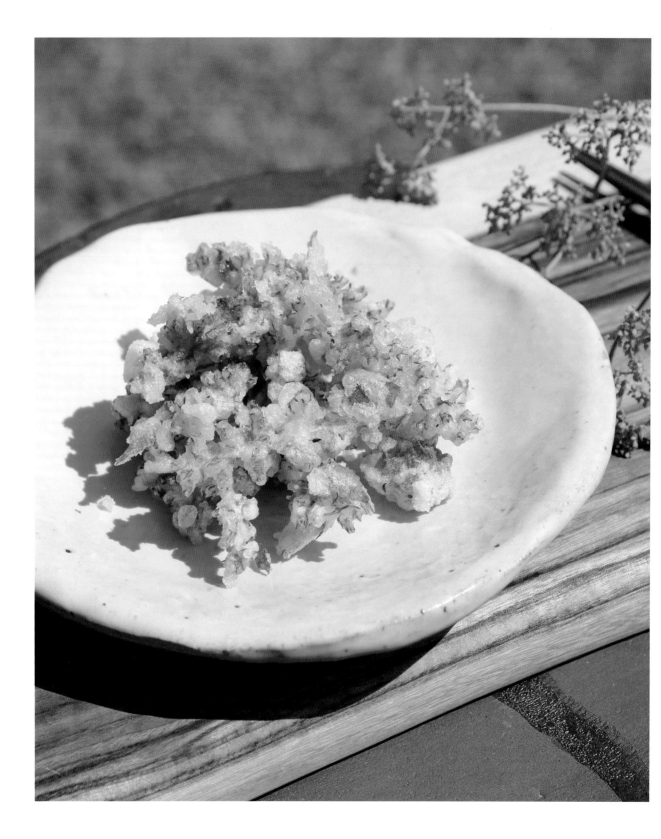

들깨꽃 튀김

들깨에 함유되어 있는 감마토코페롤이 항산화 작용을 해 노화 방지에 좋으며,
변비를 예방하고, 혈액 속에 콜레스테롤이 쌓이는 것을 막아주어 혈관 건강에도 도움이 됩니다.
무엇보다 들깨에 함유된 불용성 식이섬유는 체내의 발암물질을 배출시켜 암을 예방해줍니다.

 재료(2~3인분)

들깨꽃 120g, 찹쌀가루 70g, 녹말가루 70g, 통밀가루50g, 얼음물 90㎖,
구운 소금 1꼬집, 포도씨유 1.5ℓ

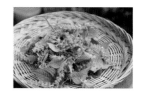

 만드는 법

1. 연한 들깨꽃 송이만 골라 따서 깨끗한 물에 씻은 뒤 채반에 밭쳐 물기를 뺍니다.

2. 찹쌀가루와 녹말가루를 섞어 차가운 얼음물과 구운 소금을 넣고 걸쭉하게
튀김반죽을 만듭니다.

3. 들깨꽃에 통밀가루를 가볍게 묻힌 후 튀김반죽을 묻힙니다.

4. 튀김옷이 두꺼워지지 않게 잘 털어낸 후 170~180도로 가열된 포도씨유에 넣고 튀깁니다.
(튀김옷의 농도와 튀김 기름의 온도가 맞아야 들깨꽃이 활짝 피듯이 잘 튀겨집니다.)

 TIP
- 발연점이 200도로 높은 포도씨유는 180도의 튀김 온도에 안전합니다.
- 들깨꽃이 너무 많이 피기 전의 연한 들깨꽃을 튀겨야 맛있습니다.
- 튀김반죽에 얼음을 띄워놓으면 튀김옷이 아주 바삭하게 튀겨집니다.

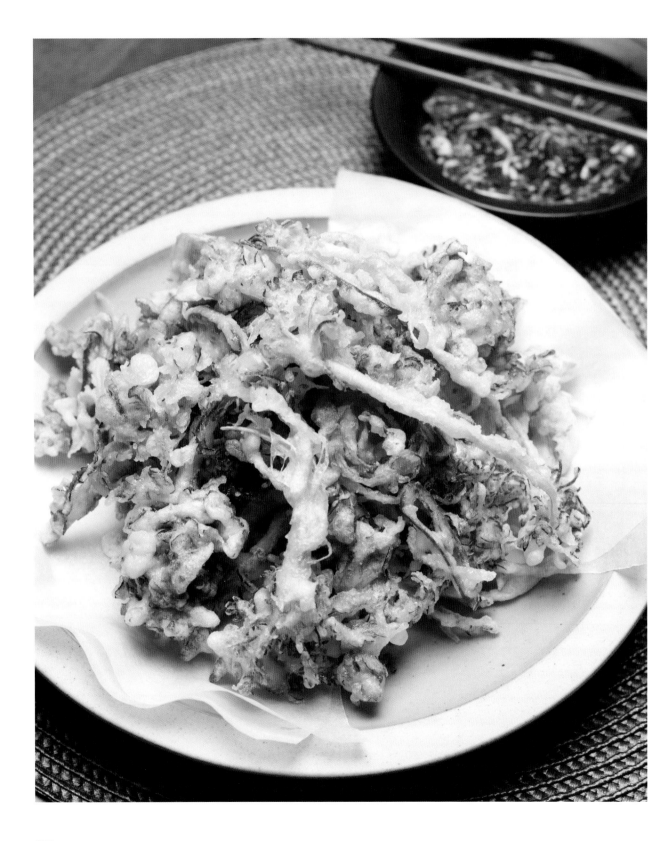

냉이 튀김

냉이는 단백질이 풍부한 알카리성 식품이고 칼슘, 철분 등의 미네랄 함량도 높습니다.
소화효소를 돕는 콜린 성분이 풍부해 소화기관이 약하고 허약한 사람들에게 좋으며,
항암치료의 후유증을 앓고 있는 환우들에게도 매우 좋은 건강 식품입니다.
비타민A, 비타민B₂, 비타민C도 풍부해 면역력 향상에 좋고 피로 회복에도 효과가 있습니다.
고지혈증 개선에도 도움을 줍니다.

 재료(2인분)

냉이 200g, 찹쌀가루 70g, 녹말가루 70g, 생수 30㎖, 얼음 3조각, 구운 소금 1/2작은술, 현미유 1.5ℓ

 만드는 법

1. 냉이는 잔뿌리를 제거하고 깨끗이 씻은 뒤 면포에 얹어 물기를 제거합니다.

2. 찹쌀가루와 녹말가루를 1:1로 섞어 생수와 구운 소금, 얼음을 넣고 섞어 튀김반죽을 만듭니다.

3. 1의 냉이에 남은 녹말가루를 가볍게 묻히고 튀김반죽을 묻힙니다.

4. 튀김옷이 두꺼워지지 않게 잘 털어낸 후 180도의 현미유에 바삭하게 2번 튀겨냅니다. (279~283쪽에 소개된 양념장에 찍어 먹어도 맛이 좋습니다.)

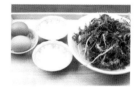

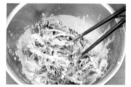

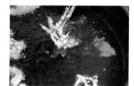

 TIP

- 현미유는 발연점이 높아 튀김 기름으로 적합합니다.
- 언 땅에 뿌리를 내리고 겨울을 견뎌낸 냉이는 봄철에 맛볼 수 있는 보약 중에 보약이랍니다.
- 홍고추를 채 썰어 함께 튀기면 색감이 예뻐 입맛을 돋우는 데 도움이 됩니다.

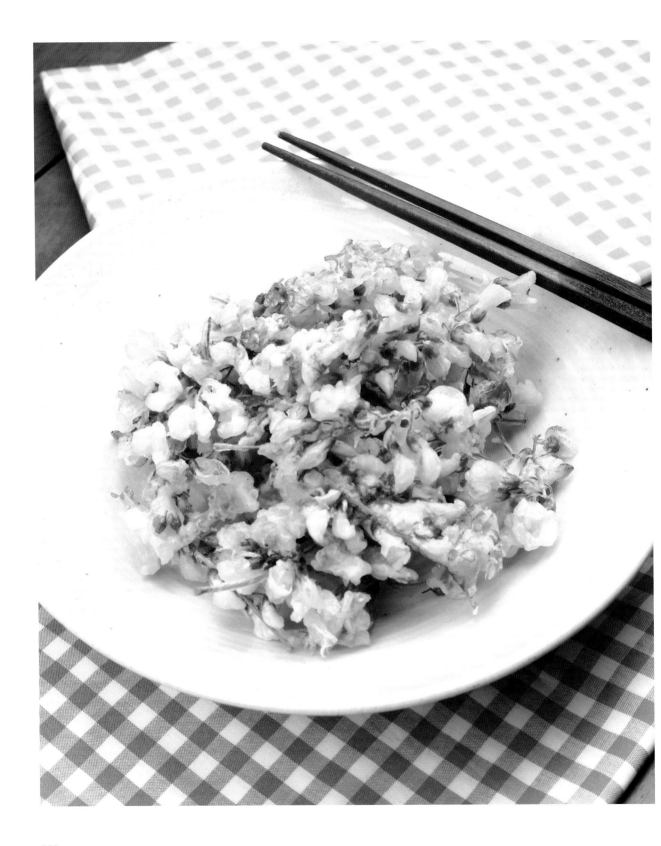

아카시아꽃 튀김

아카시아꽃에는 로비닌 성분이 함유되어 있어
항생제로도 잘 듣지 않는 염증을 개선하는 데 탁월한 효과를 발휘합니다.
아비신 성분은 항암 효과가 있어 암 발생을 억제한다고 알려져 있어요.
또 감기로 인한 식욕 부진, 구역질, 구토증을 낫게 하고 면역력을 강화합니다.

 재료(2~3인분)

아카시아꽃 150g, 찹쌀가루 70g, 녹말가루 70g, 통밀가루 50g, 얼음물 90㎖,
구운 소금 1꼬집, 포도씨유 1.5ℓ

 만드는 법

1. 아카시아꽃 송이를 물에 살살 깨끗이 씻어 물기를 빼놓습니다.

2. 찹쌀가루와 녹말가루를 섞어 차가운 얼음물과 구운 소금을 넣고 걸쭉하게 튀김반죽을 만듭니다.

3. 씻어놓은 아카시아 꽃에 남은 녹말가루를 가볍게 묻히고 통밀가루를 묻힌 뒤 얼음을 띄운 튀김반죽을 묻힙니다.

4. 튀김옷이 두꺼워지지 않게 잘 털어낸 후 180도의 포도씨유에 바삭하게 2번 튀겨냅니다.

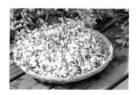
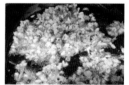

 TIP
- 공해가 없는 산골에서 막 피기 시작한 아카시아꽃을 사용하면 더 좋습니다.
- 발연점이 200도인 포도씨유는 튀김에 안전합니다.
- 튀김반죽에 얼음을 띄워놓으면 튀김옷이 아주 바삭하게 튀겨집니다.

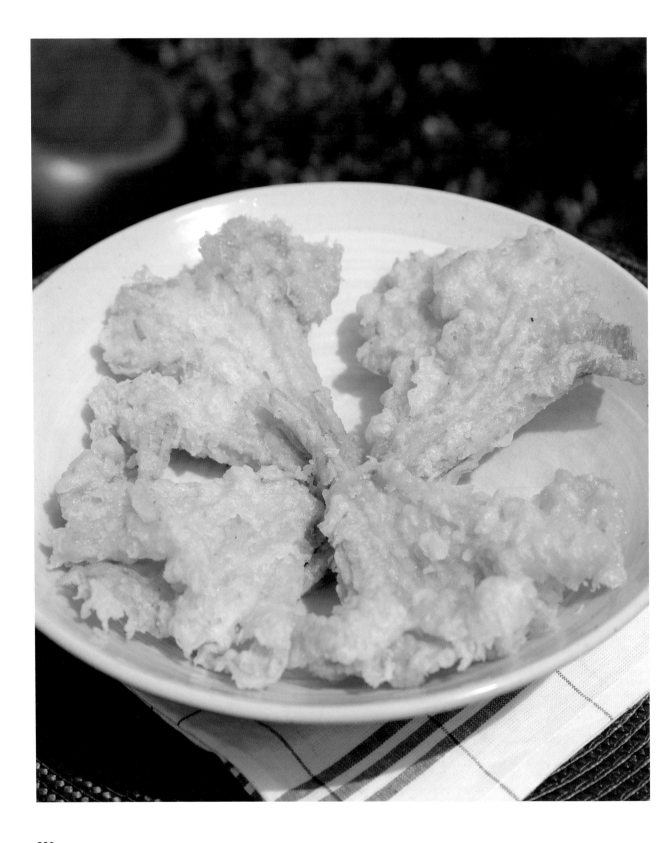

호박꽃 튀김

호박꽃은 지방유, 단백질, 비타민B군 등이 매우 풍부해
폐결핵, 당뇨, 생리불순에 좋고 각막이 건조한 사람에게도 좋습니다.
또 이뇨 작용이 있어 체내의 불순물을 체외로 빠르게 배출할 수 있게 해줍니다.

 재료(2~3인분)

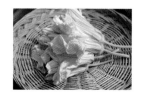

호박꽃 200g, 찹쌀가루 70g, 녹말가루 70g, 얼음물 90㎖, 구운 소금 1꼬집,
포도씨유 1.5ℓ

 만드는 법

1. 너무 피지 않은 연한 호박꽃 송이만 골라 따서 꽃수술은 따내고 불순물은
   살살 털어줍니다. (물에 씻지 않아요.)

2. 찹쌀가루와 녹말가루를 섞어 차가운 얼음물과 구운 소금을 넣고 걸쭉하게
   튀김반죽을 만듭니다.

3. 1의 호박꽃에 남은 녹말가루를 가볍게 묻히고 튀김반죽을 묻힙니다.

4. 튀김옷이 두꺼워지지 않게 잘 털어낸 후 180도의 포도씨유에 바삭하게 2번 튀겨냅니다.

 TIP
- 호박꽃이 시들기 전에 요리해야 하므로 호박 농사를 직접 짓는 곳이 아니면 맛보기 힘든 요리입니다.
- 포도씨유는 발연점이 높아 180도 온도에도 안전합니다.
- 튀김반죽에 얼음을 띄워놓으면 튀김옷이 아주 바삭하게 튀겨집니다.

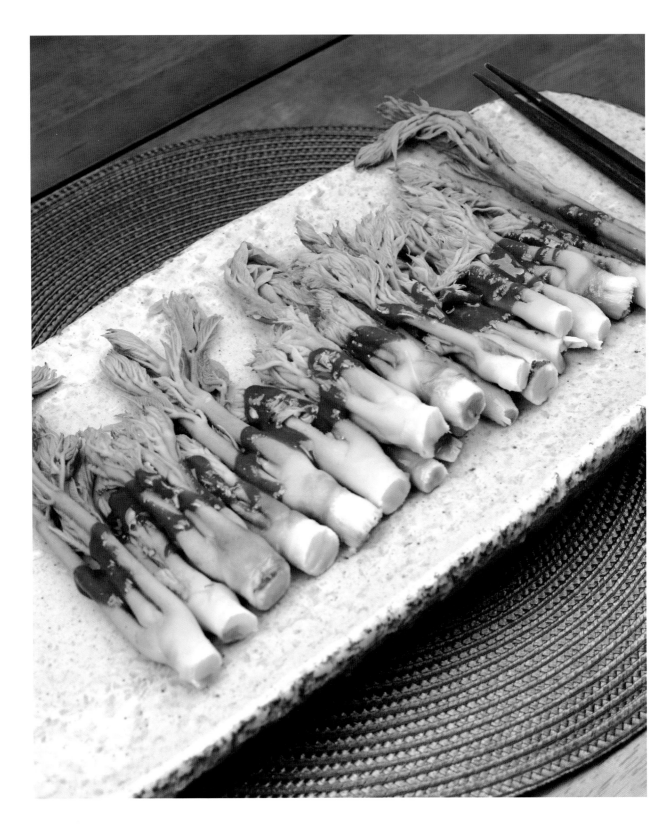

두릅 숙회

두릅은 '산채의 제왕'이라고 불릴 정도로 약효가 뛰어납니다.
특히 베타카로틴과 비타민A, 비타민C, 아연, 엽산, 칼륨 등 다양한 비타민과 미네랄이 골고루 들어 있어
피로를 빨리 풀어주고 몸에 활력을 줍니다. 쓴맛을 내는 사포닌 성분은 암 유발물질인
나이트로사민을 억제하고 혈당과 혈중 지질을 낮춰 당뇨, 이상지질혈증을 완화하는 데 도움이 됩니다.
또 풍부하게 함유되어 있는 철분은 탈모증에도 효과가 있습니다.

 재료(2~3인분)

두릅 300g, 천일염 1꼬집
초고추장 : 집고추장 50㎖, 감식초 20㎖, 매실효소 20㎖, 참기름 1작은술, 다진 생강 1작은술, 다진 마늘 1작은술

 만드는 법

1. 천일염을 넣은 팔팔 끓는 물에 두릅을 넣고 약 30초간 데칩니다.

2. 두릅을 건져 곧바로 찬물에 헹굽니다.

3. 두릅을 헹굴 때 머리 끝부분은 살짝 잘라주고 갈색 겉잎을 벗긴 뒤
물기를 적당히 짜둡니다.

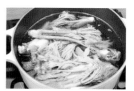

4. 초고추장 재료를 모두 섞어 초고추장을 만듭니다.

5. 데친 두릅을 접시에 담고 초고추장을 찍어 먹습니다.

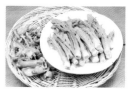

 TIP 산에서 금방 따서 데쳐 먹는 두릅은 풍미나 영양 면에서 마트에서 사다 먹는 두릅과는 비교할 수 없을 만큼
천하일품입니다. 두릅 숙회는 4~5월에 잠깐 맛볼 수 있는 귀한 음식입니다.

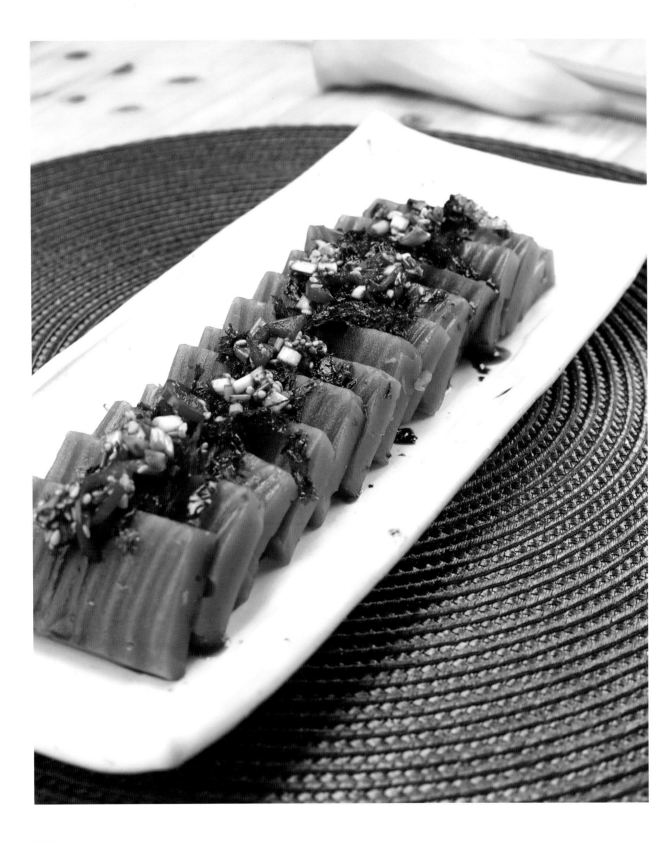

도토리묵

도토리에 함유된 아콘산은 체내에 쌓인 중금속과 유해물질을 흡수해 배출하는 작용을 합니다.
도토리 1g이 중금속 폐수 3.5t을 정화할 정도로 효능이 뛰어나다고 합니다.
그래서 도토리를 음식으로 만들어 먹으면 피로 회복, 숙취에 탁월한 효능이 있습니다.
또 세포 활성화에 도움을 주고, 소화 기능을 촉진해 입맛을 돋우고 위와 장도 튼튼하게 해줍니다.

 재료(4~5인분)

도토리가루 1/2컵, 생수 3컵, 구운 소금 1/2작은술, 압착 올리브유 1/2작은술
양념장 : 맛간장 5큰술, 다진 홍고추 1작은술, 다진 마늘 1작은술, 다진 쪽파 1큰술, 참기름 1작은술,
　　　　 참깨 적당량, 고춧가루 1작은술

 만드는 법

1. 도토리가루와 생수를 1:6의 비율로 잘 섞은 뒤 바닥이 두꺼운 스테인리스 냄비에 넣고 은근한 불로 끓이다가 색깔이 까맣게 변해 응고되면서부터 10~15분간 더 끓입니다. 이때 도토리가루가 바닥에 눋지 않게 잘 저어주세요.

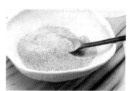

2. 나무주걱을 한 방향으로 저으면서 엉기어 잘 저어지지 않을 때까지 끓이다가 압착 올리브유와 구운 소금 1꼬집을 넣고 저은 뒤 아주 약한 불로 뜸을 20분간 들입니다.

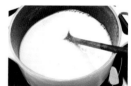

3. 뜸이 다 들었으면 묵 틀이 될 만한 그릇에 부어놓고 실온에서 7~8시간 정도 굳힙니다.

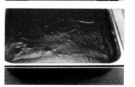

4. 굳힌 묵을 거꾸로 쏟아 먹기 좋은 크기로 썰어 접시에 담습니다.

5. 양념장 재료를 모두 섞어 묵과 곁들여 내거나 뿌려서 냅니다. (취향에 따라 김가루를 뿌려 먹어도 맛이 좋습니다.)

TIP 가을에 도토리를 주워서 가루를 내어놓고 그때그때 쑤어 먹으면 사철 내내 자연 그대로의 음식을 먹을 수 있습니다.

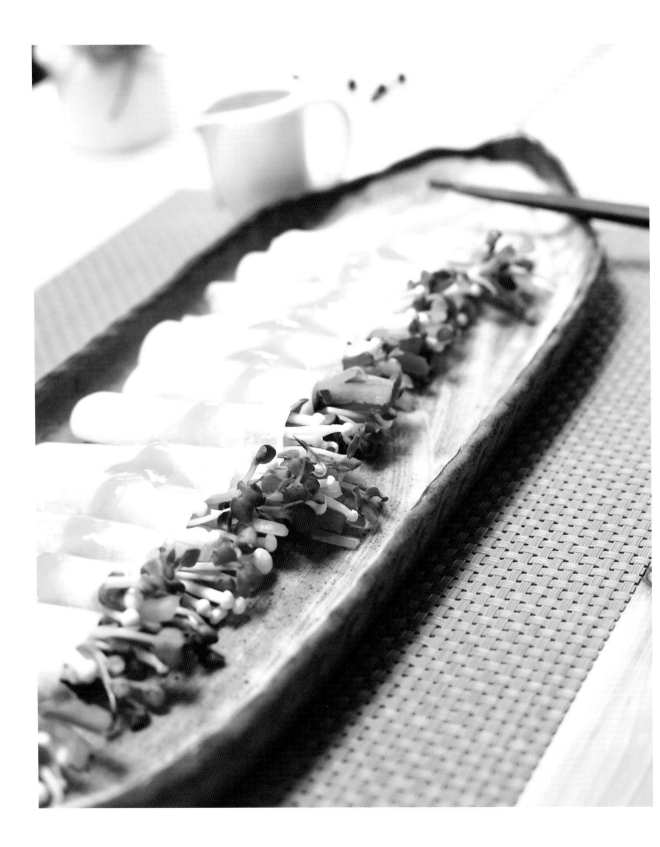

쌈무와 무쌈말이

자색무에 관해서는 예부터 '서리에 맞은 인삼의 효능에 맞먹는다'고 할 정도로
효능이 좋다고 알려져 있습니다. 맛도 좋고 육질이 단단해 식감도 좋습니다.
항암물질의 하나인 글루코사놀레이트 성분이 일반 무에 비해서 무려 8배 이상 많이 함유되어 있어
암 예방에도 좋습니다. 또 항산화물질인 안토시아닌, 설포라판 역시 일반 무에 비해 10~15배 정도 많아
시력을 보호하고, 당뇨 및 고혈압 예방에도 좋은 효과를 발휘합니다.

 재료(4~5인분)

자색무(둥근 상태로) 300g, 무 300g, 무순 1팩, 팽이버섯 1줌, 파프리카 색깔별로 1개씩
마리네이드 : 생수 1컵, 사과식초 1/2컵, 매실효소 1컵, 구운 소금 1큰술, 생강 1쪽, 다시마 2장
소스 : 귤 1개, 겨자 1큰술, 매실효소 1큰술, 죽염 1작은술, 식초 1/2큰술

 만드는 법

1. 무와 자색무를 따로 분리해서 채칼로 얇게 슬라이스해 뚜껑 있는
용기에 담습니다.

2. 마리네이드 재료를 냄비에 넣고 살짝 끓여 슬라이스해놓은 자색
무와 무에 부어 실온에서 4~5시간 정도 재어놓습니다(냉장고에
서는 24시간).

3. 무순과 팽이버섯은 흐르는 물에 깨끗이 씻어 건져놓고, 파프리카
는 길쭉하게 먹기 좋은 크기로 썰어놓습니다.

4. 소스 재료를 믹서에 넣고 갈아 용기에 담아놓습니다.

5. 재어서 야들야들해진 쌈무 위에 **3**의 재료를 가지런히 넣고 돌돌
말아줍니다.

6. 무쌈말이를 색깔별로 접시에 예쁘게 담고 소스를 뿌려서 냅니다.

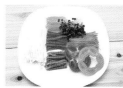
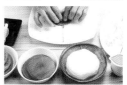
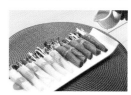

TIP 쌈무를 집에서 만들 때 백설탕을 쓰지 않고 매실효소로 단맛을 내면 안심하고 먹을 수 있습니다. 생각보다
만들기 쉽고, 취향대로 단맛과 짠맛을 조절할 수 있습니다. 무쌈말이는 단백질 섭취가 필요할 때 집에서 만든 쌈무에
닭가슴살이나 새우를 채소와 함께 함께 넣는 등 준비된 재료에 따라 다양하게 응용할 수 있습니다.

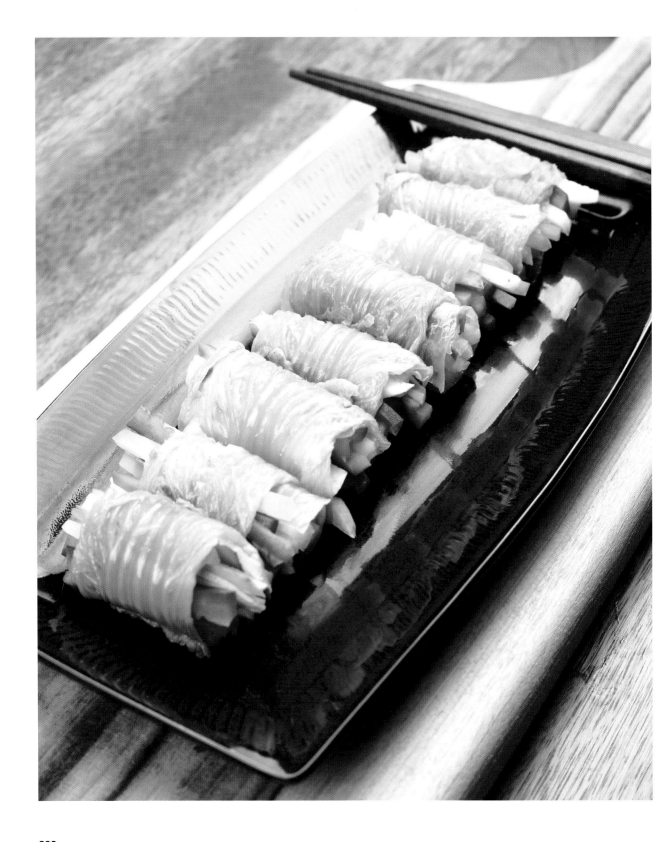

묵은지 채소말이

묵은지는 세계보건기구에서 항산화 작용과 순환기계 개선 효과, 면역 증진 효과를 인정한 식품입니다.
다만 최근 연구 결과에 의하면 3개월 정도 익었을 때 영양이 최대치가 되고
그 이후로는 영양학적 가치가 조금씩 떨어진다고 합니다.
그럼에도 불구하고 묵은지는 일반 김치보다 유산균을 5배나 많이 함유하고 있어 항암 효과가 뛰어나며,
특히 대장암세포의 성장을 억제하는 효과가 더 뛰어난 것으로 나타났습니다.

 재료(4~5인분)

묵은지 1/2포기, 홍·황파프리카 1/2개씩, 오이·배 1/2개씩, 그 외 냉장고에 남아 있는 채소

 만드는 법

1. 묵은지는 양념을 털어내고 깨끗이 씻어 물기를 짜놓습니다.

2. 파프리카와 오이, 배, 그 외 활용할 수 있는 채소를 같은 길이로 굵게 채 썰어놓습니다.

3. **1**의 묵은지 위에 **2**의 채소들을 한두 가닥씩 가지런히 올립니다.

4. 김밥을 말듯 꼭꼭 말아 접시에 담습니다.

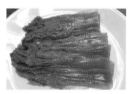

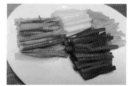

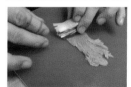

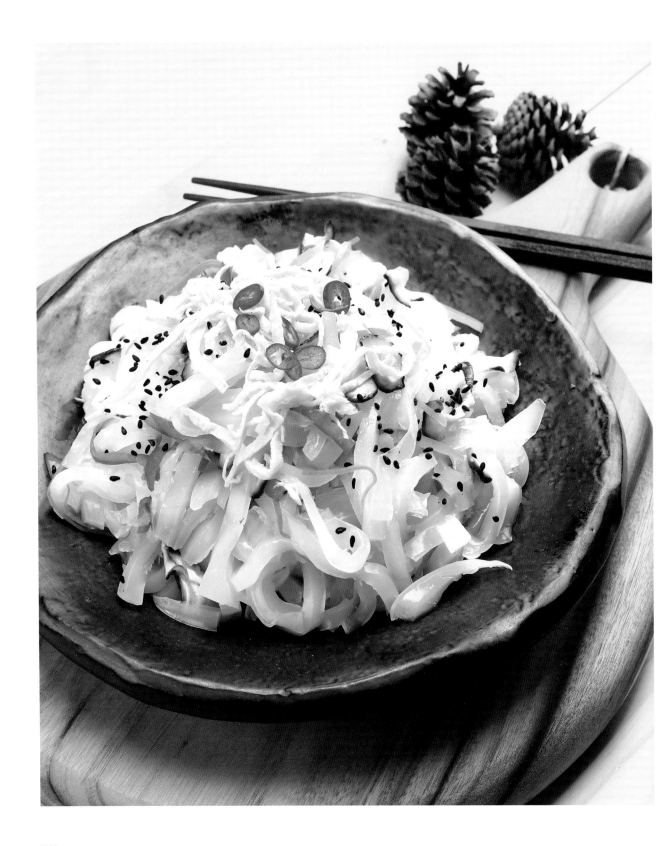

탕평채

탕평채는 소고기, 표고버섯, 파프리카, 당근, 달걀 등 우리가 평소에 섭취할 수 있는
항암식품들이 골고루 들어가 영양이 매우 풍부한 음식입니다.
비타민은 물론 각종 미네랄, 필수아미노산 등이 풍부하기 때문에
항암치료로 인한 영양 결핍을 해소하는 데 알맞은 영양 보충 음식입니다.

 재료(3~4인분)

청포묵 2모, 소고기(우둔살) 50g, 표고버섯 3개, 파프리카 색깔별로 1/4개씩, 당근 1/4개, 달걀 1개,
포도씨유 약간, 천일염 약간, 죽염 약간, 참기름 약간, 검은 통깨 1작은술, 홍고추 약간
밑간 양념 : 맛간장(278쪽 참조) 1작은술, 매실효소 1작은술, 다진 마늘 1작은술, 다진 파 1작은술

 만드는 법

1. 청포묵은 가늘게 채 썰어 끓는 물에 살짝 데칩니다.

2. 소고기는 결대로 가늘게 채 썰어 밑간 양념에 무쳐놓고, 표고버섯
   도 얇게 채 썰어 밑간 양념에 무친 뒤에 달군 팬에 포도씨유를 두르
   고 각각 볶아서 식힙니다.

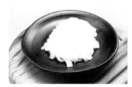

3. 파프리카와 당근은 가늘게 채 썰어서 끓는 물에 천일염을 넣어 살
   짝 데친 뒤 채반에 밭쳐 물기를 빼고 식힙니다.

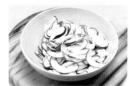

4. 달걀은 노른자와 흰자를 분리한 뒤에 각각 지단을 부쳐 가늘게 채
   썰어줍니다.

5. **1**의 청포묵을 죽염과 참기름으로 밑간한 뒤에 **2**와 **3**을 넣어 살살
   섞어 그릇에 담고, **4**의 지단과 홍고추를 얹고 검은 통깨를 뿌려 냅
   니다.

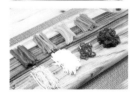

TIP
- 파프리카와 당근은 기름에 볶아도 좋지만 끓는 물에 살짝 데치는 게 암 환우들에게 좋습니다.
- 소고기와 채소는 청포묵 위에 고명으로 얹어 먹기 전에 섞어도 됩니다.

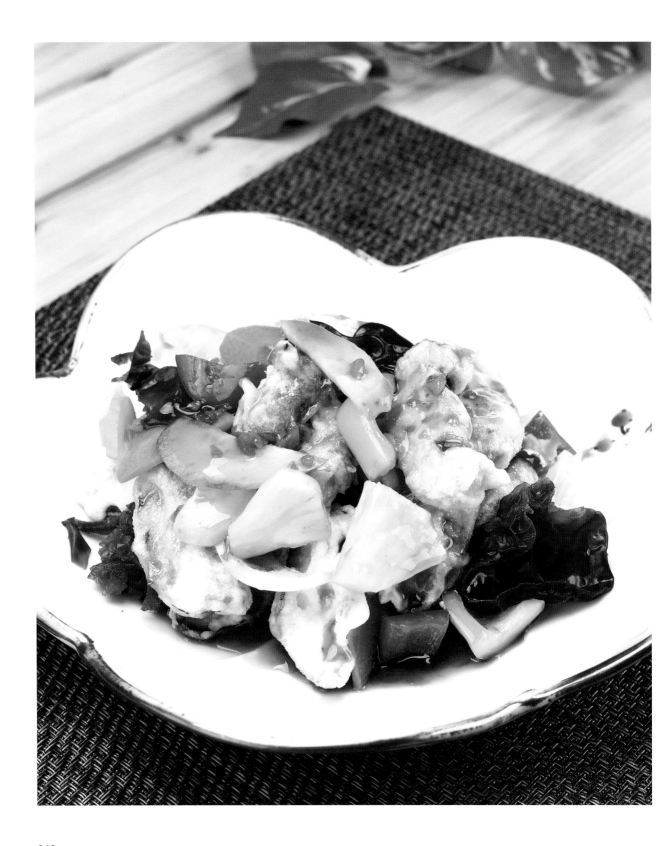

표고버섯 탕수

표고버섯은 대표적인 고단백 저칼로리 식품으로 미네랄과 식이섬유가 매우 풍부합니다.
따라서 면역력을 키워주고 혈압 조절에도 탁월한 효과를 보입니다.
'밥상 위의 숨은 건강식'이라 불리는 이유도 바로 이 때문입니다.
또 혈관 기능을 개선해 암에 대한 저항력과 암세포 증식을 억제하는 데도 도움이 됩니다.

 재료(2~3인분)

마른 표고버섯 70g, 현미가루 50g, 녹말가루 50g, 생수 30㎖, 얼음 4조각,
맛간장(278쪽 참조) 1작은술, 구운 소금 1꼬집, 포도씨유 5컵
소스 : 녹말가루 50g, 불린 목이버섯 5쪽, 어슷 썬 오이 5쪽, 어슷 썬 당근 5쪽,
　　　어슷 썬 양파 5쪽, 어슷 썬 파프리카 색깔별로 5쪽씩, 잘게 썬 파인애플 5쪽,
　　　맛간장 1작은술, 구운 소금 1작은술, 현미조청 1큰술, 식초 1큰술

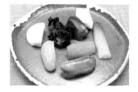

 만드는 법

1. 표고버섯은 깨끗이 씻어 따뜻한 물에 2~3시간 담가 불린 뒤 물기를 짜고 먹기 좋은
크기로 썰어서 맛간장으로 밑간을 살짝 합니다. (표고버섯 불린 물은 버리지 마세요.)

2. 녹말가루와 현미가루를 섞어 생수 30㎖에 걸쭉하게 반죽한 다음 구운 소금과 얼음을 섞어
튀김반죽을 만듭니다.

3. 표고버섯에 튀김반죽을 입혀 180도 정도로 달군 포도씨유에 애벌 튀기고, 온도를 올려
바삭하게 한 번 더 튀깁니다.

4. 표고버섯이 튀겨지는 동안 소스를 만듭니다. 우선 녹말을 표고버섯 불린 물 1/2컵에 풀어
끓이다가 맛간장과 구운 소금을 넣어 색과 간을 맞춥니다. 여기에 현미조청을 넣고 끓여
걸쭉해지면 불린 목이버섯과 어슷 썬 채소들, 잘게 썬 파인애플을 넣고 한소끔 더 끓인 후
식초를 넣습니다.

5. 바삭하게 튀겨진 표고버섯을 접시에 담고 완성된 소스를 함께 냅니다.

TIP 소스는 새콤달콤한 정도를 기호에 맞게 조절하고, 환자가 먹을 음식임을 감안해
설탕 대신 매실효소나 유기농 조청으로 단맛을 냅니다.

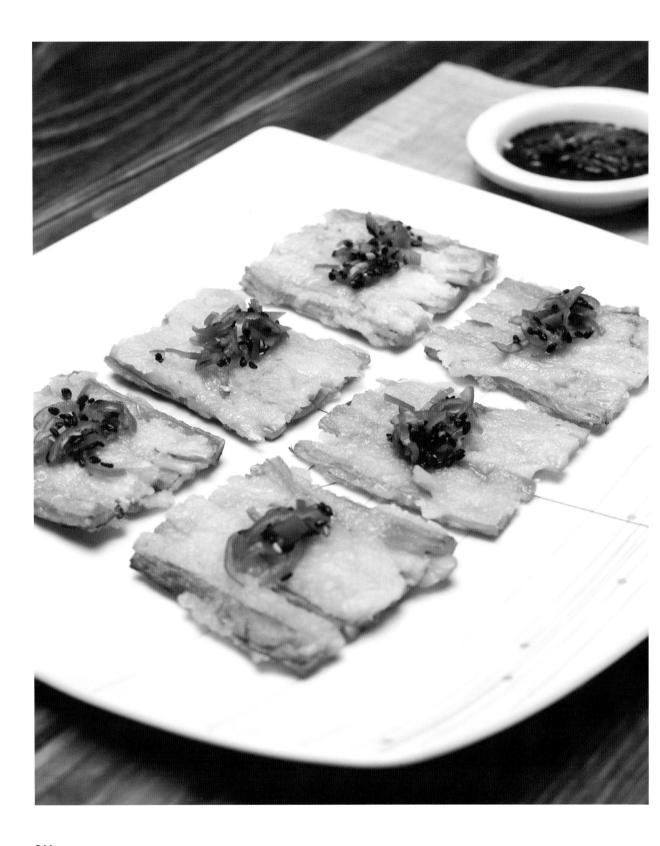

우엉 찹쌀구이

우엉에는 이눌린이 풍부해 신장 기능을 높여주고 이뇨 작용으로 붓기를 빼는 데 좋습니다.
암 예방에 뛰어난 효과를 보이는 폴리페놀, 사포닌 성분이 함유되어 있어
항산화 작용 및 면역 기능 강화, 항암에 탁월한 효과가 있습니다.
특히 풍부한 식이섬유로 장 건강에 도움을 주고, 혈액을 정화해 당뇨와 췌장암에 효능이 있으며
혈액순환과 심장병, 염증성 질환의 치료에도 도움이 됩니다.

 재료(2~3인분)

우엉 100g, 찹쌀가루 50g, 포도씨유 적당량
양념장 : 청고추 3~4개, 검은 통깨 1작은술, 맛간장(278쪽 참조) 적당량

 만드는 법

1. 우엉은 껍질째 깨끗이 씻어 5cm 길이로 토막 내 반으로 가릅니다.

2. 우엉을 김이 오른 찜통에 넣고 설컹거릴 정도로(약 7분 소요) 찝니다.
(우엉 찐 물은 버리지 마세요.)

3. 우엉을 찌는 동안 양념장을 만드는데, 청고추를 반으로 갈라 씨를
털고 송송 썰어 검은 통깨, 맛간장과 섞습니다.

4. 찐 우엉을 단면이 위로 가게 도마 위에 올리고 안쪽부터 방망이로
두들겨 넓적하게 폅니다.

5. 찹쌀가루에 **2**의 우엉 찐 물을 붓고 되직하게 반죽해 **4**의 우엉에 얇
게 펴 발라줍니다.

6. 달군 팬에 포도씨유를 두르고 **5**의 우엉을 노릇하게 구워냅니다.

7. 우엉 찹쌀구이에 양념장을 얹어 냅니다.

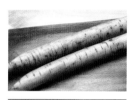
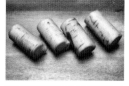
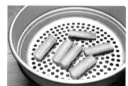

 TIP
• 양념장을 만들 때 청고추 대신 고추장아찌를 넣으면 색다른 맛과 풍미를 느낄 수 있습니다.
• 완전 자연식을 원하시면 기름 두른 팬에 굽지 말고 180도로 예열된 오븐에서 5분 동안 굽습니다.

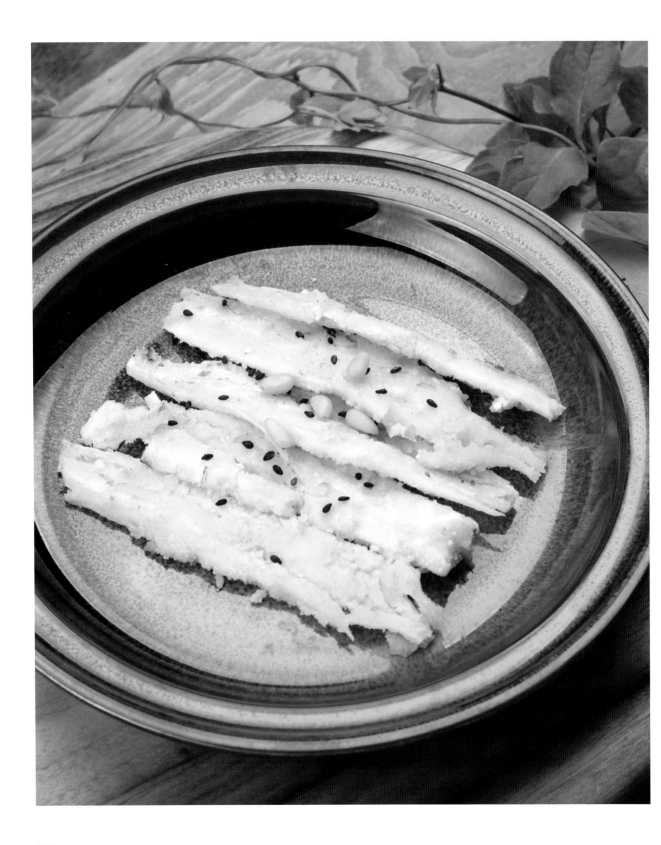

더덕 찹쌀구이

약용 식물인 더덕은 인삼 못지않게 우리 몸에 이로운 귀한 식품입니다.
더덕의 흰 진액에는 사포닌이 함유되어 있어 허약해진 위를 보하고
폐 기능을 원활하게 하여 기침과 천식을 낫게 합니다.
또 혈압 조절, 콜레스테롤 제거, 강장 기능, 성기능 향상, 염증 치료, 피부 해독 등에 좋습니다.

 재료(2~3인분)

더덕 400g, 찹쌀가루 100g, 현미유 적당량, 검은 통깨 약간
잣소스 : 잣 2큰술, 배 1/4개, 죽염 약간

 만드는 법

1. 더덕을 흐르는 물에 깨끗이 씻은 후 껍질을 살살 벗기고 반으로 가릅니다.

2. 더덕을 도마에 올리고 고무방망이로 심 부분을 두드려가며 얇게 펴줍니다. 너무 세게 치면 섬유질이 끊어지니 살살 두드립니다.

3. 잣 소스 재료를 믹서에 넣고 갈아줍니다.

4. 얇게 편 더덕에 잣 소스를 골고루 발라 10분간 재웁니다.

5. 더덕에 찹쌀가루를 골고루 묻힙니다. 익히는 과정에서 벗겨지지 않도록 꾹꾹 눌러가며 밀착시켜주세요.

6. 달군 팬에 현미유를 두르고 더덕을 약한 불로 노릇하게 굽습니다.

7. 더덕이 다 구워지면 접시에 담아 검은 통깨를 뿌려서 냅니다.

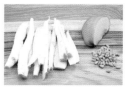
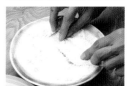
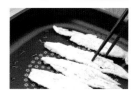

TIP 잣 소스는 더덕을 부드럽게 만들어주는 역할을 합니다. 하지만 잣 자체에 기름기가 있어 한꺼번에 많이 해놓으면 맛과 향이 연해질뿐더러 특유의 기름 쩐 내가 날 수도 있습니다. 그러니 한 번 드실 만큼만 만들어서 쓰세요.

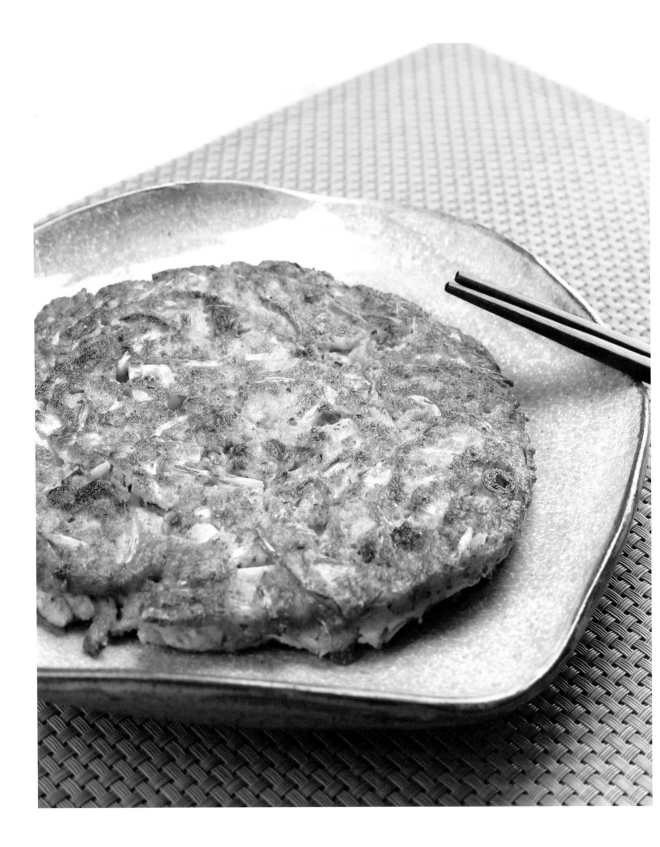

녹두빈대떡

'천연 해독제'라고 불리는 녹두에는 라이신, 뮤신과 같은 필수아미노산과 철, 카로틴, 식이섬유 등이 풍부하게 들어 있어 장 운동을 좋게 하고, 체내 독소를 배출하며, 혈액을 맑게 하고, 면역력 증진에 도움을 줍니다. 특히 녹두 껍질에는 활성산소를 제거하는 비텍신, 이소비텍신 등이 함유되어 있으며, 비타민C가 풍부해 항산화 작용에 탁월합니다.
다만 녹두는 성질이 차기 때문에 설사를 자주 하거나 몸이 찬 사람은 껍질을 완전히 제거하고 먹어야 합니다.

 재료(2~3인분)

불린 녹두(8시간 정도 불린 것) 300g, 돼지고기(다짐육) 50g, 익은 배추김치 50g, 숙주 50g, 삶은 고사리 50g, 다진 양파·다진 대파 1큰술씩, 생수 약간, 참기름 적당량, 현미유 적당량

밑간 양념 : 다진 대파 1큰술, 다진 마늘 1큰술, 다진 생강 조금, 참기름 1큰술, 구운 소금 1꼬집

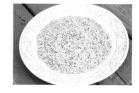

 만드는 법

1. 불린 녹두를 손으로 비벼가며 껍질을 벗긴 뒤 깨끗이 헹굽니다.

2. **1**의 녹두에 생수를 조금만 넣고 핸드블렌더로 갈아줍니다. 너무 곱게 갈지 말고 녹두의 식감이 느껴지도록 약간 거칠게 갈아줍니다.

3. 배추김치는 양념을 털어내고 살짝 헹궈 국물을 짜낸 뒤 송송 썰어 참기름에 조물조물 무칩니다.

4. 돼지고기는 밑간 양념에 조물조물 무칩니다.

5. **2**의 녹두에 **3**과 **4**를 섞은 다음 다진 양파와 다진 대파를 넣고, 숙주와 삶은 고사리를 듬성듬성 썰어 넣고 섞어 반죽을 만듭니다.

6. 달군 팬에 현미유를 두르고 반죽을 한 국자씩 팬에 올려 중약 불로 속까지 잘 익도록 노릇하게 부쳐줍니다.

TIP 숙주는 보통 삶아서 양념에 무쳐 섞어주는데, 생숙주를 그대로 넣으면 아삭하게 씹히는 식감이 좋고 녹두 빈대떡의 풍미가 한층 더 깊어집니다.

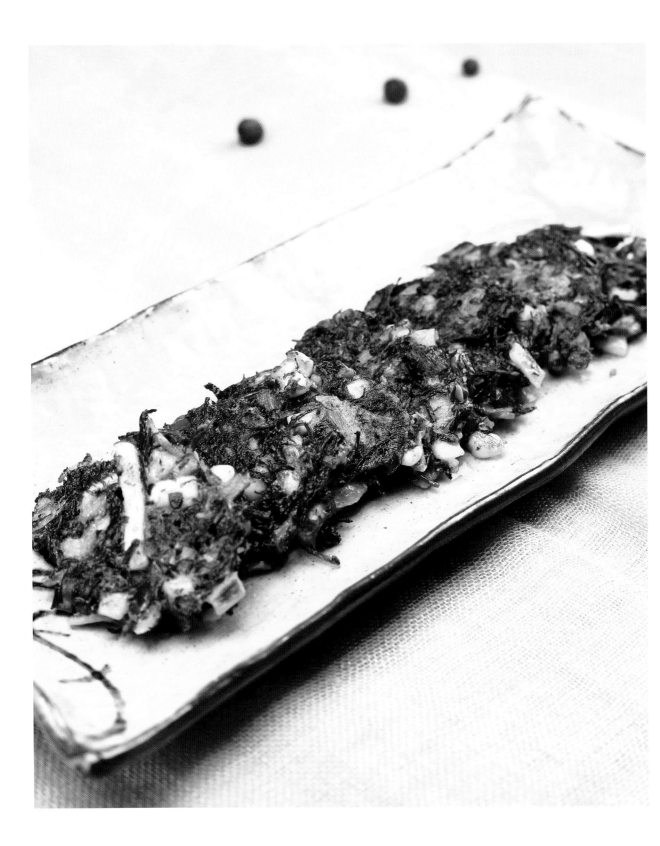

모자반전

모자반에 함유된 씨놀은 녹차의 카테킨보다 세포를 보호하는 능력이 더 뛰어납니다.
암을 예방하는 효과가 있으며, 만성염증을 치료하고 신진대사를 원활하게 만들어
신체 기능을 활성화하고 혈관과 뇌 건강에도 좋습니다.
후코이단 성분은 항균력과 면역력을 향상시키며, 노화를 방지하고 질병을 억제해줍니다.

 재료(2~3인분)

모자반 200g, 오징어 1/2마리, 통밀가루(혹은 메밀가루) 3큰술, 송송 썬 당근 1큰술,
다진 청·홍고추 1큰술씩, 다진 마늘 1작은술, 포도씨유 적당량, 구운 소금 1/2작은술

 만드는 법

1. 모자반은 끓는 물에 살짝 데쳐 찬물에 깨끗이 헹군 후 물기를 꼭 짭니다.

2. 손질한 오징어는 살짝 데쳐서 다집니다.

3. 볼에 모자반과 송송 썬 당근, 다진 고추, 다진 마늘, 구운 소금, 통밀가루를 넣고 반죽합니다.

4. 달군 팬에 포도씨유를 두르고 반죽을 한 숟가락씩 떠 넣으며 중간 불로 부칩니다.

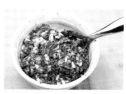

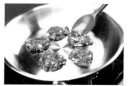

 TIP
- 통밀가루를 많이 넣으면 뻑뻑해서 맛이 없으니 재료가 흐트러지지 않을 만큼만 넣으세요.
- 모자반과 오징어가 타기 쉬우니 중간 불로 뒤집어가며 부쳐줍니다.

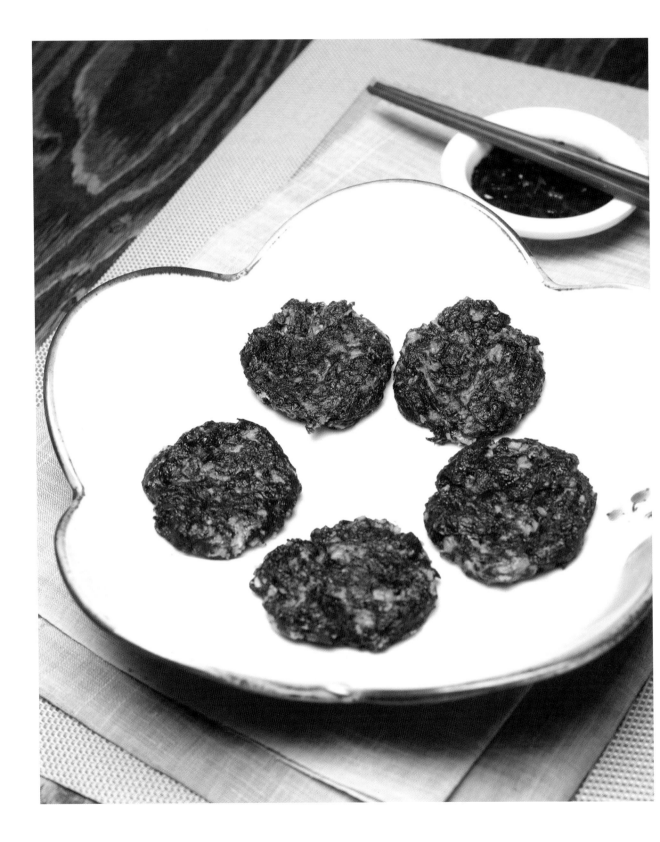

파래전

파래는 김, 미역, 다시마, 톳 등 해조류 중에서 항산화 효과가 가장 뛰어난 것으로 알려져 있습니다.
겨울이 제철이며, 열량이 낮고 식이섬유가 많아 변비 해소에도 좋습니다.
미네랄, 칼슘, 아이오딘(요오드) 등이 풍부해 골다공증 예방에 좋으며
조혈 작용, 빈혈 예방, 치아 건강에도 좋은 바다 속 영양 식품입니다.
파래에 함유된 메틸메티오닌 성분은 체내에 쌓인 니코틴을 제거하는 데 효과적입니다.

 재료(2~3인분)

파래 200g, 당근 50g, 무 50g, 통밀가루 50g, 함초소금 1꼬집, 포도씨유 약간

 만드는 법

1. 파래를 씻어 건진 후 송송 썰어줍니다.

2. 당근은 잘게 다지고, 무는 강판에 갈아놓습니다.

3. 파래에 통밀가루, 다진 당근, 간 무와 무즙, 함초소금을 넣고 반죽
합니다.

4. 포도씨유를 두른 팬에 **3**의 반죽을 한 수저씩 떠 넣어가며 얇게 부
칩니다.

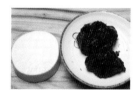
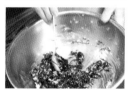
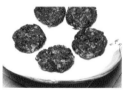

 TIP
• 통밀가루는 다른 재료들이 서로 엉길 정도로만 넣습니다.
• 파래전에 무즙을 넣으면 소화가 잘됩니다.

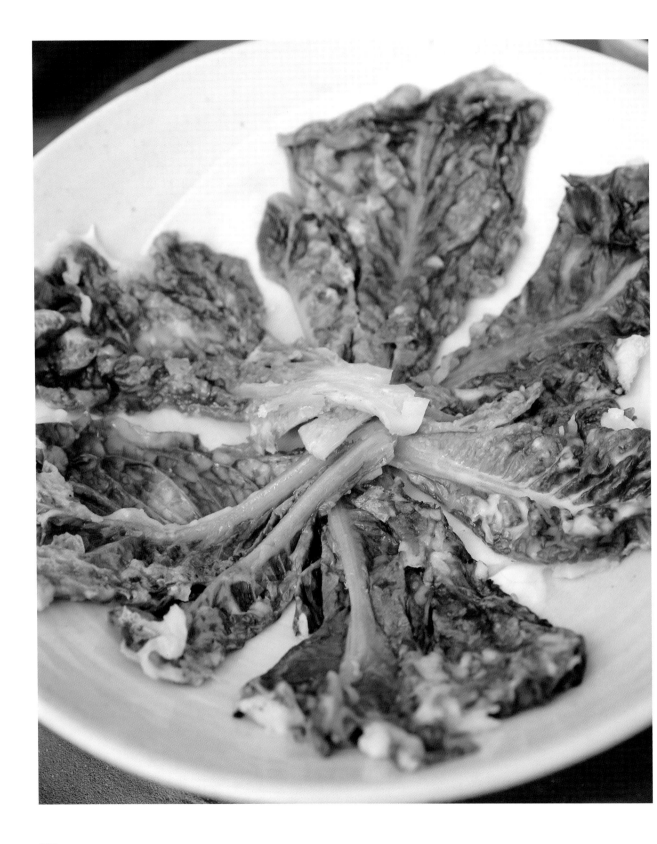

상추대궁전

상추는 다른 잎채소보다 철분과 필수아미노산이 풍부해 혈액을 맑게 합니다.
상추 잎줄기의 우유빛 액즙 성분(락투카리움)은 스트레스와 불면증을 완화합니다.
육류와 함께 섭취하면 콜레스테롤이 체내에 축적되는 것을 막아 동맥경화를 예방합니다.

 재료(2인분)

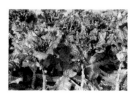

고갱이상추 100g, 통밀가루 70g, 함초소금 약간, 물 적당량, 포도씨유 적당량
초고추장 : 사과 1/2개, 집고추장 2큰술, 식초 1큰술, 매실효소 1큰술, 통깨 1작은술

 만드는 법

1. 고갱이상추는 포기째 깨끗이 손질해 씻습니다. 굵은 대궁은 반으로 갈라 방망이로
부드럽게 두드립니다.

2. 통밀가루에 함초소금과 물을 넣어 묽게 반죽한 후 상추를 반죽에 담갔다 꺼내
한 번 훑어내고 포도씨유를 두른 팬에 부칩니다.

3. 사과를 강판에 갈아 집고추장, 식초, 매실효소, 통깨와 섞어 초고추장을 만들어
상추대궁전과 함께 냅니다.

 한여름의 상추대궁은 값비싼 보약보다 몸에 좋은 제철 음식이며,
더위에 잃은 입맛을 잡아주는 여름 건강식입니다.

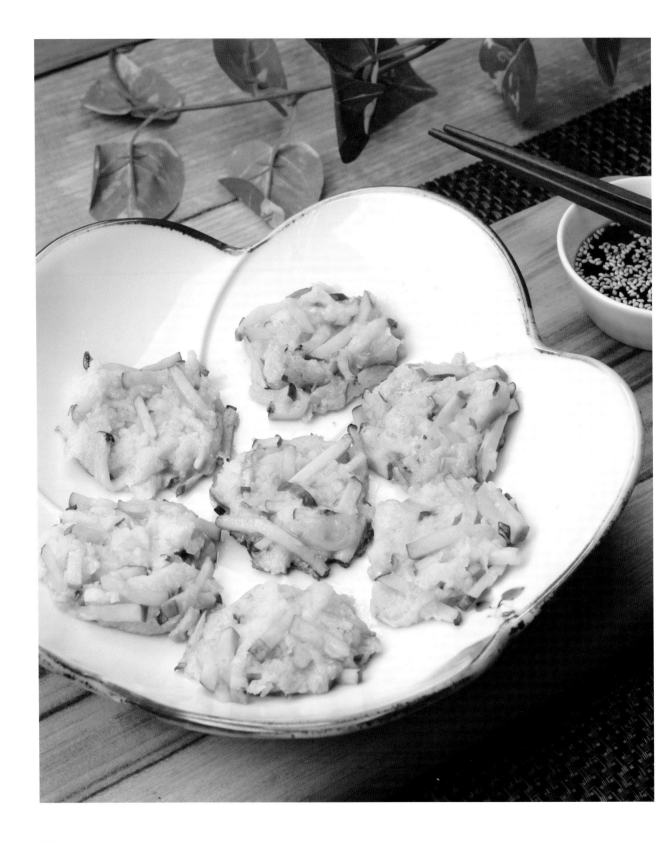

애호박 연근전

애호박은 저칼로리 고섬유질 식품으로, 콜레스테롤처럼 건강에 해로운 지방이 없습니다.
칼륨이 풍부해 혈압 수치를 정상으로 조절하고 나트륨으로부터 심장을 보호합니다.
또한 연근의 끈끈한 진액 성분인 뮤신은 위염을 완화하고 위장 기능을 강화하므로
수술 부작용으로 소화가 잘되지 않을 때 먹으면 도움이 됩니다.
항산화물질인 비타민C, 케르세틴, 캠페롤 등이 풍부하게 들어 있어 암 예방과 피로 회복에도 좋습니다.

 재료(3~4인분)

애호박 2개, 연근 200g, 구운 소금 1/2큰술, 포도씨유 적당량
양념장 : 맛간장 5큰술, 식초 2큰술, 참깨 1큰술

 만드는 법

1. 애호박은 깨끗이 씻어 곱게 채 썬 뒤 구운 소금에 잠깐 절입니다.

2. 연근은 깨끗이 씻어 껍질째 강판에 갈아줍니다.

3. **1**의 애호박은 물기를 꼭 짜서 **2**의 연근과 섞습니다. 이때 채 썬 애
호박이 한데 엉기도록 오래 치댑니다.

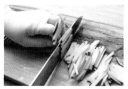

4. 달군 팬에 포도씨유를 두르고 **3**을 먹기 좋은 크기로 떠 넣고 지지
다가 바삭한 소리가 나면 뒤집어줍니다. (처음엔 채 썬 호박이 엉기지
않다가 시간이 흐르면 하나로 엉겨 뒤집기가 수월해집니다.)

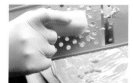

5. 앞뒤가 노릇하게 익으면 양념장과 함께 냅니다.

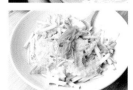

TIP 만들기가 아주 간단하지만 맛과 영양만큼은 일품인 음식입니다.

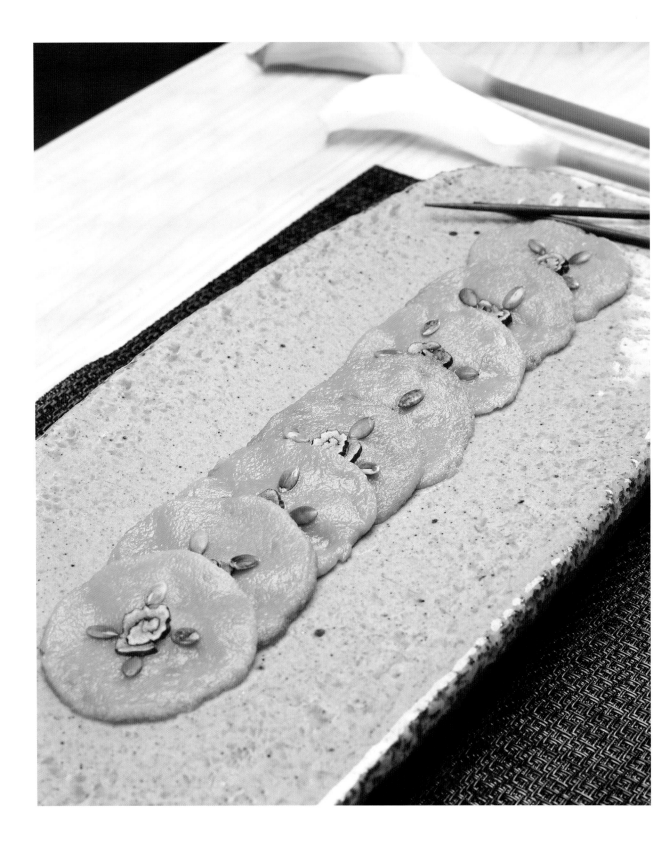

단호박 찹쌀전

찹쌀은 성질이 따뜻해 몸이 냉한 사람에게 좋습니다. 위와 장을 따뜻하게 해
인체의 신진대사를 활성화하고, 위 점액물질의 분비를 촉진해 소화가 잘되게 합니다.
특히 이 점액물질은 일반 쌀보다 최대 4배가량이 많으니 자주 속이 쓰린 사람은
요리에 찹쌀을 많이 활용하는 것이 좋습니다. 또한 비타민D가 풍부해
뼈를 튼튼하게 해주어 골다공증을 예방하고, 당뇨 예방과 면역력 증진에도 도움을 줍니다.

 재료(2~3인분)

단호박 100g, 찹쌀가루 200g, 대추 3톨, 함초소금 1꼬집, 볶은 호박씨 1큰술, 포도씨유 약간

 만드는 법

1. 단호박은 속을 파내고 껍질을 벗겨 찜 솥에 쪄낸 뒤 식힙니다.

2. 대추는 씨를 빼내고 말아 슬라이스합니다.

3. 식힌 단호박을 갈아서 찹쌀가루, 함초소금과 섞어 반죽한 후 동그 랗게 빚습니다.

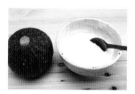

4. 달군 팬에 포도씨유를 두르고 **3**의 반죽을 올려 납작하게 눌러가며 굽습니다.

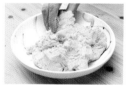

5. 노릇하게 구워지면 접시에 올려 대추와 호박씨로 장식합니다.

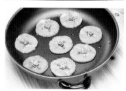

TIP 담백한 맛을 즐기려면 그냥 드셔도 좋고, 입맛이 없을 때 꿀을 얹어 먹으면 영양을 보충할 수 있어요.

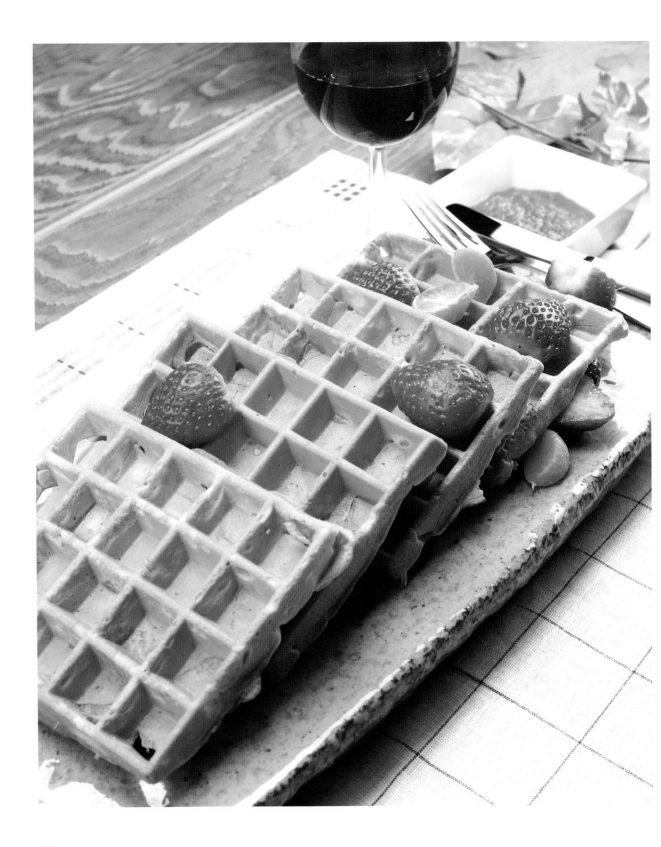

통밀 와플

통밀에는 풀리페놀 성분이 풍부해 항산화 작용을 하며,
체내 활성산소를 제거해 노화 방지에 도움을 줍니다. 또 식이섬유가 매우 풍부해
배변 활동이 원활해지고, 체중 감량에 효과가 있습니다.
그 결과 대장암, 결장암 등을 예방하는 것으로 알려져 있습니다.
혈당 수치를 낮추는 데 도움이 되며 심장질환, 고혈압 등 각종 만성질환의 개선에도 효능이 있습니다.

 재료(2~3인분)

통밀가루 120g, 호두·아몬드·캐슈너트 30g, 단호박 20g, 우유 150g,
달걀 2개, 구운 소금 약간, 올리브유 약간, 딸기 7개

 만드는 법

1. 호두, 아몬드, 캐슈너트는 씹히는 맛이 있을 정도로 빻고, 단호박은 잘게 썰어놓습니다.

2. 통밀가루는 체에 친 뒤 **1**, 우유, 구운 소금과 섞어 반죽합니다.

3. 달걀은 흰자를 분리해서 거품을 낸 뒤 **2**의 반죽에 넣고 거품이 죽지 않게 잘 섞어줍니다.

4. 완성된 반죽을 래핑해 냉장고에서 4~5시간 숙성시킵니다.

5. 와플기에 올리브유를 살짝 바르고 180도로 온도를 맞춥니다. 예열이 되면 숙성된 반죽을 와플기에 붓습니다.

6. 와플기 뚜껑을 덮습니다. 다 익었다는 신호음이 나면 뚜껑을 열고 와플을 꺼내 딸기와 곁들여 내놓습니다.

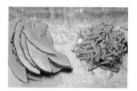

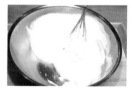

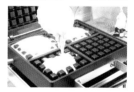

TIP 통밀 와플은 항암치료로 입맛이 떨어졌을 때 수제 요거트나 비트 주스와 곁들이면
한 끼 식사로 충분하고, 건강식으로도 손색이 없습니다.

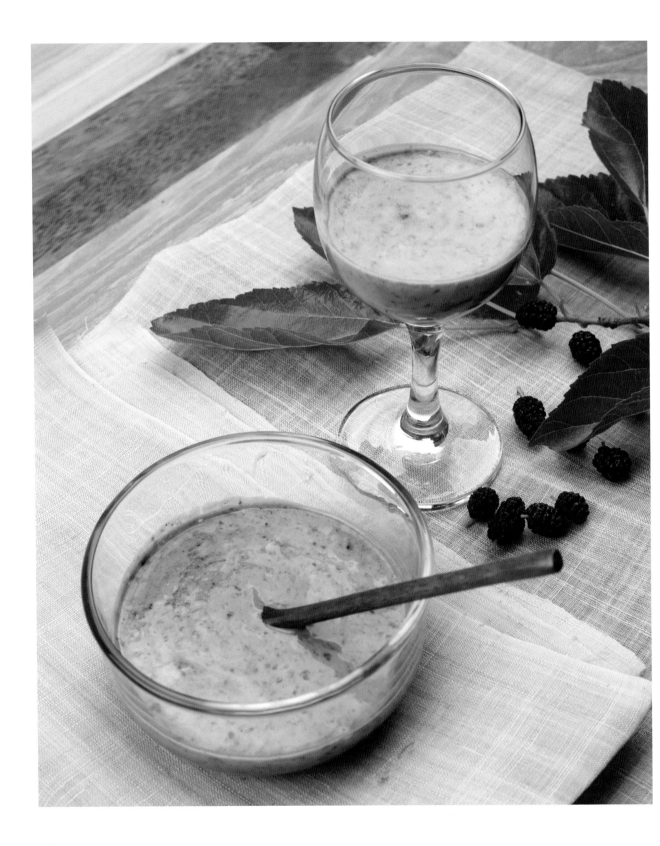

오디 요거트

오디는 블랙푸드의 하나로 항산화 작용이 뛰어나고, 안토시아닌 성분은
노화 방지와 시력 개선에 효과가 좋습니다. 오디와 음식 궁합이 좋은 카스피해유산균은
장을 건강하게 만들어주고 면역세포를 강화해 변비와 설사, 아토피와 각종 질병을 예방합니다.
이와 함께 콜레스테롤 수치를 감소시키는 역할도 합니다.
특히 대장암 예방에 탁월한 효과를 보입니다.

 재료(2인분)

우유 250㎖, 카스피해유산균 1큰술, 오디 1줌

 만드는 법

1. 250㎖짜리 우유 팩을 조금 뜯어 1/3 정도는 따라내고 따라낸 우유
   만큼 카스피해유산균을 채웁니다. (황금비율은 1:10 정도이지만 1:3
   까지 비율을 맞춰주면 됩니다.)

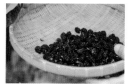

2. 우유 팩에 공기가 들어가지 않게 밀봉해 햇볕이 들지 않는 실온에서
   하루를 놔둡니다.

3. 오디는 흐르는 물에 깨끗이 씻어 물기를 빼놓습니다.

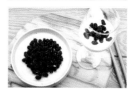

4. 우유 팩에서 발효된 수제 요거트를 보기 좋은 컵에 담고 그 위에 오
   디를 얹어 냅니다. (오디를 믹서에 갈아 요거트에 섞어도 좋아요.)

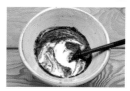

 카스피해유산균으로 직접 요거트를 발효시켜 먹는 것은 대량으로 생산되어
유통 과정을 거치는 시판 제품보다 훨씬 좋습니다.

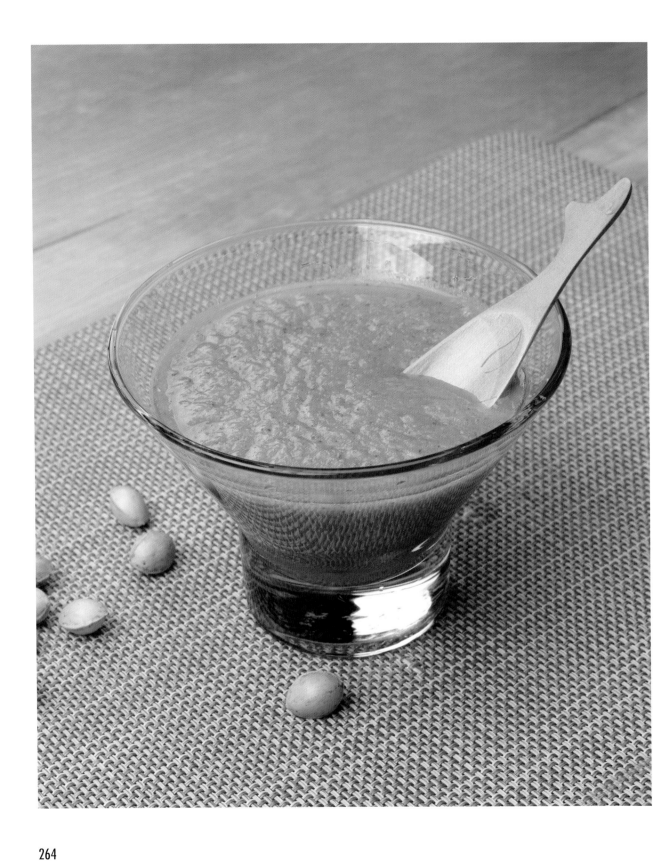

해독 주스

해독 주스는 다양한 채소가 들어가기 때문에 영양소가 아주 풍부합니다.
비타민A, 비타민C, 비타민E 등 항산화 성분은 물론
플라보노이드, 클로로필 등의 생리활성물질과 식이섬유, 엽산까지 풍부하지요.
이 성분들이 암 발생을 억제하고 활성산소와 발암물질로부터 DNA의 손상을 막아줍니다.
또 빠르게 포만감을 주기 때문에 다이어트에 도움을 주고, 장운동을 원활하게 해서 변비에도 효과가 있습니다.

 재료(1인분)

토마토 60g, 당근 60g, 브로콜리 60g, 양배추 60g, 생수 1컵, 식초물 적당량

 만드는 법

1. 식초와 물을 1:10의 비율로 섞은 식초물에 토마토, 당근, 브로콜리, 양배추를 20분 정도 담가두었다가 흐르는 물에 깨끗이 씻어줍니다.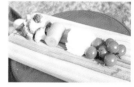

2. 1의 재료들을 냄비에 넣고 재료가 잠길 만큼 생수를 붓고 처음엔 센 불로 10분 정도 끓여줍니다. 끓으면 중간 불로 20~25분간 더 끓여줍니다.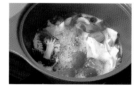

3. 끓인 재료들이 식으면 믹서에 넣고 갈아서 컵에 따라 마십니다.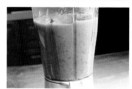

 TIP

- 위의 재료는 해독 주스의 기본이며, 맛과 영양을 더하고 싶으면 바나나나 사과를 함께 갈면 더 맛있는 해독 주스가 됩니다.
- 약간의 구운 소금을 넣고 갈면 맛도 좋고 흡수도 잘됩니다.

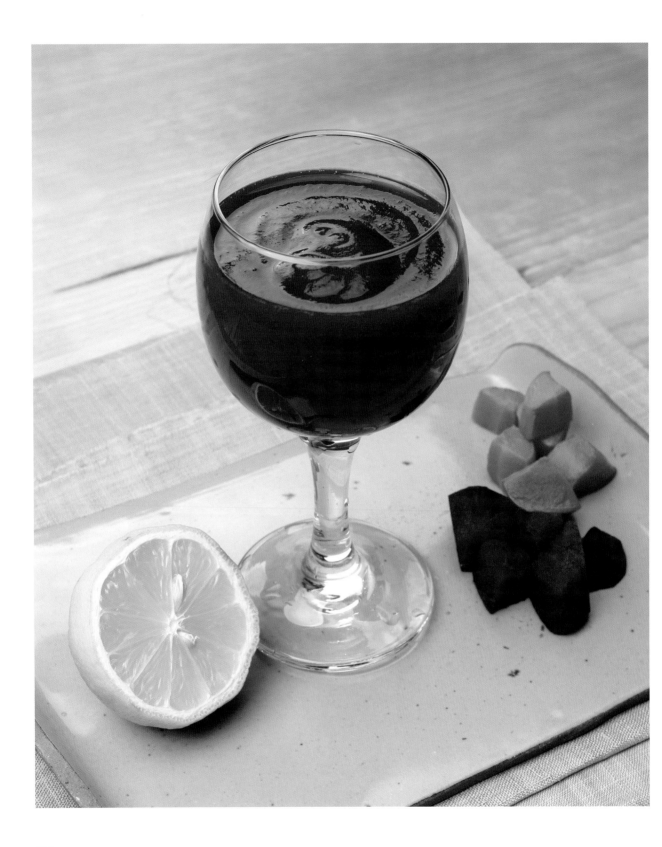

비트 주스

비트의 면역력 증강 효능은 서양에는 이미 익히 알려져 있습니다.
엽산, 철분, 망간, 칼륨, 식이섬유, 단백질 등 많은 영양소가 함유되어 있으며,
붉은 천연 색소인 안토시아닌이 들어 있습니다. 농촌진흥청의 분석에 따르면 비트는
안토시아닌 생성의 핵심 유전자를 가지고 있어 항산화 능력이 매우 높습니다. 또 혈압을 낮추고,
소화를 돕고 장을 건강하게 하며, 뇌에 혈액 공급을 늘려 치매 위험을 낮추는 효능도 있습니다.

 재료(2인분)

비트 80g, 당근 80g, 사과 150g, 레몬 50g, 생수 적당량

 만드는 법

1. 비트와 당근은 껍질째 깨끗이 씻고 적당한 크기로 썰어 김이 오른 찜기에 넣고 약 15분 정도 찝니다.

2. 사과도 껍질째 깨끗이 씻어 적당한 크기로 썰고, 레몬은 껍질을 벗기고 씨를 뺀 뒤에 썰어줍니다.

3. 1과 2를 믹서에 넣습니다. 믹서가 돌아갈 만큼의 생수를 붓고 갈아 줍니다.

4. 컵에 따라 마십니다.

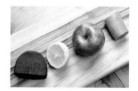

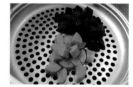

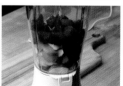

 TIP
- 비트는 생으로 먹으면 약간의 독성이 있어 탈이 날 수 있으니 익혀서 먹습니다.
  당근도 익혀서 먹으면 소화 흡수에 도움이 됩니다.
- 약간의 구운 소금을 넣고 갈면 맛도 좋고 흡수도 잘됩니다.

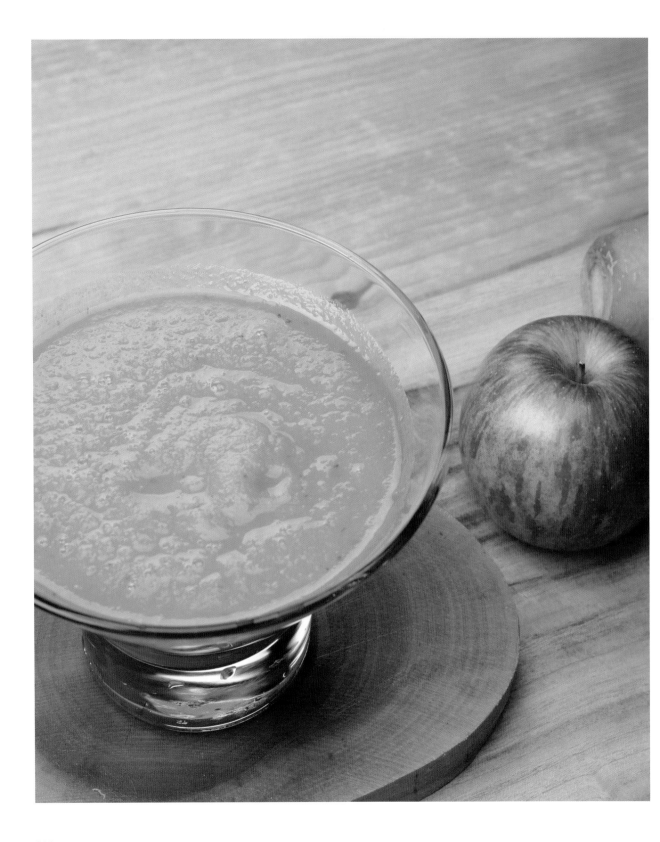

사과 당근 주스

과일에는 다양한 종류의 펙틴이 함유되어 있는데, 그중에서도 사과에 함유된 애플펙틴은
대장암 억제에 적지 않은 효과가 있습니다. 이는 사과의 식이섬유가 대장으로 가서 변의 양을 늘리고
배설을 촉진함으로써 인체가 발암물질에 노출될 위험성을 줄여주기 때문입니다.
또 펙틴은 대장의 점막을 보호하고 대장균의 증식을 강력하게 억제합니다.
당근은 비타민A, 비타민C가 풍부해 눈 건강에 도움을 주며,
항산화제인 카로틴이 함유되어 있어 직장암과 유방암의 발병 확률을 줄입니다.

 재료(1~2인분)

사과 200g, 당근 80g, 생수 적당량, 식초물 적당량

 만드는 법

1. 식초와 물을 1:10의 비율로 섞은 물에 사과와 당근을 20분 정도 담가두었다가 깨끗이 씻어줍니다.

2. 사과와 당근은 물기를 닦은 뒤 잘게 썰어 믹서에 넣습니다.

3. 믹서가 돌아갈 만큼의 생수를 붓고 갈아줍니다.

4. 컵에 따라 마십니다.

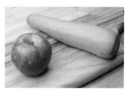
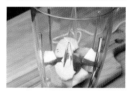
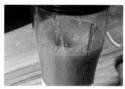

 TIP
• 소화가 잘 안 될 때는 재료를 살짝 익혀서 갈아주면 소화 흡수율이 좋아집니다.
• 약간의 구운 소금을 넣고 갈면 맛도 좋고 흡수도 잘됩니다.

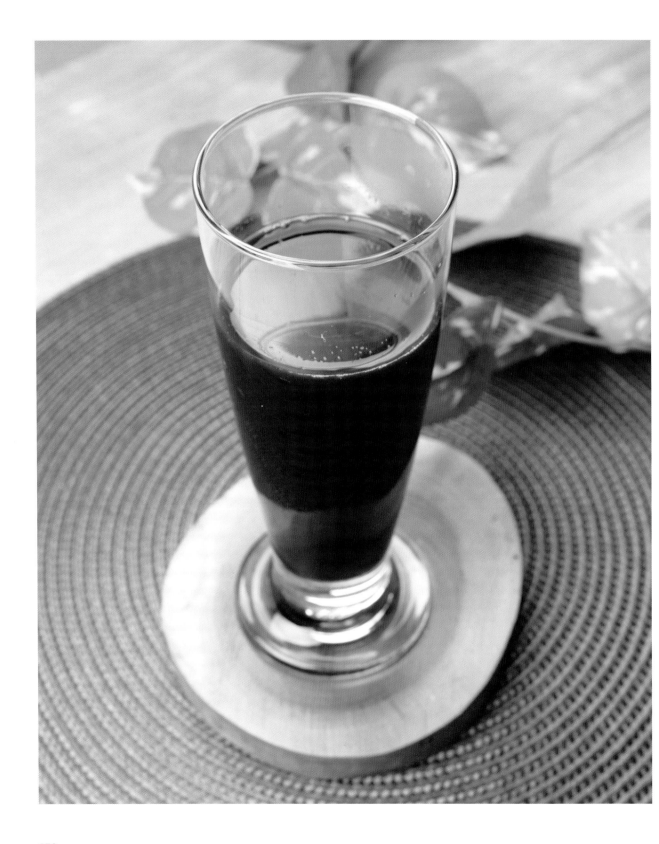

포도 주스

포도의 주성분은 레스베라트롤과 폴리페놀인데, 이 강력한 항산화 성분들은
만성질환의 위험성을 낮추고 비타민, 미네랄과 만나면 이뇨 작용과 소염 효과가 커집니다.
또 콜레스테롤의 합성과 생성에서 중요한 역할을 하는 장기인 간을 보호하며
혈액을 정화하고, 림프계의 기능을 증진시켜 중금속과 독소를 체내에서 배출하므로 디톡스 효과가 탁월합니다.

 재료(2인분)

포도 2송이(400g), 생강 1쪽, 식초물 적당량

 만드는 법

1. 포도는 송이째로 식초물(1:10의 비율)에 30분 정도 담갔다가 흐르는 물에 씻어 채반에 밭쳐놓습니다.

2. 물기가 빠진 포도를 알알이 따서 냄비에 넣고 약한 불로 포도 알이 터지도록 20분간 끓입니다. (이때 물은 넣지 않습니다.)

3. 물이 생기면 중간 불로 10분간 더 끓입니다. 포도물이 끓으면 편으로 썰어놓은 생강을 넣고 불을 끈 후 체에 거릅니다.

4. 식혀서 마십니다.

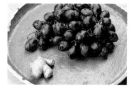
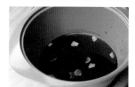
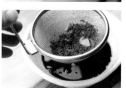

 TIP
- 마시고 남은 포도 주스를 보관할 때는 유리병에 70% 정도만 담은 뒤 뚜껑을 살짝 닫고 중탕을 합니다. 중탕한 후에는 뚜껑을 꼭 닫아서 거꾸로 세워 보관합니다.
- 차가운 성질의 포도를 따뜻한 기운이 있는 생강으로 중화시키면 몸이 찬 사람도 부담 없이 섭취할 수 있습니다.

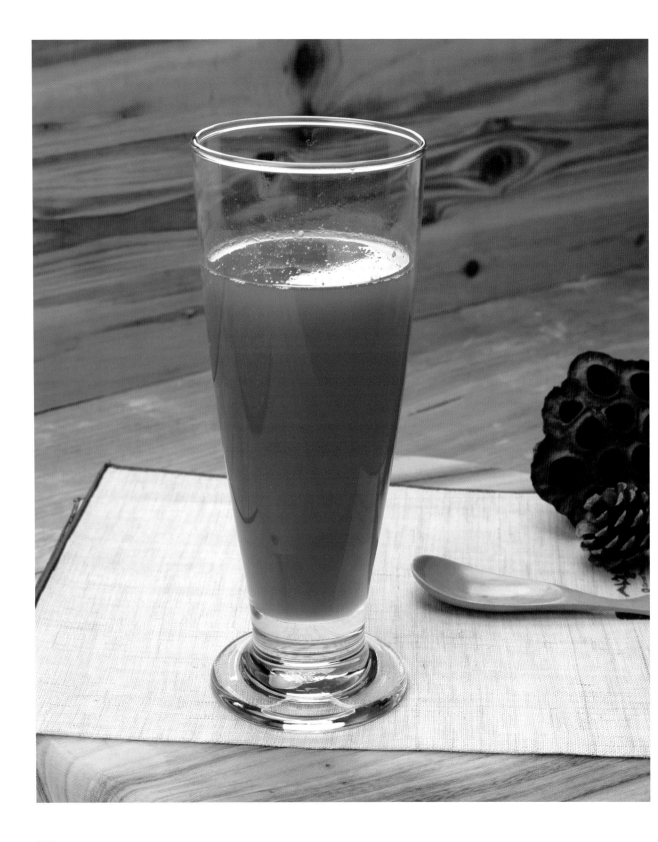

수박 주스

수박은 수분이 대부분이라고 생각하지만, 영양소가 의외로 많이 함유되어 있습니다. 비타민C는 사과보다 많고, 라이코펜은 토마토보다 더 많습니다. 라이코펜은 강력한 항산화 작용을 하는 물질로 체내의 활성산소와 싸우며 노화를 늦추고 심장질환, 동맥경화, 고혈압의 위험을 줄이고, 유방암 발병 확률을 낮춥니다.
베타카로틴 역시 과일 중에는 수박이 최고로 많고 엽산, 나이아신, 비타민B군, 마그네슘, 셀레늄, 칼륨, 아연, 인, 철 등도 다른 과일에 뒤지지 않을 정도로 많이 들어 있습니다.

 재료(3~4인분)

수박 1kg

 만드는 법

1. 잘 익은 수박의 속을 숟가락으로 긁습니다.

2. 수박 속을 베보자기에 짜서 즙만 받습니다.

3. 그대로 컵에 따라 마십니다.

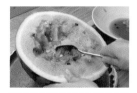

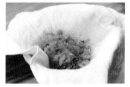

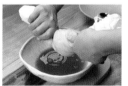

 TIP
- 수박 껍질에는 놀라운 효능이 있어요. 강한 이뇨 작용으로 고혈압을 예방하고 부종을 제거하며, 탁월한 이뇨 작용은 신장의 건강에 도움을 주지요. 그러니 껍질을 버리지 말고 나물처럼 무쳐 먹거나 생채로 만들어 드세요.
- 마실 때 약간의 구운 소금을 넣어 마시면 맛도 좋고 흡수도 잘됩니다.

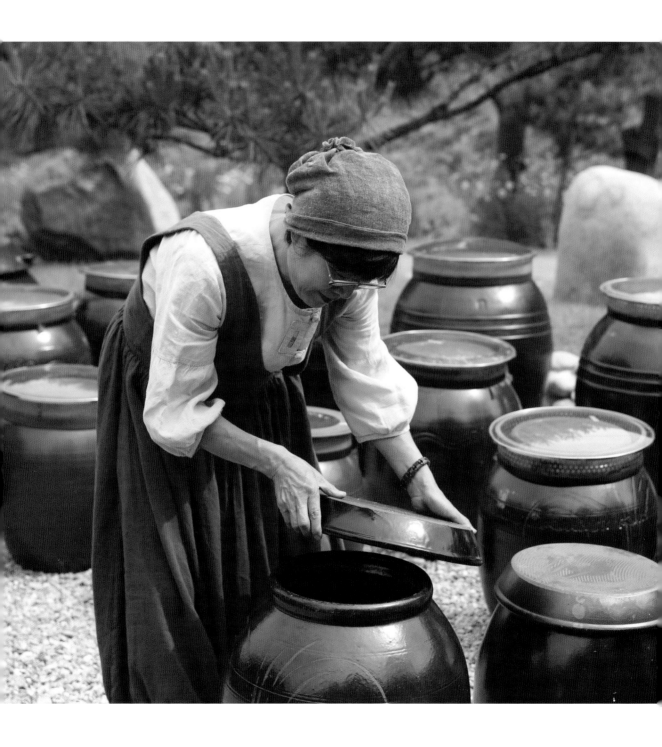

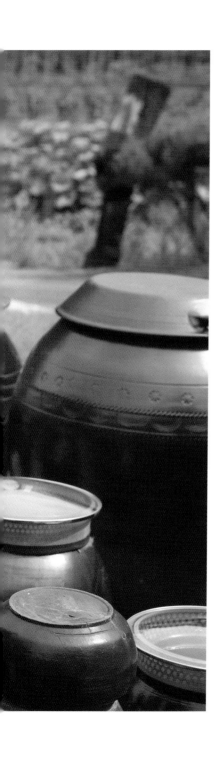

07

항암밥상에
맛과 풍미를 더하는
육수, 양념장, 소스

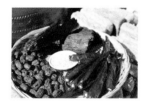

항암밥상의 기본이 되는
육수, 양념장, 소스를 소개합니다.
암 환우들이 먹을 음식이라고 생각하면
재료 하나, 조리 방법 하나에도 신경이 쓰이지요.
암 치료에 도움이 되면서
맛도 있는 음식을 만들기 위한 기본이니
매끼 충분히 활용하세요.

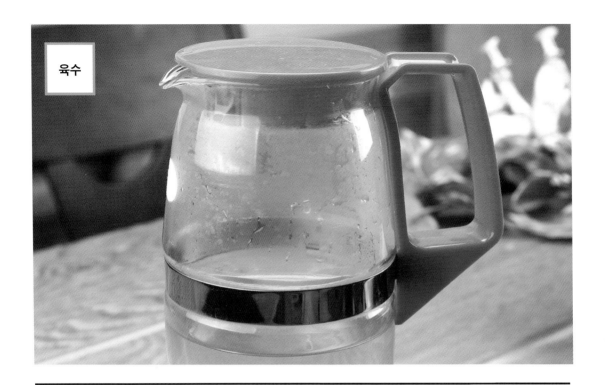

육수

채소 육수

모든 국물 요리에는 기본적으로 육수가 쓰입니다.
채식을 주로 해야 하는 암 환우들은
채소를 우린 육수로 조리해서 먹는 것이 좋습니다.

 재료

생수 2.5ℓ
다시마 20g
무 100g
양파 100g
배추 50g
파뿌리 50g
브로콜리 대궁 100g
마른 표고버섯 20~30g

 만드는 법

1. 냄비에 다시마를 제외한 재료를 모두 넣고 센 불로 끓이다가 중간 불로 30분 정도 더 끓입니다.

2. 다시마를 넣고 한소끔 더 끓인 후 다시마를 건져냅니다.

3. 육수가 2/3가량 남을 때까지 끓이다가 불을 끄고 건더기를 건져냅니다.

TIP 항암치료로 영양을 골고루 섭취해야 하는 분은 멸치나 북어머리를 추가로 넣어 육수를 냅니다.

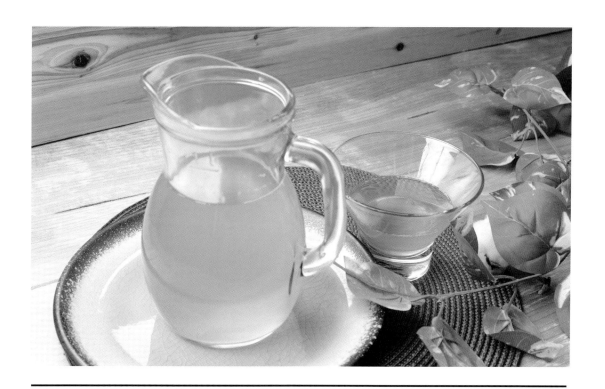

보리새우 육수

보리새우는 탄력 있는 식감과 진한 단맛이 특징입니다.
칼슘이 풍부해 골다공증을 예방하며,
항암과 항산화 효능이 있어 암 환우에게 좋습니다.
또 고단백 저지방 식품으로 다이어트에도 좋습니다.

 재료

생수 2ℓ
다시마 10g
국물용 멸치 20g
보리새우 20g
마른 표고버섯 10g
대파 1대

 만드는 법

1. 냄비에 생수를 붓고 준비한 재료를 넣어 센 불로 2~3분 끓인 뒤에 다시마는 건져냅니다.

2. 센 불로 계속 끓이다가 물이 끓기 시작하면 중간 불로 20분 정도 더 끓여줍니다.

3. 고운체에 밭쳐 건더기는 걸러내고 맑은 육수만 사용합니다.

TIP 육수는 냉장고에서 열탕 소독한 유리병에 밀봉 보관하면 일주일,
열탕 소독을 하지 않은 유리병에 보관하면 2~3일 보관할 수 있습니다.

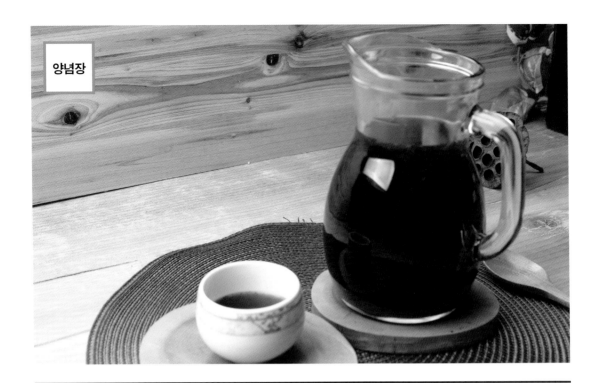

맛간장

암에 걸리면 몸에 필요한 영양소는 많아지는 반면 식욕이 줄어들고
소화불량까지 겹쳐 영양이 불균형해지기 쉬운데, 이때 맛간장은 식욕을 돋워
영양 개선에 도움이 될 수 있습니다. 집간장은 체내 독소를 제거해
혈액순환을 원활하게 하여 혈관질환의 치료와 예방에 도움을 줍니다.

 재료

생수 3ℓ
집간장 3ℓ
마른 표고버섯 30g
사과 1/2개
배 1/2개
무 1/4개
양파(껍질째) 1/2개
대파 1개
통마늘 1통
생강 3톨
파뿌리 1줌
다시마 20g

 만드는 법

1. 마른 표고버섯은 깨끗이 씻어 물기를 뺍니다.

2. 사과, 배, 무는 큼직하게 썰어줍니다.

3. 양파와 대파는 오븐에 구워 수분을 날려놓습니다.

4. 냄비에 생수를 붓고 **1, 2, 3**, 통마늘, 생강, 파뿌리, 다시마를
   넣고 센 불로 10분간 끓이다가 다시마를 건져냅니다.

5. 중간 불로 20분 더 끓이다가 육수 재료들을 건져낸 다음에 집
   간장을 부어 은근하게 20분간 더 끓여줍니다.

6. 식힌 뒤에 열탕 소독을 한 유리병에 담아 보관합니다.

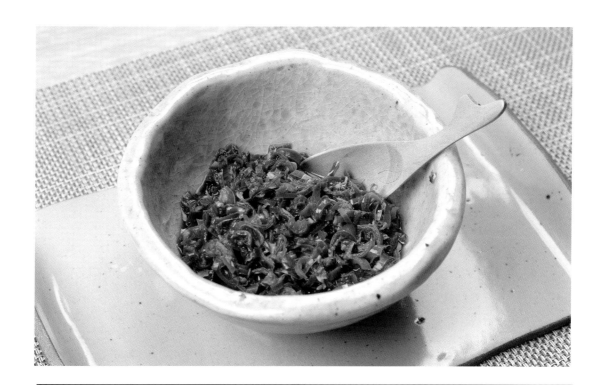

풋고추양념장

풋고추는 다량의 비타민C를 함유하고 있습니다. 게다가 철분, 칼륨, 카로틴까지 함유해 항산화 작용을 하고 암 환우들의 체력 증진에도 도움을 줍니다. 캡사이신 성분은 중추신경을 자극해 아드레날린을 분비하게 하고, 심장박동을 높여 혈액순환을 원활하게 해줍니다.

 재료

청양고추 100g
들기름 3큰술
맛간장(278쪽 참조) 50㎖
참기름 1큰술

 만드는 법

1. 청양고추는 잘게 다져 들기름을 두른 팬에 볶습니다. 수분감이 없어질 때까지 약한 불로 볶아줍니다.

2. 그릇에 **1**의 청양고추를 담고 맛간장을 되직하게 부어줍니다.

3. 참기름을 조금 넣습니다.

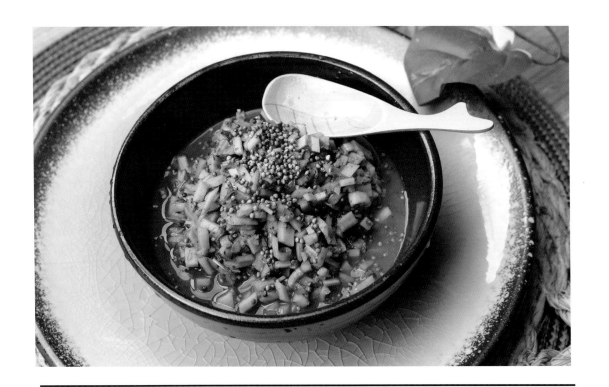

우엉양념장

우엉은 아삭아삭 씹히는 맛이 일품이지요.
당질의 일종인 이눌린이 풍부해 신장 기능을 높여주고,
식이섬유가 풍부해 배변을 촉진합니다.
돼지고기 수육과 함께 먹으면 영양과 맛 모두 좋습니다.

 재료

곱게 다진 우엉 150g
들기름 1큰술
고춧가루 1큰술
다진 마늘 1/2큰술
다진 청양고추 1/2큰술
다진 대파 1큰술
맛간장(278쪽 참조) 150㎖
매실효소 1큰술
통들깨 3큰술

 만드는 법

1. 팬에 들기름을 두르고 곱게 다진 우엉을 약 5분간 볶아줍니다.

2. 우엉이 투명하게 익으면 고춧가루, 다진 마늘, 다진 청양고추, 다진 대파를 넣고 잘 섞어가며 볶습니다.

3. 맛간장과 매실효소를 넣고 잘 저은 다음 불을 끄고 통들깨를 살짝만 갈아서 넣어줍니다.

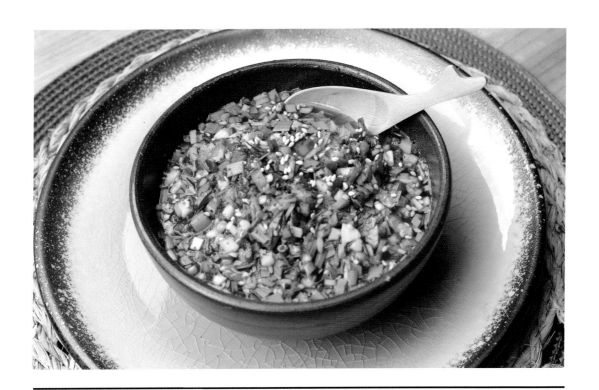

부추양념장

부추는 혈관질환을 예방하는 효과가 있으며,
유황화합물, 베타카로틴, 클로로필, 비타민C, 비타민E 등의
항산화물질이 풍부해 활성산소로 인한 각종 질병과
세포 노화 및 산화를 예방합니다.

 재료

부추 80g
다진 홍고추 1큰술
고춧가루 1큰술
다진 마늘 1/2큰술
다진 대파 1큰술
다진 레몬 1/4개
맛간장(278쪽 참조) 150㎖
참기름 1큰술

 만드는 법

1. 볼에 부추를 잘게 썰어 넣고 다진 홍고추, 고춧가루, 다진 마늘, 다진 대파, 다진 레몬을 잘 섞습니다.

2. 부추와 양념 재료가 골고루 섞이면 맛간장을 붓고 참기름을 넣고 섞습니다.

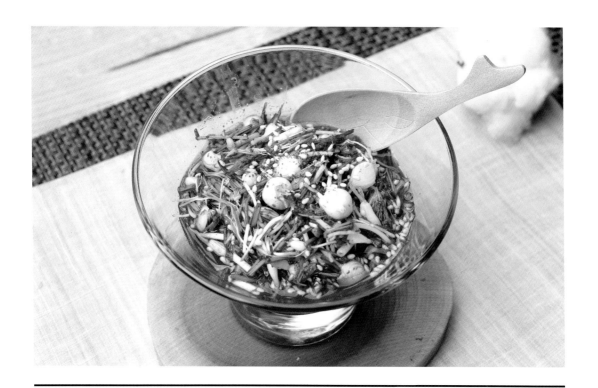

달래양념장

달래에 함유된 매운맛을 내는 알리신 성분은
원기 회복과 자양강장 효능이 있습니다.
또 위장을 튼튼하게 하고 소화기를 따뜻하게 하기 때문에
소화가 잘되고 식욕이 좋아집니다.

 재료

달래 100g
고춧가루 1큰술
통깨 1큰술
맛간장(278쪽 참조) 150㎖
참기름 1큰술

 만드는 법

1. 달래는 잘 다듬어서 흐르는 물에 깨끗이 씻어 물기를 뺀 뒤 1cm 길이로 썰어놓습니다.

2. 볼에 **1**의 달래를 담고 고춧가루, 통깨를 넣어 섞습니다.

3. 달래가 잠길 듯 맛간장과 참기름을 붓고 섞습니다.

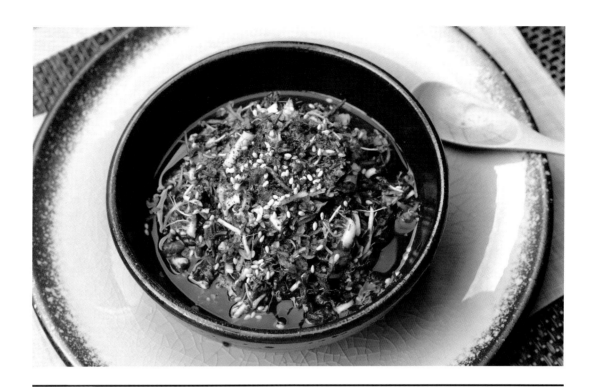

냉이양념장

냉이는 단백질 함량이 높고, 각종 비타민과
미네랄이 많아 기력을 회복하는 데 도움을 줍니다.
입맛이 없을 때 냉이로 양념장을 만들어
김 오르는 밥에 쓱쓱 비벼 먹으면 아주 좋습니다.

 재료

냉이 100g
고춧가루 1큰술
다진 마늘 1/2큰술
다진 대파 1큰술
통깨 1큰술
맛간장(278쪽 참조) 150㎖
매실효소 2큰술
참기름 1큰술

 만드는 법

1. 냉이는 돌이 있을 수 있으니 낱낱이 잘 다듬어서 흐르는 물에
   깨끗이 씻은 뒤 물기를 뺍니다.

2. 물기를 뺀 냉이는 잘게 쫑쫑 썰어 볼에 담습니다.

3. 2에 고춧가루, 다진 마늘, 다진 대파, 통깨를 넣어 고루 섞습
   니다.

4. 맛간장과 매실효소를 붓고 잘 섞은 다음 참기름을 넣어 섞
   습니다.

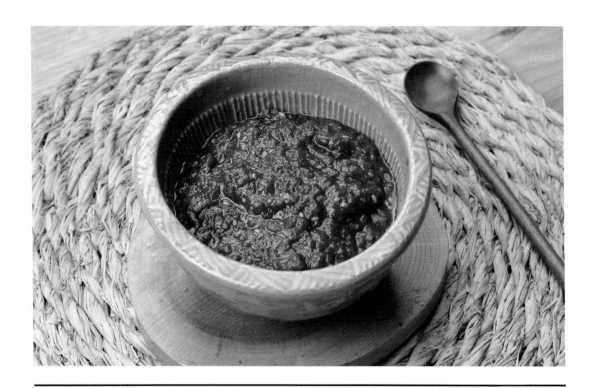

사과고추장

고추장에는 고활성의 전분 분해효소와
단백질 분해효소 등이 있어 소화를 촉진합니다.
또 베타카로틴, 비타민C가 다량 함유되어 있어
항암, 항균 작용을 합니다.

 재료

사과 100g
집고추장 100g
현미식초 3큰술
매실효소 50㎖
통깨 1큰술
다진 마늘 1작은술
다진 생강 조금

 만드는 법

1. 사과를 강판에 갈아 볼에 담습니다.
2. 나머지 재료를 1에 넣고 잘 섞어줍니다.

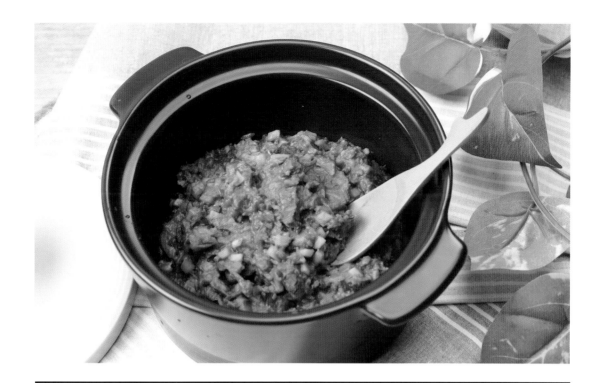

쌈된장

된장은 제니스테인이 풍부한 항암식품입니다.
특히 대두에 들어 있는 이소플라본은 유방암, 전립선암, 난소암, 대장암,
자궁내막암 예방 효과가 있습니다. 된장 속의 미생물이
간의 해독을 도와 간 기능 회복과 체내 독소 배출에 도움을 줍니다.

 재료

집된장 100g
마른 표고버섯 10g
애호박 50g
청고추 3개
감자 50g
다시마 1장
국물용 멸치 5개
다진 마늘 1작은술

 만드는 법

1. 마른 표고버섯은 깨끗이 씻어 물에 불려서 곱게 다지고(표고버섯 불린 물은 버리지 마세요), 애호박과 청고추는 다져서 집된장과 잘 섞습니다.

2. 감자는 껍질을 벗겨 강판에 곱게 갑니다.

3. 뚝배기에 다진 표고버섯과 표고버섯 불린 물, 다시마, 국물용 멸치를 넣고 끓입니다.

4. 끓으면 멸치는 건져내고 집된장에 버무린 애호박과 청고추를 잘 풀어넣고 계속 끓입니다.

5. 우르르 끓으면 불을 줄이고 **2**의 감자를 넣어 눌어붙지 않게 저으면서 익힙니다.

6. 다 익으면 다진 마늘을 넣고 저으면서 한소끔 끓여줍니다.

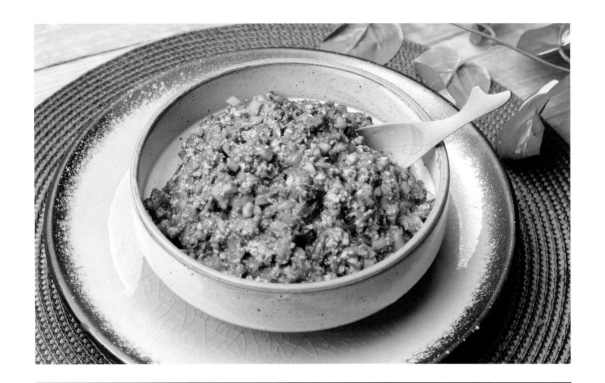

강된장

된장의 식이섬유는 몸속에 쌓인 독소를 제거해 혈액을 맑게 해줍니다.
채소나 버섯, 생선 등의 음식 속 독성과 가공식품에 함유된 화학물질을 걸러주는
효능도 있습니다. 그 밖에 장내 유익균 활성화로 소화에 도움을 주고,
콩이 발효되면서 생기는 성분이 암세포 성장을 억제하는 대표적인 항암식품입니다.

재료

감자·양파·애호박 50g씩
집된장 100g
집고추장 50g
보리새우 육수(277쪽 참조) 3큰술
두부 1/4모
멸치가루 1큰술
다진 청양고추 1큰술
다진 파 1큰술
다진 마늘 1큰술
현미유 1큰술
참기름 1큰술

만드는 법

1. 감자, 양파, 애호박을 잘게 썰어놓습니다.

2. 달군 팬에 현미유를 두르고 감자를 넣어 볶다가 감자가 투명해지면 양파와 애호박을 넣고 볶습니다.

3. **2**에 집된장, 집고추장을 넣고 3분간 볶다가 보리새우 육수, 다진 두부, 멸치가루, 다진 청양고추, 다진 파, 다진 마늘을 넣습니다.

4. 중간 불로 5분간 더 볶다가 참기름을 넣고 저은 뒤 불을 끕니다.

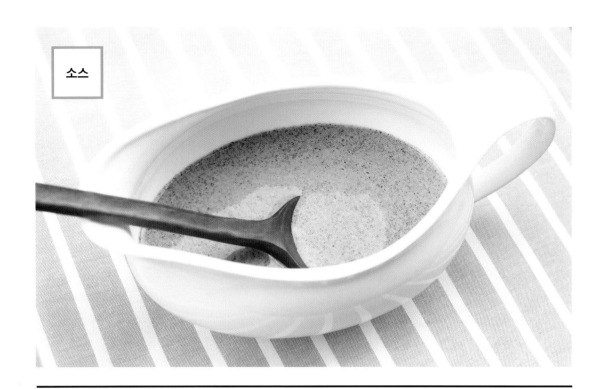

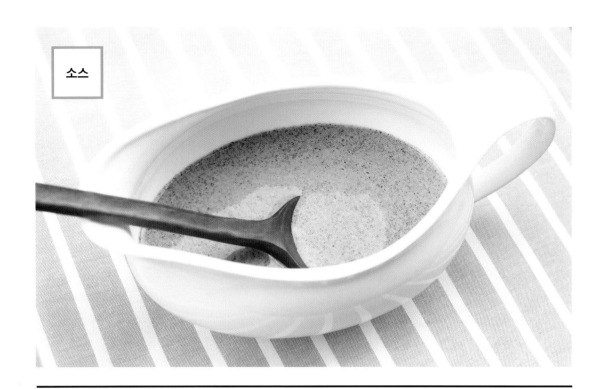 소스

검은깨 소스

검은깨에 함유된 안토시아닌은 항산화 활성, 콜레스테롤 저하, 혈관 보호, 항암, 궤양 예방의 효능이 탁월한 기능성 식품입니다. 검은깨에는 메티오닌, 트립토판 같은 필수아미노산이 풍부해 두뇌 작용을 돕고 노인성 치매를 예방하는 효과도 있습니다.

 재료

검은깨 1/2컵
매실효소 3큰술
현미식초 3큰술
압착 올리브유 3큰술
두부 50g
양파 1/4개
생수 적당량
구운 소금 약간

 만드는 법

1. 검은깨를 핸드블렌더로 갈아줍니다.

2. 1에 나머지 재료들을 모두 넣고 한 번 더 갈아줍니다.
   (새콤달콤한 맛은 매실효소와 현미식초로 조절하세요.)

3. 냉장 보관했다가 샐러드에 뿌려서 먹습니다.

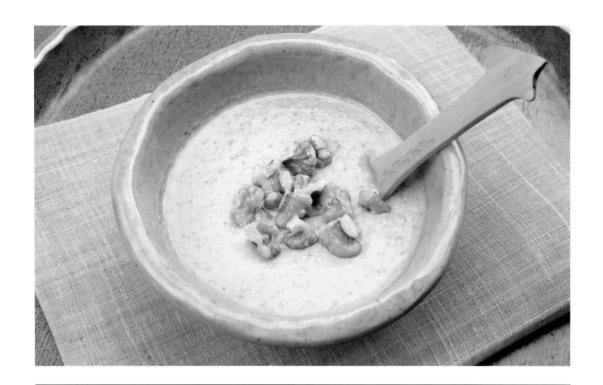

견과류 소스

견과류는 탄수화물, 단백질, 지방, 비타민, 미네랄 등 각종 영양소가 듬뿍 들어 있는 식품입니다. 견과류에 함유되어 있는 지방은 대부분 콜레스테롤이 혈관 벽에 붙는 것을 막아주는 불포화지방산이라 암 환우들의 회복에 도움이 됩니다.

 재료

견과류(호두, 아몬드,
해바라기씨, 호박씨) 100g
우유 1/2컵
압착 올리브유 150g
꿀 1큰술
레몬즙·죽염 약간씩

 만드는 법

1. 호두를 제외한 견과류와 우유를 믹서에 넣고 살짝 갈아줍니다.

2. 1에 압착 올리브유, 꿀, 레몬즙, 죽염을 넣고 한 번 더 갈아줍니다.

3. 그릇에 담고 호두를 잘라 살짝 얹습니다.

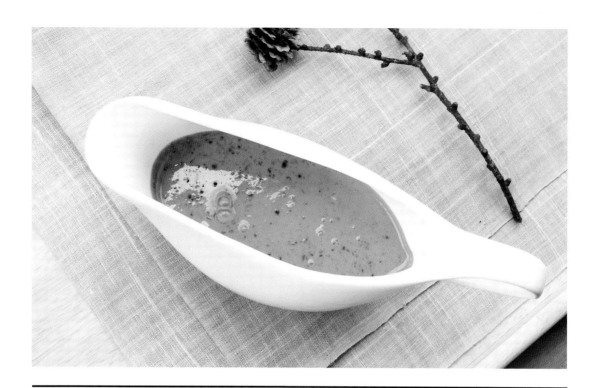

오디 소스

오디는 안토시아닌이 다량 함유되어 있습니다.
비타민A, 비타민B$_1$, 비타민C의 함량도 매우 높고 칼슘과 칼륨, 인과 철,
마그네슘 등의 미네랄도 함유되어 있습니다. 레스베라트롤이라는
성분은 항암 및 강력한 항산화 작용으로 혈중 콜레스테롤을 낮춰줍니다.

 재료

오디 50g
무가당 수제 요거트 100g
양파 20g
캐슈너트 50g
매실효소 3큰술
사과식초 1큰술
구운 소금 1/2작은술

 만드는 법

1. 믹서에 캐슈너트, 매실효소, 사과식초를 넣고 간 다음 입자가
어느 정도 고와지면 나머지 재료를 넣고 갈아줍니다.

2. 식초와 매실효소는 기호에 따라 가감하세요.

TIP 최상의 항암식을 만들려면 개량종 오디보다 산뽕나무 오디를 사용하세요.
산뽕나무 오디는 아주 작지만 당도는 더 높습니다.

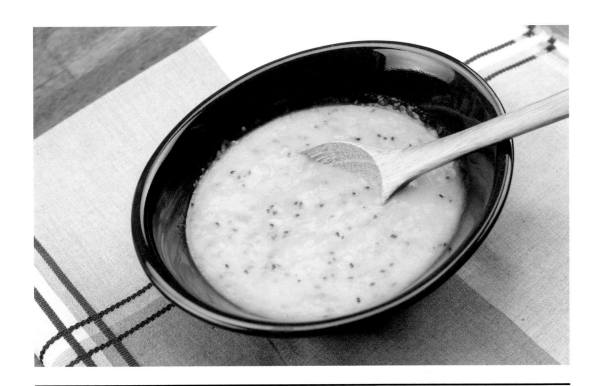

키위 소스

키위에는 페놀화합물이라는 파이토케미컬이 다량 함유되어 있습니다.
이 성분은 암 성장을 억제하는 항암 효과가 있습니다.
특히 대장 속 노폐물의 배출을 도와 변비를 개선하고
몸에 쌓인 독소를 제거합니다.

 재료

키위 300g
양파 20g
매실효소 3큰술
압착 올리브유 3큰술
현미식초 3큰술
구운 소금 약간
레몬 1/4쪽

 만드는 법

1. 키위를 흐르는 물에 깨끗이 씻은 후 딱딱한 꼭지 부분을 칼 끝으로 파내고 껍질을 벗겨 듬성듬성 썰어놓습니다.

2. 양파도 듬성듬성 썰어놓습니다.

3. 믹서에 **1**과 **2**, 매실효소, 압착 올리브유, 현미식초, 구운 소금을 넣고 갈아줍니다. (키위 씨가 갈리지 않도록 살짝만 갈아줍니다.)

4. 그릇에 담아 레몬즙을 짜서 넣고 저어줍니다.

TIP 사과나 파인애플을 같이 넣어도 좋으며, 단맛과 신맛은 기호에 맞게 조절합니다.

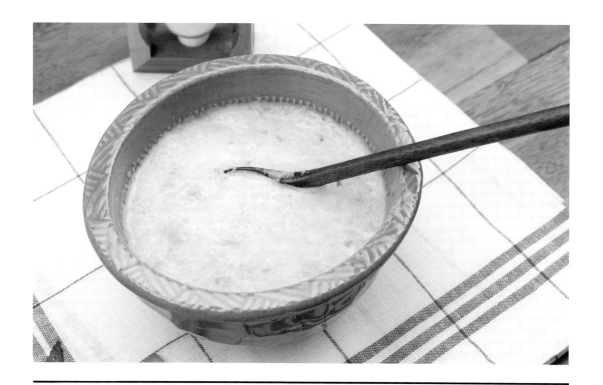

파프리카 소스

파프리카는 청피망에 비해 비타민C 함량이 월등히 뛰어나고,
베타카로틴은 무려 20배나 많습니다.
베타카로틴과 비타민C는 강력한 항산화물질로
암세포에 대한 면역력을 향상시킵니다.

 재료

황파프리카 200g
오이 100g
매실효소 4큰술
압착 올리브유 4큰술
현미식초 4큰술
죽염 약간
레몬 1/4개
천일염 적당량

 만드는 법

1. 황파프리카를 깨끗이 씻어 반으로 갈라 씨를 발라낸 후 적당한 크기로 썰어놓습니다.

2. 오이는 천일염으로 문질러 씻은 후 적당한 크기로 썰어놓습니다.

3. 믹서에 **1**과 **2**, 매실효소, 압착 올리브유, 현미식초, 죽염을 넣고 갈아줍니다.

4. 그릇에 담아 레몬즙을 짜서 넣고 저어줍니다.

TIP 기호에 따라 단맛과 신맛을 조절하세요.
다른 색 파프리카로 변화를 주어 만들어도 좋습니다.

무청   철분의 함량이 많아서 빈혈에 좋고, 풍부한 칼슘 및 식이섬유가 혈중 콜레스테롤을 낮춰 동맥경화를 억제하는 효과가 있다. 비타민이 풍부해 암 예방, 특히 간암 억제력이 뛰어나다.

여주   당뇨와 성인병에 좋다. 많은 비타민C가 함유되어 있어 피로 회복과 예방에 좋으며, 쓴맛 성분이 위를 보호하고 식욕 증진 및 면역력 강화와 콜레스테롤 저하 작용을 한다.

꽈리고추   고추의 매운맛을 내는 캡사이신 성분이 위액의 분비를 촉진시켜 식욕을 좋게 하고 항산화 효과를 내며 면역력을 높이는 효과가 있다.

참외   참외에 함유된 포도당과 과당은 체내 흡수가 빠르고, 비타민C는 피로 회복에 도움을 준다. 또 항산화물질인 베타카로틴이 풍부하게 함유되어 있어 암과 심장질환 예방에 효과가 있다.

단호박   단호박에는 항산화물질인 루테인과 베타카로틴이 풍부해 노화 방지와 각종 암을 예방하고, 비타민C와 카로티노이드가 들어 있어 면역력 증강과 질병 예방에 도움을 준다.

가지   다량의 식이섬유가 장의 운동을 촉진해 체내의 노폐물을 배출하는 데 효과적이다. 또 폴리페놀 성분은 발암물질을 억제하는 효과가 뛰어나다.

홍고추   항산화 기능이 뛰어나며 혈중 콜레스테롤을 배출해 혈압 강하에 도움이 된다.

셀러리　　풍부한 식이섬유가 발암물질을 흡착해 체외로 배출시키며, 비타민C와 폴리페놀 성분이 체내 활성산소를 배출시켜 암을 예방하는 효과가 있다.

비트　　철분과 엽산이 풍부해 빈혈에 특히 좋다. 레드비트의 베타인 성분과 안토시아닌 성분은 체내 활성산소를 막아주며, 노화 방지와 암을 예방하는 효과가 있다.

오이　　플라보노이드, 비타민, 칼륨 등이 함유되어 있어 이뇨 작용을 촉진하고 해독 효과를 준다. 카로틴 성분과 꼭지에 있는 쿠쿠르비타신 성분은 암세포를 죽이는 효과가 있다.

치커리　　카로틴, 식이섬유가 풍부하다. 안티빈이라는 성분은 소화를 촉진하고 혈관계를 강화시킨다. 갑상샘의 티록신 호르몬의 분비를 촉진해 혈관을 보호하고 신경을 안정시키고 포도당의 흡수를 억제해 당뇨를 개선한다.

수박　　피로 회복과 해독 효과가 있는 수박은 혈압을 억제하고 기관지염증, 천식 완화에 도움을 준다. 70% 이상이 라이코펜으로 항산화 효과가 뛰어나 체내 활성산소를 없애주며 항암 효과, 심혈관질환 예방, 노화 방지 효과도 탁월하다.

고구마　　항암물질로 알려진 베타카로틴과 당지질의 강글리오사이드가 함유되어 있으며, 클로로겐산과 같은 폴리페놀류가 많이 들어 있어 항산화 작용을 한다. 베타카로틴과 비타민C는 생활습관병 예방에 도움을 준다.

상추　　베타카로틴, 비타민A·B₁·E가 많다. 특히 비타민E는 피부 건강과 노화 예방에 탁월하다. 줄기 부분을 자르면 나오는 흰색 액체는 신경 안정 작용을 해 불면증과 스트레스 해소에 상당한 도움을 준다. 최근에는 항암 효과도 보고되고 있다.

깻잎
베타카로틴이 항산화, 항노화, 항암 작용을 한다. 벤조피렌과 같은 발암물질을 중화시키고 독소로부터 세포가 손상되는 것을 막아주며 페릴릴알코올 성분이 종양세포의 세포자살을 유도한다. 항암치료의 후유증을 완화하며 특히 유방암, 신장암, 간암에서 항암 효과를 보인다.

 아욱
비타민A·B₁·B₂·C 등이 풍부하게 함유되어 있으며, 단백질은 시금치의 2배, 지방은 3배, 칼슘은 2배 정도 많다고 알려져 있다. 소화가 잘되어 위암 환우도 큰 부담 없이 섭취할 수 있다.

 늙은 호박
늙은 호박에 들어 있는 루테인은 피부암을 예방하며, 베타카로틴은 항산화 작용을 한다.

 무
소화 흡수를 촉진하고, 발열과 기침, 목이 아픈 증상을 완화하는 효과가 있다. 식이섬유가 많이 들어 있어 장내 노폐물을 청소해주므로 꾸준히 섭취하면 대장암 예방에 좋다.

 배추
푸른 잎에는 철분, 칼슘, 엽록소, 비타민C가 많고, 노란 고갱이에는 비타민A가 많아 감기 예방에 더없이 좋다. 항암 성분으로 잘 알려진 베타카로틴이 풍부하게 들어 있고, 시니그린이라는 항암 성분도 함유되어 있다.

 열무
인삼의 유효 성분인 사포닌 함량이 높고 항암 효과가 있다. 열무의 AGS는 위암세포의 성장을 억제하는 효과가 있다.

 당근
비타민A가 풍부해 꾸준히 섭취하면 시력이 개선된다. 특히 베타카로틴 성분이 항암 작용을 해서 전립선암, 자궁암, 폐암, 후두암 등의 예방에 탁월한 효능이 있다.

 도라지
사포닌과 이눌린이 풍부하다. 암세포 증식을 방지해 항암 효과에 탁월하다.

토란

면역력을 높이는 식품이다. 뮤신 성분은 단백질의 흡수를 촉진하고 위벽을 보호해 위산과다, 위궤양 치료에 도움이 되며, 갑상샘암과 간암, 림프육종 등을 치료하는 데 효과가 있다.

마른 토란대

베타카로틴, 비타민A 등이 풍부해 체내 활성산소를 제거하는 데 탁월하다. 항산화 작용을 하며 노화 방지 및 항암 효과도 있다.

들깨

생리활성 성분인 루테올린은 항암 및 항염증 작용을 한다. 또한 노화 및 대사성 질환 등을 유발하는 활성산소를 제거하며, 위암세포의 성장을 억제하는 효과가 있다.

마른 가지

보라색의 안토시아닌이 돌연변이 세포에 있는 악성 종양에 달라붙어 암세포의 성장을 차단하고 스스로 죽게 만든다. 특히 마른 가지의 항암 효과는 브로콜리보다 2배 정도 높다.

방울토마토

비타민A·B·C가 풍부하게 들어 있어 피부 미용에 좋고, 다이어트할 때 간식으로 유용하다. 라이코펜 성분이 강력한 항암 작용을 해 폐암이나 전립선암에 효과적이다.

토마토

라이코펜 성분이 풍부해 암을 치료하거나 예방하는 데 큰 도움을 준다. 또 비타민A가 많아 눈 건강을 좋게 하며, 비타민C가 많아 피부와 생리작용에 도움을 준다. 산성화된 몸을 중성화하는 효능도 탁월하다.

마

마를 자르면 나오는 끈적한 물질은 뮤신이라는 당단백질 성분으로 정력을 높이고 기관 보호 및 소화운동을 돕는 데 효과가 있다. 또 항산화물질인 폴리페놀과 사포닌이 풍부해 항암 효과가 뛰어나다.

마른 고구마 순

베타카로틴, 식이섬유, 칼륨 등을 함유하고 있어 항암에 탁월한 효능이 있다. 변비 해소, 혈압 강하 등의 약리 효과가 입증된 식품이다.

옥수수　멜라토닌 성분이 암을 예방해주고 항암 효과도 탁월하다. 당뇨, 노화, 피부 건조 예방에 좋은 식품이다.

 감자　껍질과 싹에 스테로이드 알칼로이드 성분이 아주 소량 들어 있지만 매우 강력한 항암 효과를 발휘한다. 스테로이드 알칼로이드 성분은 1차로 암세포와 결합하고, 2차로 세포 안으로 침투해 암세포를 공격하는 것으로 밝혀졌다.

 바질　비만과 노화를 방지하고, 소화불량을 해소하며, 이뇨 작용에 도움이 된다.

 민트　항산화, 항암 성분이 많은 털핀 계열의 물질이 많이 들어 있으며 살균력이 뛰어나고 항염증, 감기 치유 효과가 있다.

 오레가노　항노화, 종양 억제, 방사선 저항성, 소염 작용, 자가면역질환 치료에 효과가 있다.

 고수　위장을 튼튼하게 해 소화를 잘되게 하며, 기침을 멎게 하고, 입냄새를 없애며, 상처를 치료하는 데 효과적이다.

도토리 아콘산이 체내에 쌓인 중금속 및 유해물질을 흡수하고 배출시키는 작용을 한다. 피로 회복과 숙취 해소에 탁월하고, 소화 기능을 촉진하며 입맛을 돋운다. 꾸준히 섭취하면 위와 장을 강하게 하고 설사를 멎게 하는 효험을 볼 수 있다.

 싸리버섯 동맥경화증 예방 효과가 있는 식이섬유 함량이 많아 혈중 콜레스테롤을 낮추는 작용을 한다. 항암 효과도 있는데, 종양이 자라는 것을 억제해 암 예방에 도움을 준다.

 능이버섯 콜레스테롤 수치 감소, 면역력 증진, 소화불량 해소 등에 도움이 된다. 항암물질인 레티난 성분이 함유되어 있어 암세포 증식을 억제하며, 특히 위암에 강한 효능을 나타내는 것으로 알려져 있다.

 쑥 식이섬유, 미네랄, 단백질, 비타민 등 각종 영양소를 함유하고 있어 신진대사를 촉진하고 혈액 내 백혈구 양을 늘려 약해진 면역력을 증진한다. 쑥의 독특한 향을 내는 시네올 성분은 항염, 항균, 진통 효과가 뛰어나고 타닌 성분은 활성산소를 억제해 세포 노화를 방지하고 항암 효과를 발휘한다.

 다래 순 비타민과 유기산, 당분, 단백질, 인, 나트륨, 칼륨, 칼슘, 마그네슘, 철분, 카로틴 등이 풍부하다. 특히 비타민C가 풍부해 항암식품으로 인정받고 있으며, 위암을 예방하고 개선하는 데 좋다.

 흰 민들레 비타민과 미네랄이 풍부하고 지방 함량과 열량이 낮다. 풍부한 실리마린 성분이 간암세포가 자라는 것을 억제하고 간염과 쓸개염 같은 간질환과 부종, 황달 증상을 개선하는 데 도움이 된다.

 산밤 위장 기능 촉진, 설사와 배탈의 진정, 신장 강화 등의 효과가 있으며 기운을 돋우고 위장을 강하게 하며 정력을 보하여 암 치료 중인 사람에게 좋은 식품이다.

대추 플라보노이드와 베타카로틴, 비타민C, 미네랄 등이 풍부해 면역력 증강과 항암에 아주 큰 도움을 준다.

 은행 은행나무 잎에는 징코라이드 성분이 풍부해 항산화 및 항염증, 혈액 응고 감소에 효과적이다. 은행나무의 열매는 천식 등 호흡기질환을 개선하고 혈액순환을 돕는다.

 더덕 더덕에는 사포닌과 이눌린 성분이 함유되어 있어 강장 작용과 폐, 비장, 신장을 튼튼하게 하고, 폐암과 갑상샘암에도 좋다.

 냉이 냉이 잎에는 베타카로틴이라는 비타민A 전구물질이 많은데, 이 베타카로틴이 각종 암 발생의 위험을 방지해준다.

 달래 유화이릴과 알리신 성분이 면역 기능을 향상시키고 암세포의 성장을 차단하는 항암 작용을 한다. 빈혈과 혈액순환, 피로 회복, 춘곤증 예방, 식욕 증진, 스트레스 해소, 피부 미용 등의 다양한 효능이 있다.

 고사리 암세포 증식을 억제할 뿐만 아니라 해열 작용도 뛰어나 몸에 갑작스레 열이 나거나 평소 열이 많은 사람에게 아주 효과적이다. 철분이 풍부하게 함유되어 있어 빈혈이나 어지럼 등의 증상을 해소하는 데 도움이 된다.

 머위 단백질과 식이섬유, 지방, 칼슘, 인, 비타민A·C가 매우 풍부하게 함유되어 있으며 독성이 없어 항암 효과가 매우 뛰어나다. 실제 스위스 등 유럽에서는 암 환우들의 통증을 완화하거나 염증을 치료하는 데 머위를 사용하는 것으로 유명하다.

 두릅 항암 효과가 뛰어난 베타카로틴 성분이 풍부하게 들어 있어 암세포의 생성을 막아주고, 암세포의 증식을 억제해 암을 예방하는 효과가 있다.

아카시아꽃 아카세틴이라는 성분이 소염 작용과 이뇨 작용, 이담 작용을 해 소변이 잘 나오게 하고 신장의 열을 내린다. 아카시아꽃뿐만 아니라 아카시아 나무에는 천연의 항암 성분이 함유된 것으로 밝혀졌다.

 뽕잎 뽕잎에 함유된 N-메틸 데옥시노지리마이신은 에이즈 바이러스의 감염을 억제하고, 케르세틴은 항암 효과가 높다. 특히 잎에는 항암 작용을 하는 진액이 풍부하다.

 오디 오디에는 레스베라트롤이 풍부해 항암 작용, 혈전 생성 억제로 심혈관을 보호한다. 또 항산화 성분인 안토시아닌이 풍부해 노화의 주범인 활성산소를 억제하는 효과까지 있다.

 머윗대 알칼리성 식품으로, 산성 체질인 사람이 먹으면 체질이 개선되고, 항암 효과도 볼 수 있는 식품이다. 특히 암이 전이되는 것을 막고 통증을 완화한다고 알려져 있다.

 매실 오래된 기침이나 가슴속 열로 갈증이 나는 증상을 개선하며 소화 기능을 정상화해 소화불량과 위장장애를 없애준다. 또한 혈뇨와 여성 하열증도 개선한다. 항암 효과까지 있어 최고의 건강식품으로 꼽는다.

어느 여름날

박경자

깊어지는 게 두려운 우리들은
숨소리까지 들리는 가까운 거리에 살지만
각자 길을 나섰다.

날마다 독을 마시며 사는 이들은
바라만 보아도,
말없는 말로도, 쉽게
서로에게 기울어져 갔다.

시작은 각자였지만
구릉에 도착하니
모두가 거기 있었다.

무방비 상태로
각본도 연출도 없이, 우리는
은빛 햇살과 쪽빛 하늘을 배경으로
"어느 여름날"을 연출하고 있었다.

재태오빠, 정희씨, 봉선씨는

땅바닥에 두 팔을 벌리고 누워

하늘의 아름다운 폭력에 무장해제!

왕언니는 저만치 망각의 쑥을 뜯고 있고,

상길씨는 벤치에 누워 무릉도원을 꿈꾸고 있었을까.

안개처럼 증발해버릴 것 같은 날들이라

특별할 것 없는 오늘이

아름다웠다.

살아 있어 행복했다.

다시

나와의 사랑이

시작되고 있었다.

숲속고요마을에서의 시간은
내 인생의 터닝포인트

2014년 겨울. 청천벽력! 신장암 수술을 받고 정신적, 육체적 충격을 추스를 곳이 절실하던 때 양평군 청운면에 있는 숲속고요마을을 알게 되었습니다. 원래 까탈스러운 성격이라 반신반의하였지만 박경자 원장님이 시인이란 점에 끌렸고, 숲속 오솔길에 뿌려진 금빛 솔가루와 장독대를 가득 채운 장항아리를 보자 나도 모르게 짐을 풀고 있었습니다.

우연찮게 시작된 요양 생활이 꿈결같이 흘러 그곳의 사계를 다 경험하게 되었습니다. 쉬운 길을 놔두고 힘든 유기농 농사를 고집하는 박경자 원장님의 음식에 대한 남다른 애정과 밭에서 금방 따온 가지·오이·고추가 신기하게도 바로 밥상에 올라오는 걸 보면서 나 역시 그 싱싱한 기운으로 하루가 다르게 회복되어가는 걸 피부로 느낄 수 있었습니다.

그렇게 몸이 회복되어가자 내 안에 꿈틀거리는 뭔가가 있어 원장님으로부터 시 습작 지도를 받으며 시 쓰기를 시작하였습니다. 그곳에서 내 인생에서 가장 추웠을 겨울을 따뜻하게 지냈으며, 지금은 신장암을 극복하고 시인으로 등단하여 활동하며 행복한 일상을 보내고 있습니다. 돌이켜 보니 숲속고요마을에서의 시간은 내 인생의 터닝포인트였습니다.

오늘 아침 밥상은 원장님이 3년 묵힌 된장을 퍼 주시면서 가르쳐준 레시피로 만든 두부된장 해독 소스에 건강식 채소 샐러드로 시작해보겠습니다.

저의 습작 시를 보시고 환우 분들에게 용기가 된다며 시비(詩碑)로 세워주신 시를 옮겨 적어봅니다.

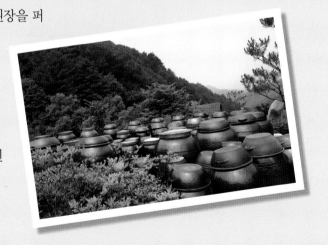

암세포에게

내가 너를 알기 전에
너는 이미 내 안에 있었다

욕망의 바다에서
더 많은 것을 채우려 밤을 낮 삼을 때도
더 높이 오르기 위해 핏대 세우며 싸울 때도
너는 나에게 경고 신호를 보냈으리라

코앞이 낭떠러지인 줄 모르고
앞만 보고 달려온 세월
눈 멀고 귀 멀어
너의 존재를 예견하지 못했으니
너는 나의 운명
고통을 주는 너지만 미워할 수가 없다
절망을 안겨준 너지만 원망할 수가 없다
오히려 감사하다
이제 다른 삶을 살아보라는 기회를 준
너니까.

_2015년 초겨울 숲속고요마을에 머물다 간, **안성우**

정말 값진 시간,
삼시 세끼 치유의 약이 그립습니다

어느덧 3년

빠르다, 결코 짧지 않은 세월

원장님께서 적어주신 '몸시'에

눈물이 쏟아져 밥도 못 먹고 울었던 기억

내가 숲속고요마을에 가게 된 것이 행운이 되어

이 아름다운 세상을 아직도 버티고 있는 것이 아닐까…

그렇지 않았음… 아마 저세상에 있을지도 모르겠다.

3년 전 겨울, 하얗게 눈이 온 날

모든 걸 접고 들어왔던 숲속고요마을

타라까지 3분의 1도 못 가고 돌아서 내려오던 나

하루하루 마음 비우고 기도하며

해주시는 삼시 세끼 치유의 약으로 알고

꼭꼭 씹어 먹었었지.

명상실에서 보낸 정말 값진 시간들…

100일 만에 하산하며

숲속고요마을에서 지냈던 것처럼 지금도 여전히 계속하고 있다.

덕분에 아직까지 좋은 검사 결과를 듣고 있는 것이 아닐까…

죽어도 못 잊을 분, 박경자 원장님

나의 삶에 은인이신 분

믿고 따른 저의 마음에 늘 삶의 활력소를 불어넣어주셨어요.

늘 초심 잃지 않고 지내렵니다.

건강을 잃는다는 것이 어떤 것인지 잘 알기에

이제는 더욱더 조심하면서 값진 삶을 살겠습니다.

항암 후 3년이 지난 오늘,

깨끗하다는 검사 결과를 듣고

원장님이 너무 보고 싶어 글을 올립니다.

더운 여름이 지나갈 때쯤 원장님 뵈러 갈게요.

늘 건강하시고, 늘 행복하세요.

사랑해요, 원장님 그리고 감사합니다.

_2014년. **김윤희**

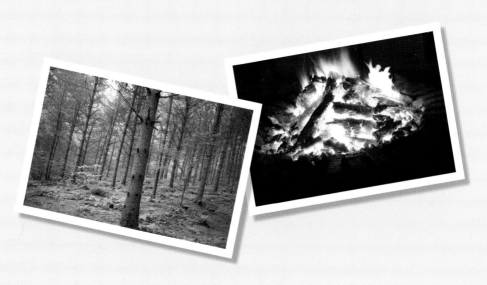

숲속고요마을은
내게 희망이자 치유였습니다

8개월을 꿈처럼 살던 숲속고요마을을 떠나려니 서운하고 아쉽고 착잡하네요. 모두 정이 많이 들었어요. 가장 힘든 순간을 함께했다는 이유 때문에 더욱 그럴 테지요. 특히 단짝처럼 함께했던 통통이랑 헤어지는 건 너무 슬퍼서 그 애의 눈을 바라볼 때마다 눈물이 나요.

모든 것이 감사함으로 가득한 시간이었어요. 계절의 순환에 따라 변화하는 원장님표 제철 밥상, 아름다운 풍광의 트레킹 코스, 늑순이, 통통이 앞세우고 비단길 둘레길 숲길을 함께 오가며 왁자하게 함께 웃던 친구들, 사랑길 숲길에서의 힐링 코드… 많은 추억, 아픔보다는 행복함으로 잘 간직하려고 합니다.

함께 있었던 동안 따뜻한 음식 따뜻한 마음 나눠주셔서 진심으로 감사드립니다.

_숲속고요마을을 떠나며, **홍경희**

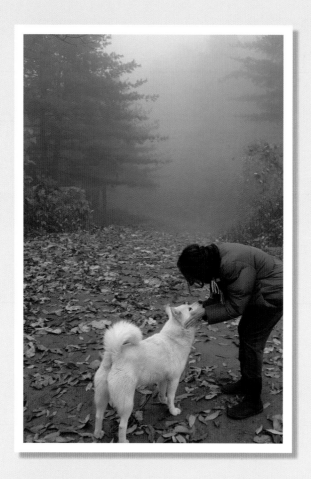

나를 치유해준
즐거운 유기농 체험

가을에 그곳을 떠나 왔는데 이제 겨울이 완연합니다. 고랭지배추가 노랗게 속이 차오르는 것을 보고 나왔는데 그 많은 김장은 잘하셨는지요.

토마토도 따 먹고 깻잎도 따고 누구보다도 유기농 체험이 즐거웠던 이 사람은 시간이 갈수록 그곳이 그리워집니다. 그리고 그곳 식사가 정말, 정말 그립습니다.

저는 집에 돌아와서도 그곳에서의 생활 규칙을 지키려 애쓰고 있습니다. 가까운 산에 운동도 열심히 다니고, 식사도 잘 챙겨 먹고, 완쾌라고는 하나 완전한 완쾌는 없다는 생각으로 운동과 식이요법을 병행하며 원장님이 늘 하시던 말씀을 상기하며 잘 지내고 있습니다.

본관 8호에 계시던 영자님은 아직도 계시다고 소식 들었습니다. 제가 따서 담가놓은 여러 가지 장아찌 먹으러 일간 한번 들르겠습니다.

_2014년 겨울 석관동에서, **김○○**

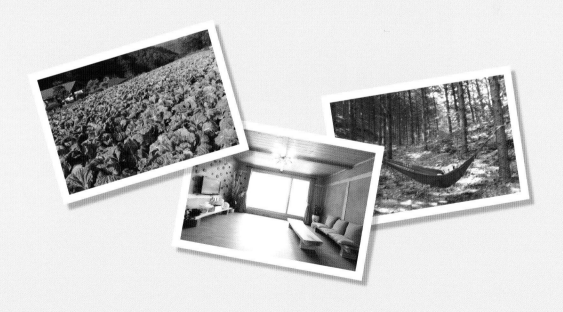

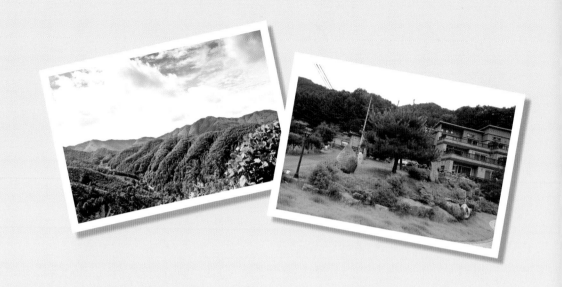

마음의 안정과 육체의 치유가
동시에 이루어진 곳

오늘도 최선을 다하시는 원장님 모습을 생각합니다.

너무나도 소식이 늦어진 점 양해하세요. 은행을 만져 피부염이 생겨 병원 신세를 졌습니다. 지금도 겁이 나서 은행을 못 보내드립니다.

여기 보내는 묵나물은 보잘것없는 물건이지만 그곳에 있을 때 뜯어 말린 것이니 저의 성의로 받아주세요. 미역귀는 된장국이나 죽을 쒀서 먹어도 좋습니다. 몸에 좋은 것이니까요. 아무것도 보답 못 해드림을 용서하세요.

원장님의 다정다감한 모습에서 많은 환우들이 치유가 되겠지요.

날마다 그곳을 생각합니다. 일생일대에서 가장 잊히지 않는 그곳! 저의 암울했던 시간, 마음의 안정과 육체의 치유도 겸했다 생각합니다.

더더욱 잊히지 않는 곳, 새해에도 더욱더 많은 발전과 마음의 병과 육체의 병을 고칠 수 있는 숲속고요마을이 되길 기원하면서 몇 자 적어봅니다.

_ 2014년 새해에, 봉화 **장순희**

암을 이기는 행복한 항암밥상

초판 1쇄 발행 | 2019년 7월 17일
초판 6쇄 발행 | 2024년 7월 10일

지은이　| 박경자
펴낸이　| 강효림

편　집　| 곽도경
디자인　| 채지연
표지글씨 | 유승희

용지　　| 한서지업㈜
인쇄　　| 한영문화사

펴낸곳　| 도서출판 전나무숲 檜林
출판등록 | 1994년 7월 15일·제10-1008호
주소　　| 10544 경기도 고양시 덕양구 으뜸로 130
　　　　　위프라임트윈타워 810호
전화　　| 02-322-7128
팩스　　| 02-325-0944
홈페이지 | www.firforest.co.kr
이메일　| forest@firforest.co.kr

ISBN | 979-11-88544-30-1 (13510)

전나무숲 건강편지를
매일 아침, e-mail로 만나세요!

전나무숲 건강편지는 매일 아침 유익한 건강 정보를 담아 회원들의 이메일로
배달됩니다. 매일 아침 30초 투자로 하루의 건강 비타민을 톡톡히 챙기세요.
도서출판 전나무숲의 네이버 블로그에는 전나무숲 건강편지 전편이 차곡차곡
정리되어 있어 언제든 필요한 내용을 찾아볼 수 있습니다.

http://blog.naver.com/firforest

 '전나무숲 건강편지'를 메일로 받는 방법 forest@firforest.co.kr로 이름과 이메일 주소를
보내주세요. 다음 날부터 매일 아침 건강편지가 배달됩니다.

유익한 건강 정보,
이젠 쉽고 재미있게 읽으세요!

도서출판 전나무숲의 티스토리에서는 스토리텔링 방식으로 건강 정보를
제공합니다. 누구나 쉽고 재미있게 읽을 수 있도록 구성해, 읽다 보면 자연스럽게
소중한 건강 정보를 얻을 수 있습니다.

http://firforest.tistory.com